Balsam
aus der Natur

Körper, Geist & Seele

Ursula **Gerhold**

Balsam aus der Natur

Ganzheitliche Pflege für **Körper** und **Seele**

Dort-Hagenhausen-Verlag

Inhalt

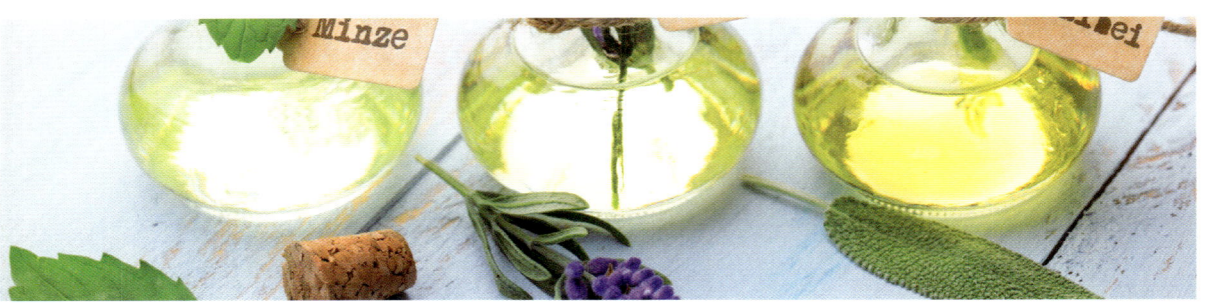

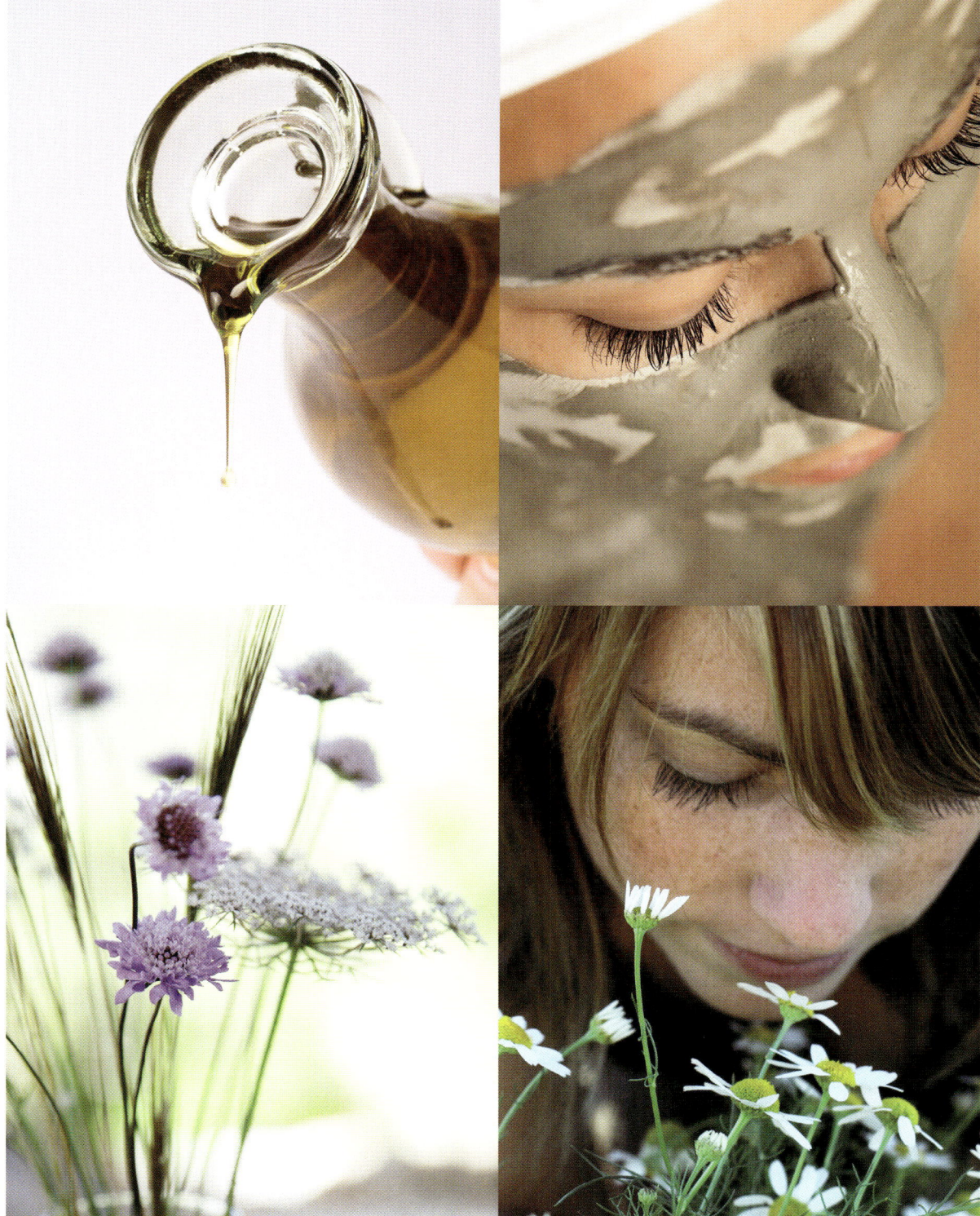

Vorwort

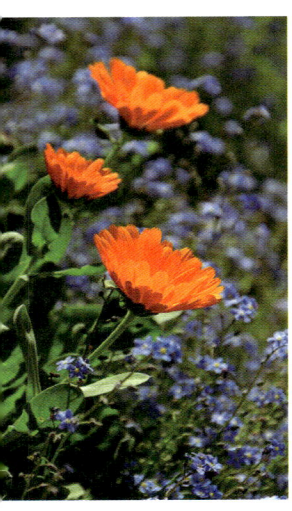

Wie jedes Buch hatte natürlich auch dieses eine Entstehungsgeschichte. Die war zwar nicht besonders spektakulär, hatte aber konkrete Auswirkungen – und deshalb möchte ich an dieser Stelle kurz darüber erzählen.

Vor ungefähr 20 Jahren begann ich damit, auf meine ganz eigene Art und Weise biologische Naturkosmetik herzustellen. Einige Jahre später kamen dann immer häufiger Seminare und Workshops dazu – auch auf meine ganz eigene, sehr persönliche, Art und Weise.

Meistens dauern die Kurse 2–3 Tage, in denen ich erzähle und wir gemeinsam werkeln, lernen, genießen und mit allen unseren Sinnen zu einer Gruppe zusammenwachsen. Meine Rolle dabei ist die der alten Kräuterfrau, der Großmutter (mit derzeit sechs Enkelkindern auch sehr passend), die den jungen Menschen Wissen und Erfahrung weitergibt. Zunehmend öfter tauchte die Frage auf, ob man das, was, und vor allem wie ich über die Pflanzen und alle möglichen Zubereitungen daraus erzählte, irgendwo nachlesen könnte.

So, und jetzt stellen Sie sich bitte vor, Sie sitzen mit ihrer Großmutter auf der Ofenbank, am Lagerfeuer, oder wo es Ihnen sonst passend erscheint und hören sich ihre Geschichten über Pflanzen und deren Beziehungen zu uns Menschen an. Ich habe nämlich Alles genau so aufgeschrieben, wie ich es erzähle, und ich erzähle es Dir und Dir und Dir …

Ursula Gerhold, Stainz, Januar 2015

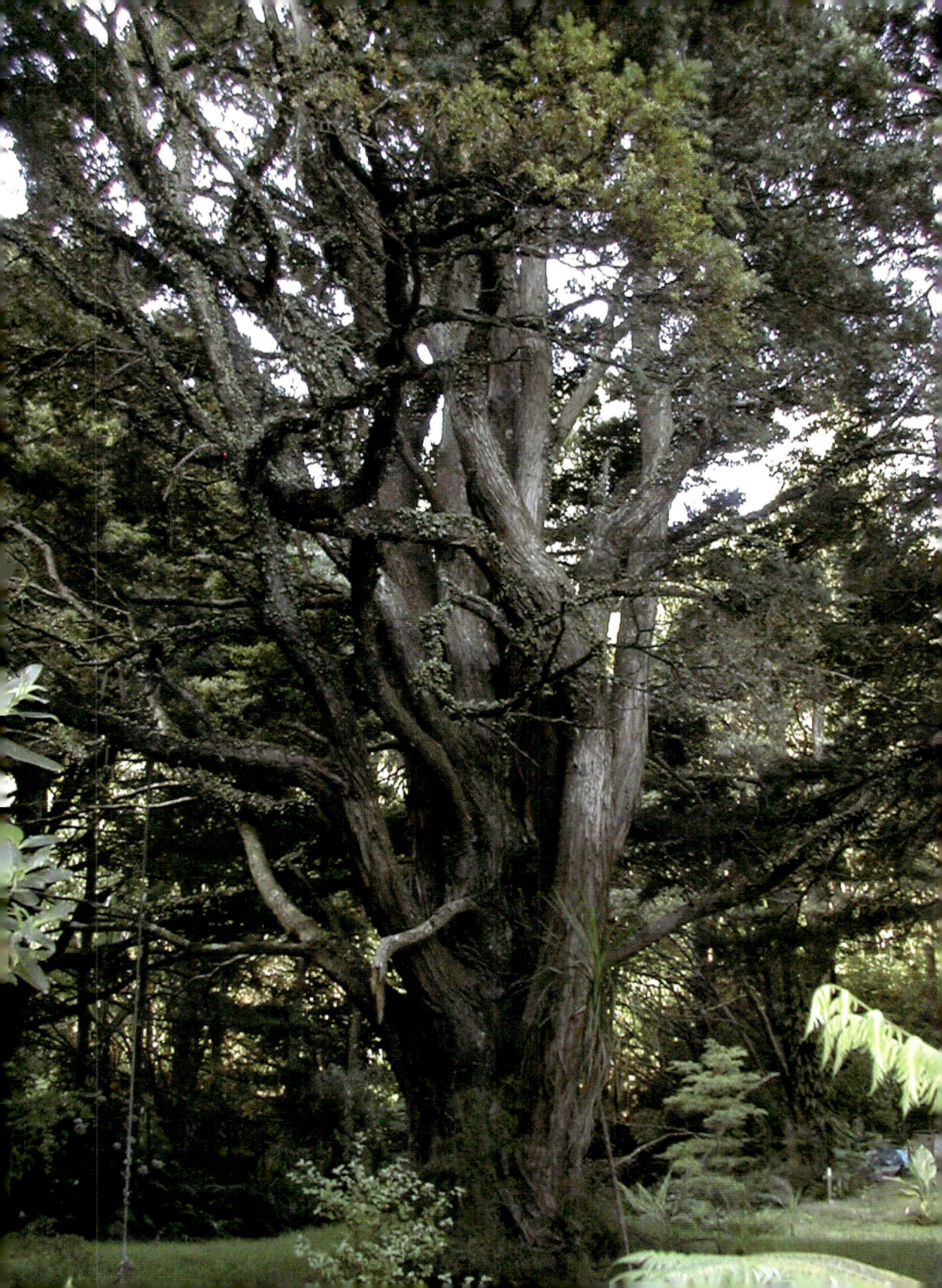

Einleitung

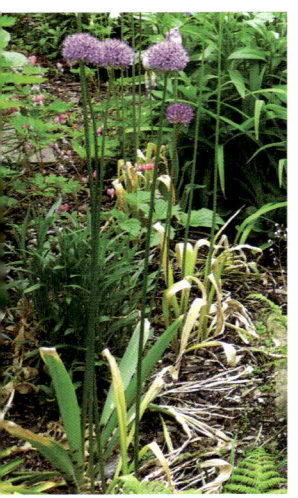

Ganz wunderbare Geschenke bietet uns die Mutter Erde jeden Tag an. Wir haben allerdings fast verlernt, sie wahrzunehmen und ihre Bedeutung zu erkennen. Ich möchte gern mit dir gemeinsam den Blick dahin und dorthin lenken, auf eine neue alte Entdeckungsreise gehen.

Eine Gesichts- oder Körpercreme, die du aus den Kräutern und Blumen deines Gartens oder deiner Umgebung liebevoll zubereitest – für dich, deine Familie oder deine Freunde – ist eine wunderbare Kostbarkeit. Sie ist gewoben aus der Zärtlichkeit der Erde und deines Herzens und weckt in dir und den Deinen eine sanfte, fühlbare Erinnerung an deine Verbindung mit dem Universum. Keine Hightech Creme aus dem Labor kann dich auch nur annähernd etwas Ähnliches fühlen lassen.

Langsam beginnen wir zu begreifen, wie viel Abhängigkeit wir geschaffen haben auf unserer Suche nach Freiheit. Wie viel Unselbstständigkeit auf dem Weg des Fortschritts, wie viel Entmutigung durch die Verherrlichung des Konsums und wie viel Demotivierung durch das Missverstehen solidarischer sozialer Strukturen!

Ein Aspekt von persönlicher Freiheit könnte etwa bedeuten: Wenn der Bäcker nicht offen hat, back ich mir mein Brot eben selbst. Was ich dazu brauche außer Getreide, Wasser und einer Prise Salz? Ich muss wissen, wie es geht!

Sich den Mut, die Motivation und Fähigkeit zur Selbstständigkeit innerhalb der vorhandenen gesellschaftlichen Strukturen und Leitbilder zu erhalten, das hat nichts zu tun mit Selbstversorger-Romantik oder Realitätsverlust. Darin liegt vielmehr die herrlich befreiende Kraft, eigene Entscheidungen zu treffen. Wir können lernen, frei von Gruppenzwang und ständigem wertenden Vergleichen wieder ein Gefühl für unsere eigentlichen Bedürfnisse zu entwickeln. Wieder spüren lernen, was uns wirklich gut tut, was uns satt macht im tieferen Sinn.

Genauso wünsche ich mir, dass die Gefühle, das Wissen und die Fertigkeiten, die ich dir in diesem Buch weitergeben möchte, zu deiner persönlichen Eigenständigkeit beitragen. Dass sie deine Lebensfreude und das Vertrauen in deine Kraft stärken. Aus deiner Kraft zu leben, bedeutet: Du lebst, was du bist, du kannst Dinge tun, Veränderungen bewirken, Neues schaffen. Du fühlst dich tief zufrieden, weil du Sinn erlebst in deinem Tun, weil du weißt, warum du hier bist, in dieser Welt.

Ich möchte dich teilhaben lassen an meinem eigenen Erleben der Fülle und überquellenden Fruchtbarkeit der Natur und an meiner Freude und Dankbarkeit darüber. Deshalb werde ich dir auch Geschichten erzählen in diesem Buch.

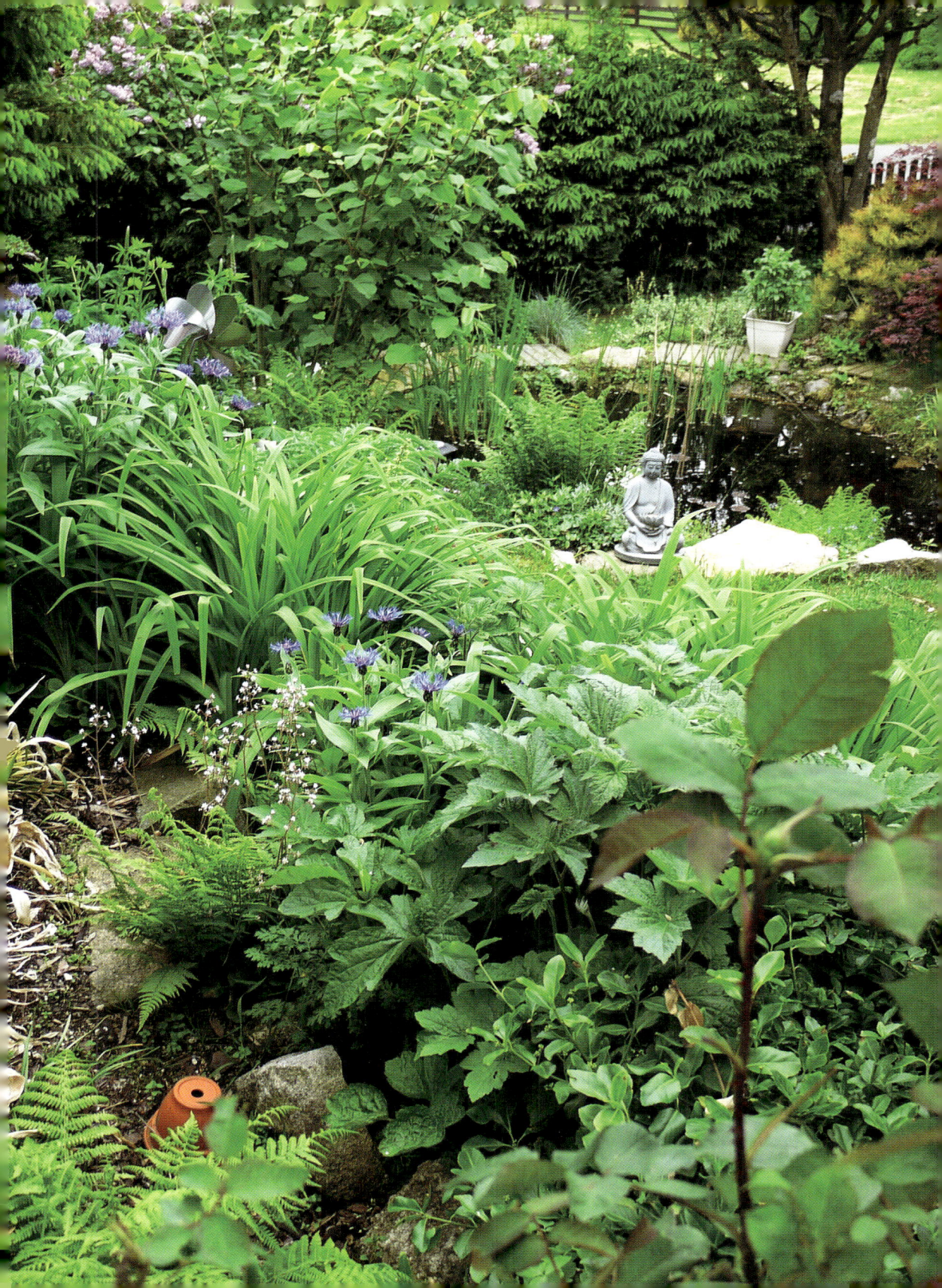

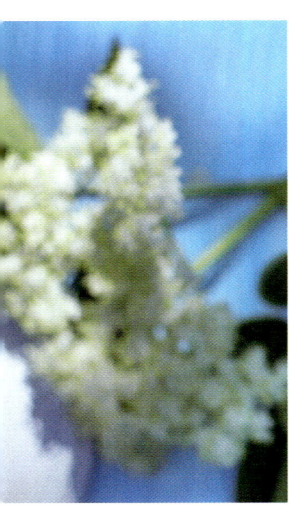

Geschichten sind Erinnerungsspeicher für Wissen und Weisheit, die Weisen Alten der Völker haben immer Geschichten erzählt.

Mir ist ganz klar, dass es nicht für jeden Menschen eine Quelle der Zufriedenheit darstellt, sich so intensiv mit Pflanzen und der Pflege des Körpers zu beschäftigen. Für viele ist es aber ein ganz und gar sinnliches und lustvolles Vergnügen, sich aus duftenden Pflanzen und Ölen Balsam für Haut und Seele zu schaffen. Wenn du solche Lust in dir verspürst, dann wird dir auch dieses Buch Freude bereiten. Ist hingegen der erste Impuls Mühe und Plage, dann lege es lieber wieder weg, vielleicht begegnet es dir ja in ein paar Jahren wieder.

WARUM ÜBERHAUPT NATURKOSMETIK?

Das ist eigentlich unglaublich einfach erklärt: Weil wir auch Kinder der Natur sind. Unser Körper besteht aus vielen Billionen einzelner Zellen, jede für sich ist etwas eigenständig Lebendiges. All diese unvorstellbar vielen Zellen sind miteinander verbunden und voneinander getrennt durch einen innen liegenden Ozean. Die Gesamtheit aller Zellzwischenräume, das sogenannte Bindegewebe, ist gefüllt mit einer wässrigen Flüssigkeit, die ganz frappante Ähnlichkeit mit dem Wasser- und Mineralstoffsystem der Urmeere aufweist. Jede einzelne unserer Zellen hat deshalb auch große Ähnlichkeiten mit den Einzellern der Urmeere. Aus Gründen einer komplexeren Ordnung und damit viel effektiveren Lebensmöglichkeit bilden sie nun aber durch ihren Zusammenschluss zum Beispiel deinen oder meinen Körper.

Leben im organischen Sinn heißt immer Stoffwechsel: Wir brauchen Nahrung als Energiequelle. Um zu wachsen, um unsere Körpertemperatur halten zu können, um die ganzen unzähligen Enzyme, Hormone und Botenstoffe in unserem Körper erzeugen zu können.

Die Natur arbeitet immer mit den gleichen Modulbausteinen, deshalb sind natürliche Nahrungsmittel auch Lebensmittel, weil sie uns solche passenden Bausteine anbieten. Das heißt, die innewohnende Energie steht uns ohne großen Aufwand direkt zur Verfügung. Mit synthetischen Stoffen versuchen wir Menschen die Natur nachzuahmen, was uns aber nur sehr mangelhaft gelingt. Ein Computer ist kein Gehirn und ein Roboter kein Mensch. Weil nämlich etwas fehlt, das man nicht konstruieren kann: das liebende Herz und die klingende Sprache von Zelle zu Zelle.

Wenn wir also nachgemachte, synthetische Nahrung essen und trinken oder uns mit solchen Produkten waschen, pflegen oder kleiden, verlangt das von unserem Körper als erstes viel Arbeit. Statt Energie zu bekommen, verbrauchen wir Energie, um diese Stoffe erst einmal in eine für uns brauchbare Form umzuwandeln.

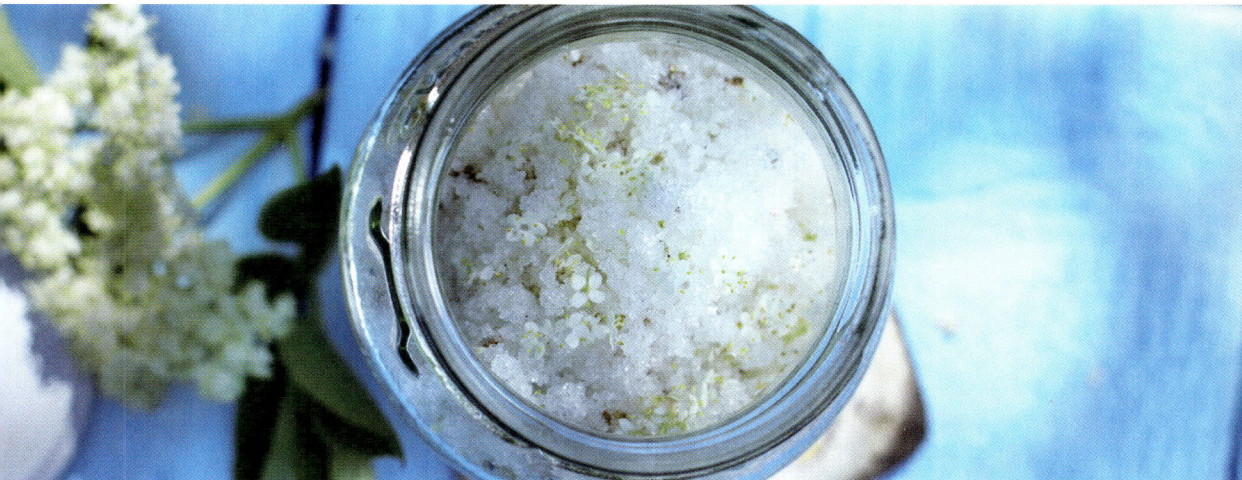

Den Begriff „ganzheitliche Körperpflege" verwende ich deshalb gerne, weil nicht nur die Substanzen alleine die Qualität z. B. einer Creme ausmachen. Weil nicht jede Energie, die wir für unser Leben brauchen, stoffliche Energie ist. Vieles ist viel feiner als die Substanz. Hier auf der Erde ist allerdings meist etwas Körperliches die Quelle der Energie: Feuer für die Wärme (das ist mir jetzt als erstes eingefallen, weil ich gerade frisches Holz in den Kaminofen gelegt habe), Wasser, Erde, Luft, Sonne, Mond und Sterne, Tiere, Pflanzen und Kristalle, unsere Geliebten und Freunde …

All das im Umgang mit unserem Körper zu bedenken und zu würdigen, eröffnet uns ganz andere Möglichkeiten, stellt alles, was wir tun, in den großen Zusammenhang.
Deshalb bitte ich dich auch, dieses Buch als Anregung in deinen persönlichen Zusammenhang zu stellen. Denk meine Gedanken selbst weiter, entwickle deine eigenen Beziehungen zu den Pflanzen, denen du dich besonders verbunden fühlst und verstehe meine Rezepturen als bewährte Vorschläge für deine unverwechselbaren Kreationen. Trau dir zu, eigene Fehler zu machen, um deine Erfahrungen zu mehren.
In diesem Sinne – machen wir uns also auf den Weg!

Ursula Gerhold, 2015

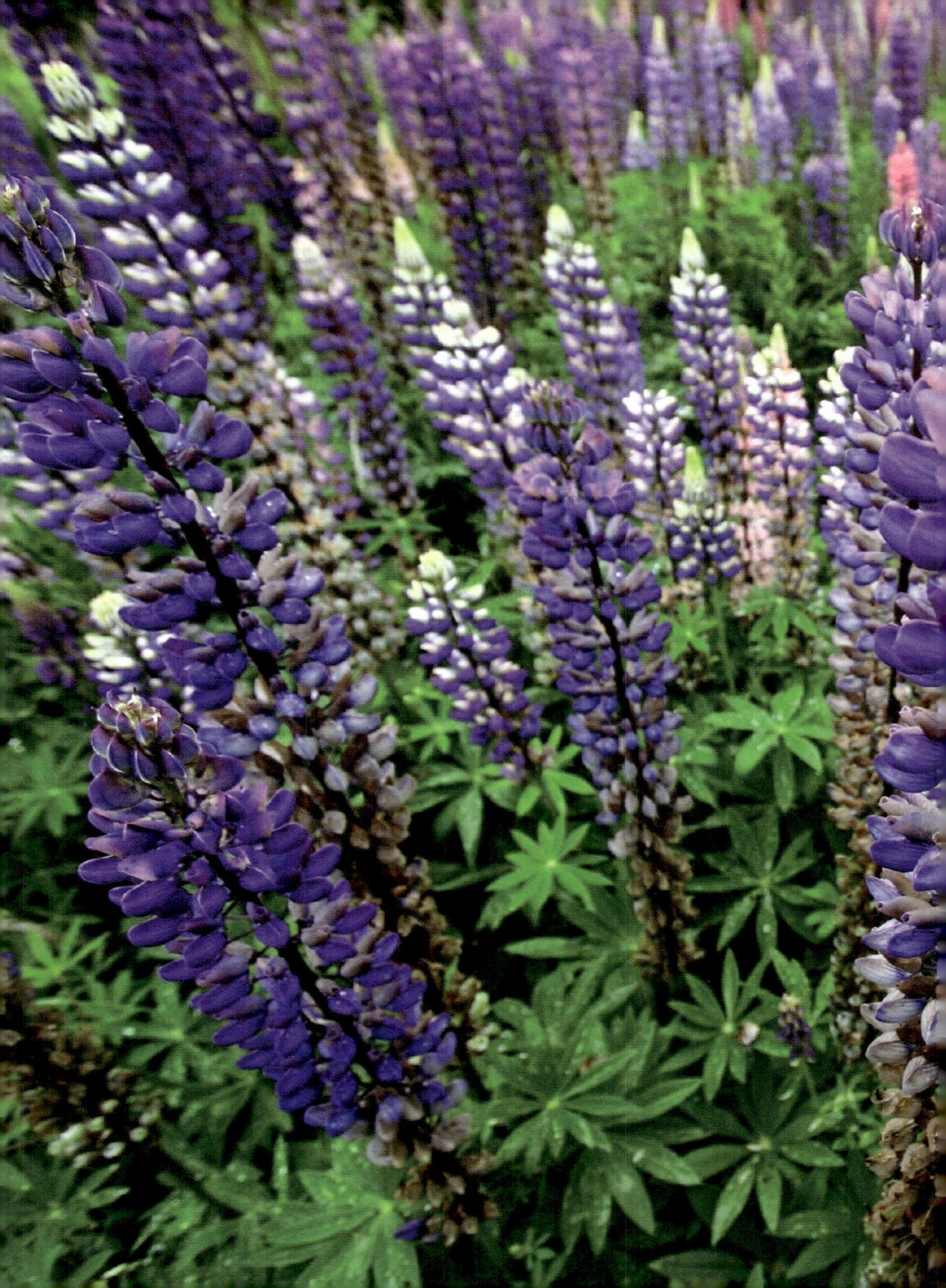

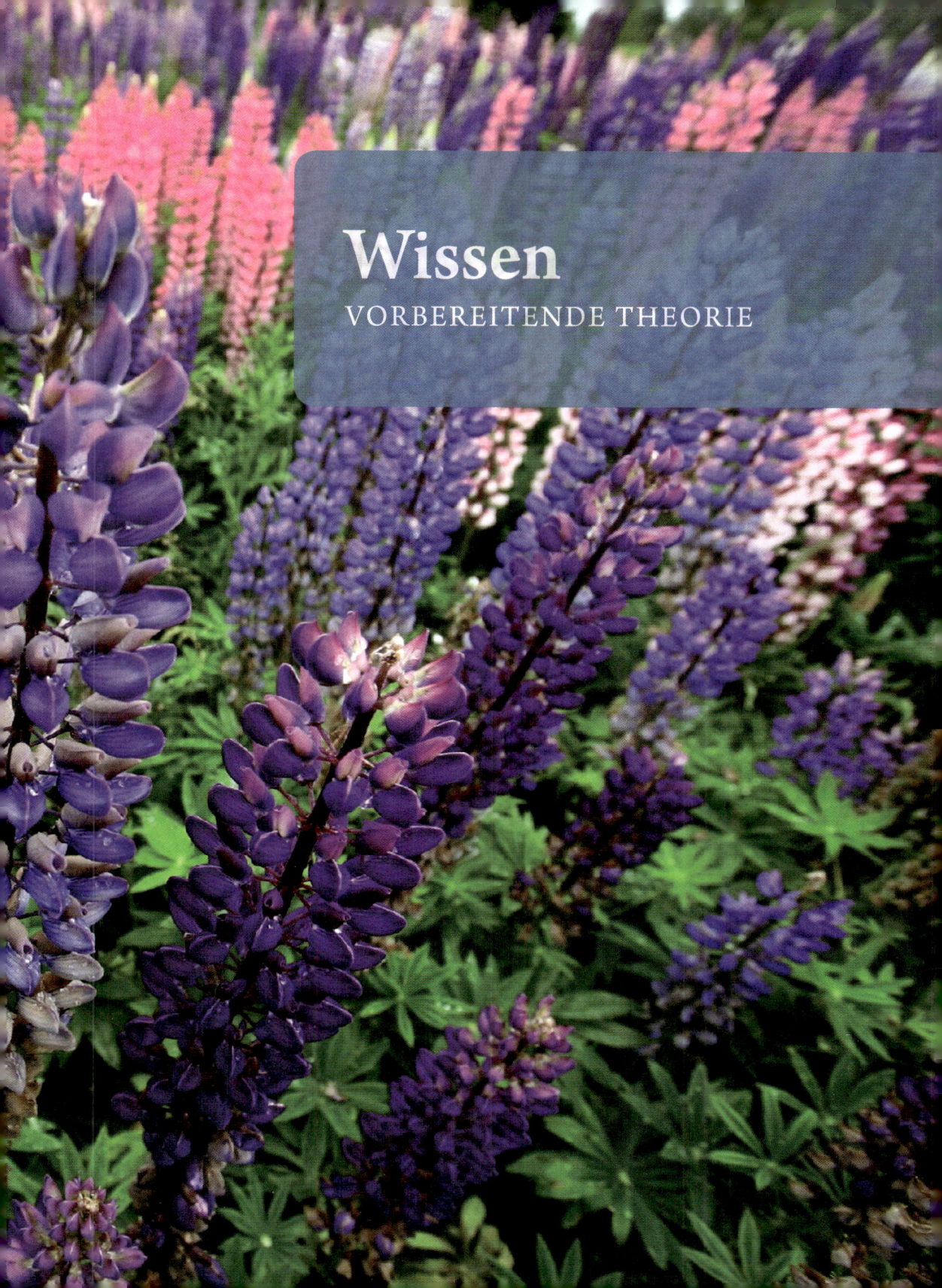

Wissen

VORBEREITENDE THEORIE

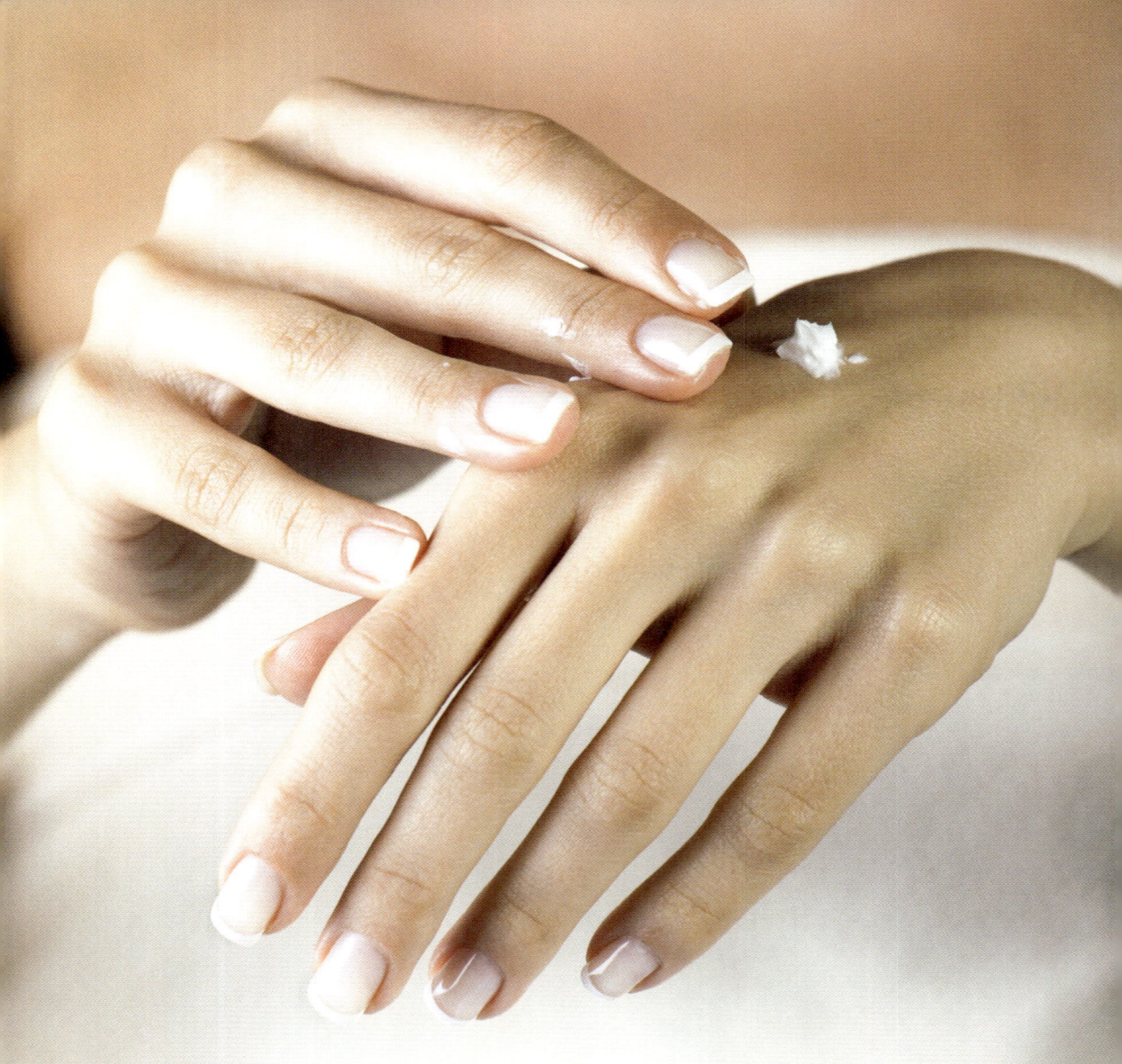

Die Haut

Unsere *sensible* Hülle

DER AUFBAU DER HAUT

Ich will dich hier nicht mit Zahlen überfordern, aber ein paar Beispiele für die Größenordnungen sind schon eindrucksvoll. Die Körperoberfläche eines durchschnittlichen Erwachsenen misst etwa 2 Quadratmeter in der Fläche und ist zwischen 1,5 und 4 Millimeter dick. Sie wiegt ungefähr 3 Kilogramm, mit dem Fettgewebe können es bis zu 20 Kilogramm sein. Vielleicht kannst du dich aus dem Biologieunterricht noch daran erinnern, dass die Haut aus drei Schichten besteht.

Die äußerste Schicht heißt Oberhaut oder Epidermis und dient in erster Linie als Schutzschild. Sogenannte Hornzellen bilden die oberflächliche Hülle, die so dünn ist wie Papier. Diese wird – ohne dass wir das bemerken (außer daran, wie schnell die Sommerbräune verschwindet) – recht schnell abgenutzt, eigentlich könnte man sagen, so richtig abgerubbelt. Die Menge der abgestorbenen Hornzellen, die wir so um uns verteilen, ist ganz beachtlich: etwa 1500 Gramm pro Jahr. Damit wir nicht plötzlich hüllenlos dastehen, werden in der Keimschicht der Hornhaut ständig neue Zellen gebildet und nach außen geschoben. Auf diese Art und Weise haben wir uns nach etwa drei bis vier Wochen hautmäßig vollständig runderneuert.

An dieser Stelle ist es mir ein Anliegen, dir die Abläufe in einer einzelnen Zelle etwas näher zu bringen. Ich bin davon überzeugt, dass allein dadurch viele Hautprobleme für dich selbst erklärbarer werden, weil du Zusammenhänge besser verstehen kannst. Mich erinnert das Bild einer Zelle irgendwie an eine mittelalterliche Stadt. Außen herum befindet sich die Stadtmauer (Zellwand) mit den Stadttoren (Ionenkanäle). Mit dieser Mauer wird die Stadt in ihrer Größe definiert und gegen unerwünschte Eindringlinge geschützt, durch die Tore läuft der gesamte Informations- und Warenaustausch mit dem näheren und weiteren Umland. An den Toren gibt es Torwächter, die oft nur aufgrund eines Empfehlungsschreibens oder einer persönlichen Eskorte für jemanden das Tor öffnen. So in etwa, kannst du dir vorstellen, funktioniert z.B. die Anlieferung von Zucker (Glucose) als Brennmaterial für die königlichen Heizkraftwerke (Mitochondrien). Wenn die Glucosevorräte zur Neige gehen, wird ein Bote zum Logistikzentrum (Hormonsteuerung) der Glucose-Lieferanten geschickt, das daraufhin die Bereitstellung in Gang bringt. Der Transport wird immer mit einem spezialisierten Begleiter (Insulin) auf die Reise geschickt, nur diese Spezialeinheit kennt den erforderlichen Code am Stadttor. Erst dann öffnet der Torwächter das Stadttor und lässt die Lieferung passieren. Der Begleiter kehrt an seinen Stützpunkt (Bauchspeicheldrüse) zurück und wartet auf neue Aufträge.

Bleiben wir noch ein bisschen an der Stadtmauer.

Wie ich dir vorhin erzählt habe, tauschen wir unsere Hautzellen etwa alle drei Wochen aus, das heißt, die Stadtmauern werden in kurzen regelmäßigen Abständen immer wieder neu errichtet, damit ihr tadelloses Funktionieren sichergestellt ist. Komplexe Fettmoleküle sind in unserem Fall das Baumaterial für die Stadtmauern und die Tore. Diese Fettmoleküle weisen im Idealfall einen hohen Anteil an sogenannten ungesättigten und hoch ungesättigten Fettsäuren auf. (Eine nähere Erklärung folgt im Teil über die Zutaten für die Naturkosmetik.) Mit schlechtem Baumaterial wie z. B. gesättigten Fetten und Transfettsäuren (z. B. in industriell gefertigten Backwaren) wird auch die Zellwandfunktion mangelhaft, spröde und unflexibel. Übertragen auf unsere Stadtmauer könnte das bedeuten, dass sie brüchig ist oder Lücken aufweist, außerdem klemmen die Stadttore. Du brauchst dir nur dieses Bild vor Augen zu halten, um zu wissen, warum es wichtig ist, hochwertige Fettsäuren aus hochwertigen Pflanzenölen in ausreichender Menge zu essen. An diesen Ölen zu sparen, macht dich nicht gesünder, sondern spröder und trockener. Das kannst du dann auch am Zustand deiner Haut ganz deutlich merken.

Schauen wir uns noch ein wenig weiter in der Stadt um. Da gibt es den Marktplatz, wo alle Lebensmittel (Mineralstoffe, Vitamine, bioaktive Substanzen, Spurenelemente, Kohlehydrate, Aminosäuren, Fettsäuren …) für die Bewohner der Stadt angeliefert werden, außerdem Manufakturen für die Herstellung von Baumaterial oder Spezialprodukten wie Enzymen oder Botenstoffen. In den wissenschaftlichen Zentren werden die Informationen über die lebensnotwendigen Verfahren gespeichert und weitergegeben. Die Kommunikations- und Logistikzentren betreiben mit großer Umsicht die Verteilung der Güter in der Stadt und den Außenhandel. Die Krieger und Kriegerinnen achten sehr genau darauf, dass sich nichts Zerstörerisches einschleichen kann. Und in der Mitte der Stadt, im Königsschloss, regieren König und Königin in weiser Eintracht und achten mit großer Verantwortung darauf, dass alles Leben in der Stadt sich in einem guten Miteinander befindet. Sie wissen ganz genau, dass es ihnen selbst nur gut geht, wenn es der ganzen Stadt gut geht. Und wenn sie nicht gestorben sind, dann leben sie noch heute …

Warum nur erscheint uns so eine Schilderung märchenhaft, oder anders gefragt, warum halten wir sie oftmals für unrealistisch? Wenn du Lust dazu hast, kannst du von diesem Bild aus weiterdenken. In der Zelle sind es die verschiedenen Zellorganellen, denen du die angeführten Arbeiten zuordnen kannst. Du darfst aber durchaus auch in die andere Richtung denken und Vergleiche mit unserem Alltag als Menschen in einer Gemeinschaft anstellen. Die alten Philosophen haben schon gut beobachtet: „Wie im Kleinen so im Großen!"

Zwischendurch ein paar Denkanstöße zu diesem Thema:

Kommen unsere Zellen aus der Balance, werden wir krank – kommen wir aus der Balance, werden unsere Zellen krank.

Leben ist nie ein Entweder-oder, sondern immer ein Sowohl-als-auch.

Leben organisiert sich nicht linear und kausal, es ist immer komplex und chaotisch. (Chaos bedeutet „unbegrenztes Werden".)
Kaum hast du gedacht: „Ach, so ist das", ist es auch schon wieder anders. Leben ist fortwährendes Werden und Vergehen, ständige, pulsierende, fließende Veränderung.

So, nun wieder zurück zur Haut. Unter der papierdünnen äußersten Hautschicht aus schon abgestorbenen Hornzellen liegt die sogenannte Keimschicht, in der, wie schon beschrieben, ständig neue Hornzellen gebildet und nach außen nachgeschoben werden. Die Grenze zu den tiefer liegenden Schichten bildet die Basalmembran, in der sich die Pigmentzellen ausbreiten, unser eingebauter Sonnenschirm. Der dunkle Farbstoff Melanin wird dort produziert und an die Hornzellen in der Umgebung verteilt, dadurch entsteht deine individuelle Hautfärbung. Durch Sonnenbestrahlung wird die Produktion von Melanin stark erhöht, meistens zumindest. Wenn das bei dir nicht so gut funktioniert, bekommst du vielleicht gleich eine Hautentzündung, also einen Sonnenbrand. Einerseits hängt deine Reaktion auf die Sonne mit deinen körperlichen Anlagen zusammen, andererseits aber auch ganz stark mit deiner Grundausstattung an Nährstoffen.
Direkt an der Außenseite der Basalmembran befinden sich auch die ersten Wachposten deines Immunsystems, die jedes unerwünschte Eindringen eines potentiellen bakteriellen Störenfrieds sofort an die schnelle Eingreiftruppe der sogenannten T-Lymphozyten melden.

In der mittleren Hautschicht, der sogenannten Lederhaut, sind alle Hautanhangsgebilde verankert: Haare, Nägel, Talgdrüsen und Schweißdrüsen. Die Produkte der Talg- und Schweißdrüsen gelangen durch Kanäle an die Hautoberfläche und bilden dort einen geschmeidigen Schutzfilm aus verschiedenen Fetten, Wachsen, organischen Säuren und etlichen anderen Substanzen. Die Ausgänge der Talgdrüsen liegen im Allgemeinen direkt an der Haarwurzel, d.h. auch jedes einzelne Haar wird von innen heraus versorgt. Wie du siehst, erzeugen wir uns sozusagen unsere eigene Körperpflegecreme. Daran können wir uns orientieren, wenn wir Körperpflegeprodukte herstellen.
Die Lederhaut muss einerseits sehr stabil sein, andererseits aber auch sehr dehnbar, sonst kann sie sich unseren Bewegungen nicht anpassen. Das ist deshalb möglich, weil die Hautschichten über die Kollagenfaserbündel ganz verzahnt, in Wellen miteinander verbunden sind. Vielleicht kannst du es dir auch mit dem Bild einer Ziehharmonika gut vorstellen. Je besser durchblutet und versorgt diese Schicht ist, desto elastischer ist sie. Je älter wir werden, desto flacher können die Wellen werden. Das hat aber nicht eigentlich mit der Zeit, sondern mit der meist zunehmend mangelhaften Versorgung mit Nährstoffen, der zunehmenden Verschmutzung mit Stoffwechsel-Sondermüll und der damit einhergehenden abnehmenden Wasserspeicherfähigkeit zu tun. Die Kollagenschicht eines

Wie Du siehst, erzeugen wir uns sozusagen unsere eigene Körperpflegecreme. Daran können wir uns orientieren, wenn wir Körperpflegeprodukte herstellen.

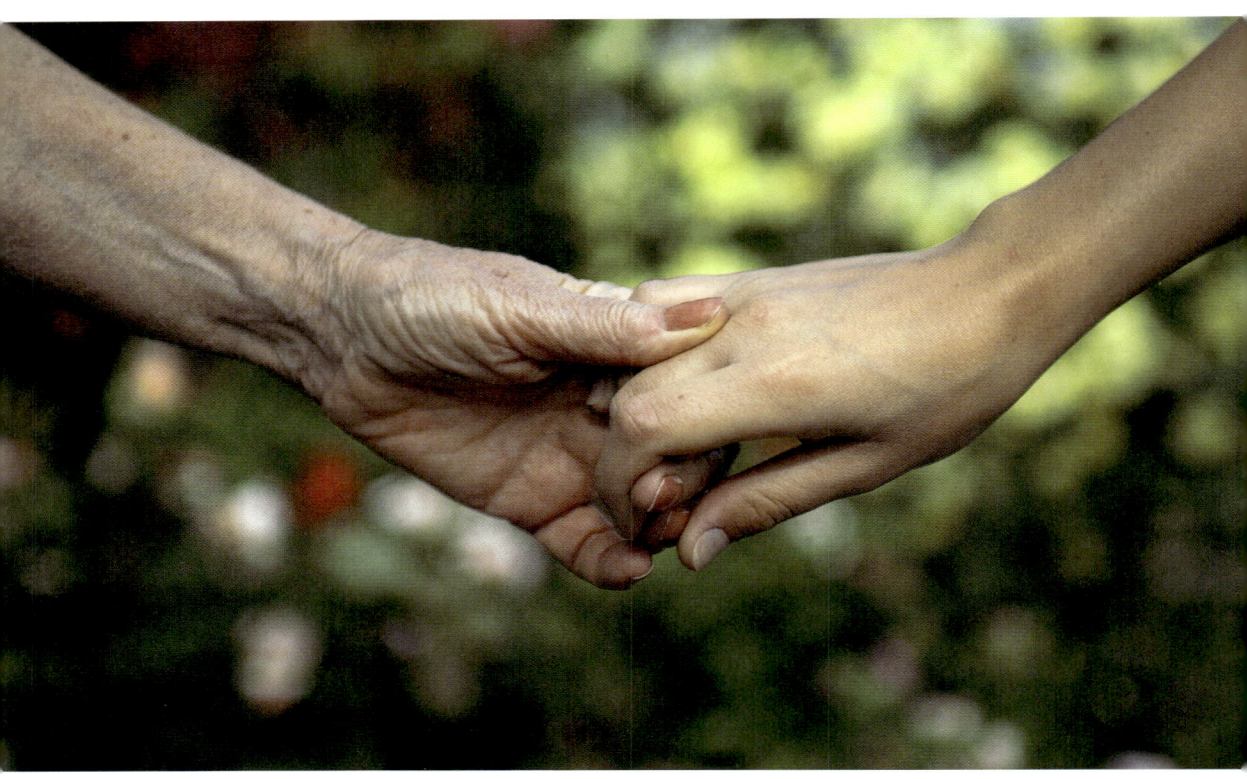

Babys ist prall gefüllt mit Gewebswasser, bei müder erschöpfter Haut hängen die Wellenberge durch wie die Höcker eines durstigen Kamels, also schlaff und faltig. Dabei enden auch alle Versorgungsleitungen in Form der feinen Blutgefäße, der Kapillaren, in diesem Gebiet. Die schon ermüdeten Hautzellen hungern und dürsten also quasi an den vollen Töpfen. Oder aber die Zuleitung selbst funktioniert nicht mehr so gut, weil die Kapillargefäße ihre Elastizität verloren haben. Du siehst, letztlich dreht sich alles immer wieder um die Zellgesundheit. Ganz wichtig sind die vielen Nervenfasern, die durch diesen Bereich der Haut verlaufen. Unzählige Meldeeinrichtungen (Rezeptoren) für Berührung, Druck, Schmerz, Jucken und Temperatur machen die Haut zu unserem weitaus größten Sinnesorgan.

Die dritte Hautschicht, die Unterhaut, ist wiederum völlig anders aufgebaut. Sie besteht aus einem straffen Grundgerüst, wie ein dichtes Straßen- oder Kanalnetz, dem alle Blutgefäße und Nervenleitungen folgen, und aus Zwischenräumen, die mit lappigem Fettgewebe ausgefüllt sind. Daher macht uns dieser Teil der Haut oft am wenigsten Freude. Aber natürlich ist das Unterhautfettgewebe sehr bedeutsam für einige Hautfunktionen, das wirst du im nächsten Kapitel gleich sehen. In der Natur ist sowieso rein gar nichts ohne tieferen Sinn, nur weil wir ihn oft nicht gleich erkennen, bedeutet es nicht, dass es keinen gibt.

HAUTFUNKTIONEN

Nachdem du jetzt eine gewisse Vorstellung von der Grundausstattung unserer äußeren Hülle bekommen hast, wollen wir uns in diesem Abschnitt ein wenig anschauen, welche wichtigen Aufgaben sie damit übernehmen kann. Ich weiß nicht, wie es dir geht, ich jedenfalls beginne immer mehr zu staunen, je mehr ich mich mit diesem Wunderwerk Körper beschäftige. Und es erscheint mir immer selbstverständlicher, damit auch achtsam umzugehen.

Das Unterhautfettgewebe hat zumindest drei ganz wichtige Funktionen. Zunächst einmal ist es die Wärmedämmung, eine geniale, weiche Isolierschicht, die den Energieverbrauch für die gleichmäßige Temperaturregelung unseres Körpers deutlich reduziert. Gleichzeitig ist es aber auch ein Energiedepot, der Dieseltank fürs Notstromaggregat sozusagen. (Vielleicht finden wir für die Zukunft auch einen eleganteren Vergleich für die Energie-Notversorgung.) Die dritte Aufgabe ist auf jeden Fall eine lebenserhaltende Funktion, die uns oft aber mit der Zeit ganz ordentliche Probleme bereitet: Das Unterhautfettgewebe ist nämlich unser wichtigstes Sondermülldepot für fettlösliche Schadstoffe. Sehr viele Abbaurückstände aus Medikamenten und Umweltgiften im weitesten Sinn gehören da dazu. Wenn du sehr rasch Fettgewebe abbaust, weil du z.B. schnell abnehmen möchtest, fühlst du dich möglicherweise ziemlich müde. Aber vermutlich nicht, weil du wenig Nahrung zu dir nimmst, sondern weil du dich mit dem freiwerdenden Müll belastest. Deshalb ist es ganz wichtig, nach der Geburt eines Kindes nicht schnell abnehmen zu wollen – außer du kannst dein Kind aus irgendwelchen Gründen nicht stillen – mit der Muttermilch wirst du nämlich deinen Sondermüll ganz schnell los, allerdings ist dann dein Kind der Müllschlucker!

Über die Melde- und Versorgungsleitungen in der Lederhaut führt unser Körper den aktiven Teil der Temperaturregelung durch. Unzählige feine Sensoren erfassen ständig die Außentemperatur und melden die Messergebnisse an die Steuerungszentralen. Auch im Körperinneren laufen permanent solche Messvorgänge, wie du weißt, müssen wir in der Körpermitte eine möglichst konstante Temperatur von 37 °C halten.

Stell dir vor, außen ist es kalt, dann versucht der Körper, den Wärmeverlust möglichst gering zu halten: Die Kapillargefäße verengen sich, damit weniger Blut weniger Wärme in die Außenbereiche befördert. Die Hautporen ziehen sich ebenso zusammen, damit weniger Körperwärme abdampfen kann. (Das klingt jetzt fast etwas scherzhaft, ich meine das aber im wahrsten Sinn des Wortes so.) Umgekehrt, wenn die Lufttemperatur sehr warm ist, wir uns körperlich anstrengen oder auch wenn wir Fieber haben, dann muss unsere Klimaanlage kühlen. Das läuft dann logischerweise genau umgekehrt: Die Kapillaren erweitern sich, die Hautporen öffnen sich, damit so viel Wärme wie möglich an die Luft abgegeben werden kann. Zusätzlich beginnen die Schweißdrüsen, auf Hochtouren zu arbeiten, um mit viel Flüssigkeit viel Verdunstungskälte erzeugen zu können. Genial oder?

Mit dem Schweiß können wir nicht nur überschüssige Temperatur loswerden, sondern auch Stoffwechselschlacken, deshalb ist z. B. das Schwitzen in der Sauna so gesundheitsförderlich.

Die Haut ist überhaupt ein sehr vielfältig begabtes Organ. Sie schützt weitreichend vor mechanischen Beschädigungen, vor allem aufgrund ihrer Dehnbarkeit. Mit Hilfe ihrer Struktur bildet sie eine Barriere für physikalische und chemische Beeinträchtigungen. Und bei intakter, ausgewogener Mikrobenbesiedelung ist sie sehr gut in der Lage, übermäßiges Vermehren bzw. Eindringen von einzelnen degenerativen Mikroorganismen zu verhindern.

Bei dieser letzten Aufgabe bekommt sie von uns praktisch kaum Unterstützung, ganz im Gegenteil. Erstens waschen wir uns meist zu oft mit stark entfettenden Reinigungsmitteln. Außerdem sind sowohl herkömmliche Duschgels als auch Körperpflegemittel konserviert. Konservierung der Produkte bedeutet Desinfektion der Haut. Konservierungsmittel sollen keimhemmend wirken, aus dem Grund werden sie zugesetzt, um dadurch eine längere Haltbarkeit der Produkte zu erzielen. (Das ermöglicht den Herstellern größere Produktionsmengen, damit geringere Produktionskosten und einfachere Verkaufslogistik.)

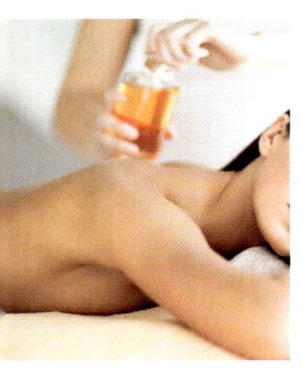

Für die Mikroorganismen-Gesellschaften auf unserer Haut bedeuten diese Produkte Dauerstress, weil ständige Lebensbedrohung. Kommt dann von innen über die Hautporen und über die Schweißdrüsen noch mengenweise saurer Müll, musst du dann zu allem Überfluss womöglich noch ein Antibiotikum einnehmen, dann verändert sich die Zusammensetzung deiner Mikrobengesellschaft sehr deutlich. Waren vorher die aufbauenden und abbauenden Kräfte in einer ausgewogenen Balance, überwiegen nun die abbauenden Mikroorganismen. Abbauende Mikroorganismen müssen naturgemäß mehr aushalten, weil sie nach dem biologischen Tod eines Organismus' für die Verwesung zuständig sind.

Das bedeutet allerdings, dass wir uns sehr viel gründlicher als wir es üblicherweise tun, damit auseinandersetzen sollten, was wir an unsere Haut lassen.

Ein Antibiotikum hat ja, wie der Name schon sagt, die Aufgabe, Leben zu zerstören, Bakterienleben in dem Fall. Dabei zerstört es nicht nur die unerwünschten Keime, sondern natürlich jede Menge Bakterien, die wir im Körper als Mitarbeiter oder Mitlebewesen ganz dringend brauchen. Sind die Bakterien zerstört, können sich Hefepilze plötzlich ziemlich uneingeschränkt vermehren. Für gewöhnlich steckst du dich mit einem Pilz nicht von außen an, du hast wahrscheinlich aus verschiedenen Gründen deinen eigenen Hefen erstklassige Lebensbedingungen verschafft!

Dass uns die Haut als Ausscheidungsorgan dient, habe ich schon angeführt. Sie kann aber auch Stoffe von außen aufnehmen und ins Körperinnere transportieren. Mit ätherischen Ölen hat man Untersuchungen gemacht und die Ergebnisse finde ich faszinierend. Man kann einzelne Bestandteile der Aromaöle nach einer guten halben Stunde im Blut nachweisen! Bei bestimmten Medikamenten, die auf dem üblichen Weg durch die Verdauungsorgane leicht abgebaut werden, macht man sich diese Möglichkeit auch zunutze und wendet sie über Pflaster an. Das bedeutet allerdings, dass wir uns sehr viel gründlicher, als wir es üblicherweise tun, damit auseinandersetzen sollten, was wir an unsere Haut lassen. Und das betrifft übrigens nicht nur Reinigungs- und Pflegeprodukte, sondern auch Textilien. Womit Stoffe imprägniert werden, ist oft ganz schauderhaft.

HAUTSPRACHE

Die Haut ist eine Ausdrucksmöglichkeit der Seele. Es macht Spaß, die Alltagssprache nach Zusammenhängen mit unserer Befindlichkeit zu durchforsten. Du kennst bestimmt die Ausdrücke: „Mir liegt etwas im Magen" oder „mir lastet etwas auf den Schultern" usw. Wenn du dir das systematisch anschaust, wirst du fast für jeden Körperbereich etwas finden, auch für die Haut. Wir sagen beispielsweise: „Ich könnte aus der Haut fahren" oder etwas „geht uns unter die Haut" oder es „juckt uns in den Fingern" oder „brennt unter den Sohlen", usw.
Mein erstes bewusstes Erlebnis mit meiner persönlichen Hautsprache war gleichzeitig meine erste eigene Begegnung mit der Homöopathie, und das kam so:
Die letzte Phase meines Studiums war ziemlich anstrengend und auch angespannt, weil ich mir zum Ende hin nicht mehr ganz sicher war, dass ich den Abschluss schaffen kann. Wir hatten zu dem Zeitpunkt bereits unsere beiden ältesten Töchter, die eine vier Jahre alt, die andere ein Jahr. Da konnte ich mich nicht mehr so auf Prüfungen vorbereiten, wie ich das vorher getan hatte, und es war für mich ein recht schwieriger – aber durchaus heilsamer – Lernprozess, meine Erwartungen an mich selbst herunterzuschrauben. Es ist sich dann doch ausgegangen, die letzten paar Wochen hatten es allerdings wirklich in sich. Am 13. Juli waren die beiden allerletzten Teilprüfungen, am 16. Juli die Diplomprüfung, am 20. Juli die Sponsion, am 26. Juli übersiedelten wir mit Kind und Kegel aus der Steiermark nach Oberösterreich, am 1. August begann mein Praxis-Ausbildungsjahr in der Apotheke. So weit, so gut. Nach etwa drei Wochen allerdings hatte mein Mann in der Früh plötzlich hohes Fieber, äußerst ungewöhnlich für ihn. Meine Eltern, die an und für sich in der Nähe wohnten, waren im Ausland auf Urlaub, Telefon hatten wir noch keines in der neuen Wohnung und Handys waren noch gar nicht erfunden. Ich konnte also in der Apotheke nicht anrufen und kam natürlich zu spät, worauf der Herr Apotheker auf die Einrichtung des Probemonats hinwies. Es war wie im Kino, ich war die Hauptdarstellerin.
Etwa drei Tage später hatte ich in der Früh am ganzen Körper einen seltsamen Ausschlag, so ähnlich wie Windpocken. Meinem Chef war das nicht ganz geheuer, er wollte nicht, dass ich womöglich die gesamte Belegschaft mit irgendetwas ansteckte, also schickte er mich zum nächsten praktischen Arzt. Na ja, und dann kam es, wie es kommen musste. Dieser war nämlich weit und breit der erste Arzt, der begonnen hatte, homöopathisch zu denken und zu behandeln. Entsprechend ausführlich befragte er mich über die Vorgeschichte des rätselhaften Ausschlags. Das beeindruckte mich, er nahm sich nämlich wirklich Zeit

dafür. Je mehr ich ihm erzählte, desto heftiger schüttelte er seinen Kopf, und als ich endlich fertig war, stützte er ihn auf beide Hände, grinste und sagte: „Wissens' was, ihre Haut schlägt aus, weil Sie's nicht tun!" Patsch, Volltreffer, wie eine eingeschaltete Lampe in meinem Kopf. Endlich konnte ich den direkten und sehr logischen Zusammenhang sehen, den ich zuvor einfach nicht wahrgenommen hatte. Erfahrungen vergleichbarer Art meine ich mit Hautsprache.

Die Haut gibt dir also eine unter Umständen gute Möglichkeit, etwas loszuwerden. Ob das ein Nahrungsmittelbestandteil ist, den du nicht gut verträgst, oder ein Medikament, auf das du überreagierst, oder zu viel Stress, für den du kein anderes Ventil findest, ist im Grunde genommen egal. Und es ist eine prima Hinweis-Möglichkeit, denn ein juckender oder brennender Hautausschlag oder Pickel oder gar ein Abszess sind sichtbar störend und deshalb so wirkungsvoll. Du kannst gar nicht übersehen, dass irgendetwas aus der Balance ist. Dann kommt es nur noch darauf an, den Hinweis auch zu verstehen. Und genau dazu möchte ich dir Mut und Lust machen. Es kann richtig Spaß machen, dich als Detektiv auf die Spur deines Unterbewusstseins zu begeben. Manchmal muss man sich nur trauen, Zeichen und Gedanken auf ungewöhnliche Art zusammen zu denken. Und wie wir schon sagten: Wie außen, so innen, wie im Kleinen, so im Großen und umgekehrt …

Therapeuten, die sich schon sehr lange mit Seelen- und Körpersprache beschäftigen, haben durch genaues Beobachten noch etwas sehr Bemerkenswertes festgestellt. Man kann offenbar bestimmte Haut- bzw. Körperzonen bestimmten Themenschwerpunkten zuordnen. Teilweise ist das aus den Alltagserfahrungen heraus ganz einfach logisch. Wenn ich aus sehr großem Pflichtbewusstsein die Grenzen meiner Belastbarkeit nicht respektiere und mir ständig mehr auflade, als ich eigentlich tragen kann, dann muss ich mich nicht wundern, wenn Schultern und Nacken verspannt und schmerzhaft sind. Ein anderes Beispiel, das mir gerade einfällt, hängt mit einer Hautäußerung zusammen, die uns manchmal recht unangenehm ist. Bei heftigen Gefühlsregungen werden wir rot im Gesicht: bei Ärger und Zorn genauso wie in peinlichen Situationen. Hast du die Neigung dazu, oder sagen wir vielleicht lieber die Fähigkeit, Disharmonie über die Haut zum Ausdruck zu bringen, kann dauerhaft unterdrückter Zorn einen entzündlichen Ausschlag zur Folge haben. Unbewusste und unbestimmte Ängste hingegen werden oft am Kinn sichtbar. Hautunreinheiten in diesem Bereich sind oft auch ein Hinweis auf Verdauungsbeschwerden, aber das kann ganz dasselbe bedeuten. Etwas, das du nicht gut „verdauen" kannst, weil du es vielleicht gar nicht kennst, ist auch beängstigend.

Richtig komplex und schwer verständlich wird die Geschichte dort, wo ich mit dem Verstand und auch von ganzem Herzen etwas anderes will als mein Unterbewusstsein. Ich wünsche mir zum Beispiel sehnsüchtig eine Partnerschaft und arbeite hart daran, dieses Ziel zu erreichen. Und immer, wenn es tatsächlich so weit kommen könnte, bekomme ich einen so grässlichen Akneschub, dass sich entweder der potentielle Partner davon abschrecken lässt oder ich mich so schäme, dass ich mich in mein Schneckenhaus zurückziehe. Da hat mir so ein

Es kann richtig Spaß machen, dich als Detektiv auf die Spur deines Unterbewusstseins zu begeben. Manchmal muss man sich nur trauen, Zeichen und Gedanken auf ungewöhnliche Art zusammen zu denken.

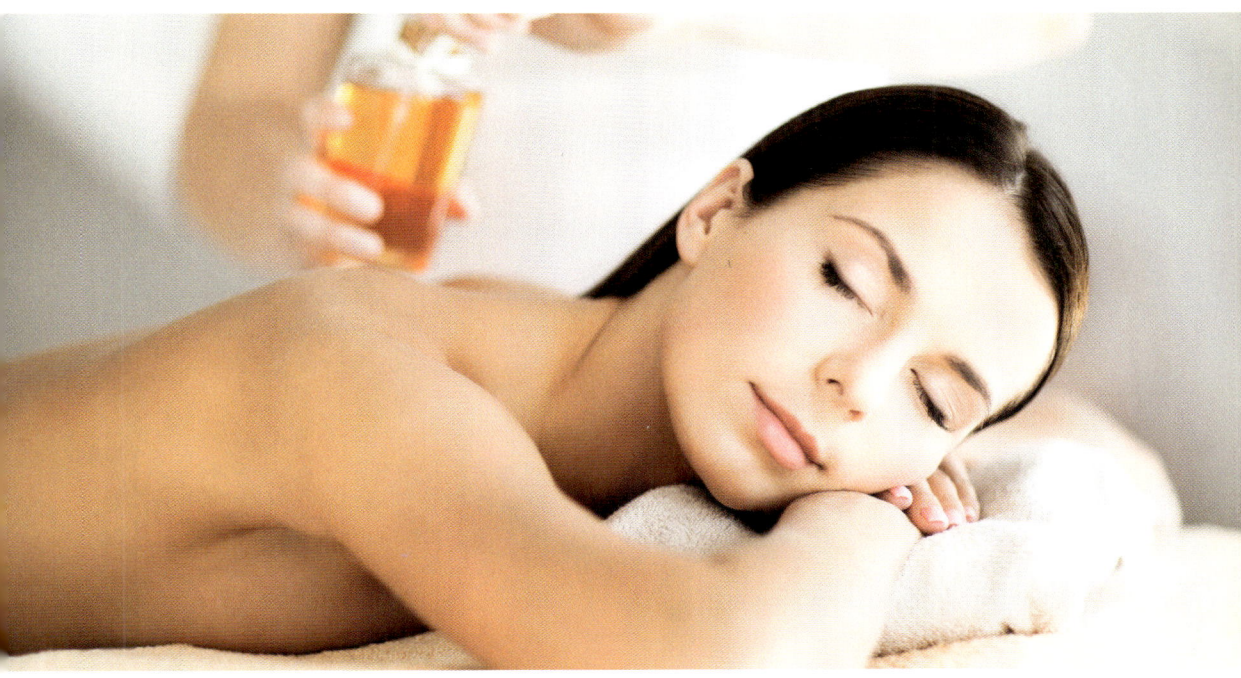

Rumpelstilzchen aus dem Unterbewusstsein zugeflüstert:„Pass auf, wenn dir wer so nahe kommt, das ist viel zu gefährlich, der könnte dich ja wieder verletzen, so wie das letzte Mal." Und meine Haut hat ganze Arbeit geleistet, um die Gefahr von mir abzuwenden. Dann bin ich im Verstand total frustriert, im Herzen bitter enttäuscht, aber das Rumpelstilzchen klopft sich auf die Schulter und ist ganz zufrieden damit, wie gut es mich beschützt hat. Man könnte fast ein ganzes Buch mit solchen Beispielen füllen, das tue ich jetzt nicht, aber ich denke, du kannst dir ungefähr vorstellen, was ich meine.

Chronische Hautkrankheiten wie Neurodermitis oder Psoriasis sind noch einmal eine Sache für sich, sind es wert, ausführlich bedacht zu werden, aber nicht hier und jetzt. Ich erlaube mir an dieser Stelle, den Begriff Hautkrankheit ganz prinzipiell infrage zu stellen. Kann ich denn die Haut tatsächlich losgelöst vom Körper verstehen und behandeln? Ist nicht vielmehr die Krankheit schon lange vorher entstanden, aber unsichtbar? Und das sichtbare, spürbare Symptom schon der begonnene Selbstheilungsprozess des Körpers, der Versuch, wieder Balance herzustellen? Jede/r kann das nur für sich selbst definieren. Für mich ist es eindeutig: Das Symptom – also das Zeichen, der Hinweis, die Ausdrucksform, der Bote, den der Organismus uns zur Warnung schickt – wird als Krankheit interpretiert und bekämpft. Wir bringen den Botschafter um, der uns vor einer realen Bedrohung warnt, damit wir von der eigentlichen Gefahr nichts mehr wahrnehmen. Das erinnert mich an kleine Kinder, die sich die Augen zuhalten und sagen:„Ich bin gar nicht da!"

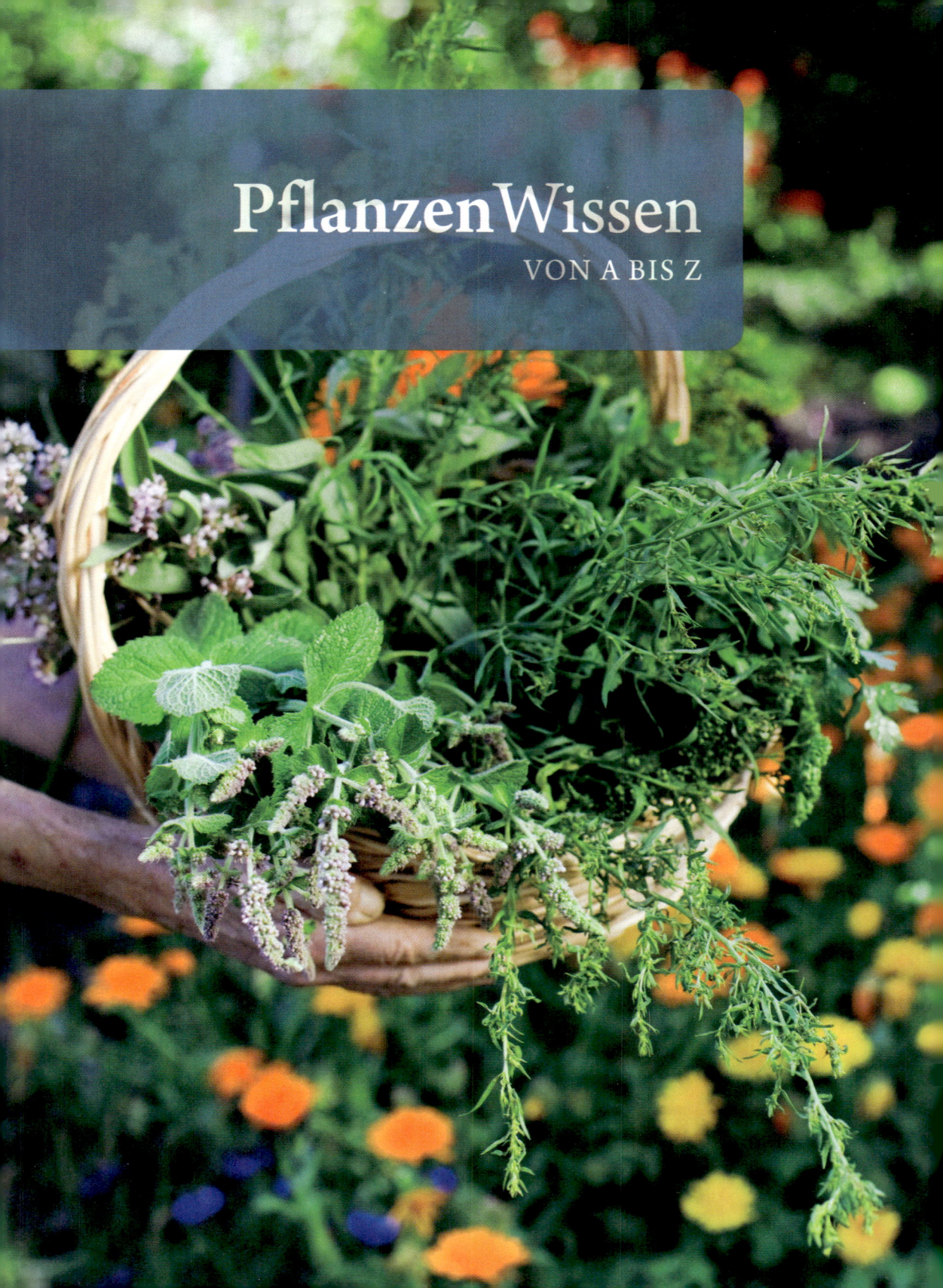

PflanzenWissen

VON A BIS Z

Die *Zutaten*

Pflanzen für die Körperpflege
von A bis Z

Ich habe lange überlegt, wie ich dieses Kapitel gestalten könnte. Und dabei ist es doch ganz einfach. Ich werde dir meine liebsten Pflanzenfreunde so vorstellen, wie man eben über gute Freunde erzählt.

Wenn wir uns mit jemandem wohlfühlen, dann liegt das selten an äußeren, sachlichen Fakten, vielmehr an innerer, herzlicher Übereinstimmung. So etwas in der Art muss es offenbar mit allem Lebendigem geben. Warum sonst erzeugt ein „Guten Morgen" des einen Nachbarn ein wohliges Gefühl von Vertrautheit und beim anderen sind wir froh, ihm nicht zu begegnen? Sachlich betrachtet sind sie beide einfach Nachbarn. Oder ist es doch nicht so einfach? Und ob es sich bei den „Nachbarn" um Menschen, Tiere oder Pflanzen handelt, spielt nur eine untergeordnete Rolle.

Ich erzähle dir in dieser Vorstellungsrunde jedenfalls aus meinem ganz persönlichen Blickwinkel etwas über meine ganz persönlichen pflanzlichen Lieblingsfreunde. Mit sachlichen und fachlichen Ergänzungen. Für dich kann die Liste ganz anders ausschauen. Solltest du dich von einer dir unbekannten Pflanze besonders angesprochen fühlen, dann versuche, sie kennenzulernen. Dazu gibt es jede Menge guter Literatur und mittlerweile auch schon wieder etliche Kräuterkundige, die du befragen kannst. Natürlich können wir schon auf Jahrtausende alte Erfahrungen zurückblicken und kennen deshalb besonders bewährte Pflanzen für die Körperpflege. Aber es spricht überhaupt nichts dagegen, diesen alten Erfahrungen einige neue hinzuzufügen.

Jede ausgewählte Pflanze stellt sich zuerst mit einem kurzen Satz selbst vor, sie bringt zum Ausdruck, worin sie uns bestärken möchte. Ich ergänze dann aus meiner Erfahrung und mit den ganz praktischen Hinweisen.

Die Aloe Vera (*Aloe vera*) spricht:

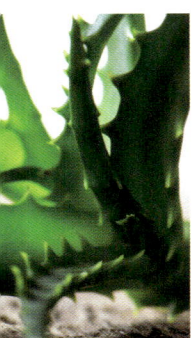

Behalte deine Freude an der Arbeit, am Aufräumen und Entrümpeln und Neuordnen, aber halte auch von Zeit zu Zeit inne, ruhe dich aus und überprüfe, ob wirklich die Arbeit für dich noch sinnvoll ist, oder ob ihr Sinn nur mehr darin besteht, vor unangenehmen Gefühlen flüchten zu können.

Die Aloe ist eine Wüstenpflanze, die in Trockenzeiten sehr lange ohne Wasser auskommen kann, weil sie sehr gute Mechanismen zur Wasserspeicherung entwickelt hat, außerdem besonders effiziente Schutz- und Entgiftungsstrategien für den Zellstoffwechsel. Diese bemerkenswerten Talente teilt sie mit uns und ist deshalb auch in verschiedenen Zubereitungen für die Haut sehr angenehm und hilfreich: zur Regeneration nach viel Sonne (Wüste, trocken!) und anderen Überreizungen, ebenso bei allen Ausscheidungs- und Entgiftungsprozessen über die Haut, die ja oft nicht sehr angenehm sind. Ich verwende von der Aloe am liebsten den puren, biologischen Saft oder einen Ölauszug.

Der Apfelbaum (*Malus domestica*) lehrt uns:

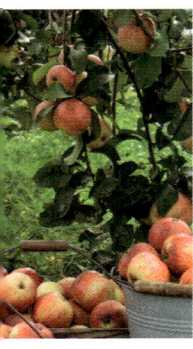

Geh achtsam und klar mit deiner Nahrung um, mit körperlicher, geistiger und seelischer Nahrung, erkenne, was dich nährt und wachsen lässt und was du loslassen kannst.

Der Apfelbaum hat unbedingt etwas mit unserer (europäischen) Version vom Paradies zu tun. Nicht nur, weil er quasi der Inbegriff von nährender Frucht ist, er dient ja auch als Synonym für den Baum der Erkenntnis. Und was ist denn Erkenntnis anderes, als die Lebenserfahrung, mit der ich Schritt für Schritt lerne, Lebensförderliches (nährend) von Lebenshinderlichem (zehrend, blockierend) für mich persönlich zu unterscheiden? Das Wesen des Apfelbaums begegnet uns in der Klarheit und Reinigung aller Ebenen unseres Seins.
Für die Körperpflege verwende ich die Tinktur aus Apfelblüten, die Blütenessenz und den kraftvollen Apfelessig.

Die Birke (*Betula alba*) flüstert mit ihren Blättern:

Reinige deine verstopften Kanäle und sei wieder klar, hell und leuchtend!

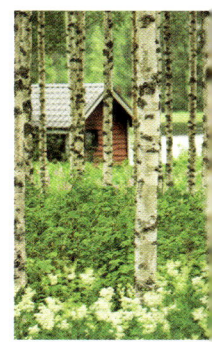

Ich finde das höchst bemerkenswert: Ich habe die Freunde, die ich dir vorstelle, alphabetisch geordnet, und was stellen wir fest? Gleich die drei ersten haben ein gemeinsames Thema, nämlich Reinigung! Allerdings jede auf etwas andere Art. Der Apfelbaum hilft uns aussortieren, die Aloe füllt die Müllsäcke und stellt sie vor die Zellen und die Birke unterstützt uns beim Abtransport, indem sie das gesamte Hormon- und Drüsensystem sowie Niere und Leber aktiviert. So wie nach einem starken Gewitter manchmal der Straßenreinigungsdienst die verschlammten Wassergräben durchputzt oder vielleicht sogar die Feuerwehr den Keller auspumpen muss. Ein starkes emotionales Gewitter kann auch ziemlich viel Schlamm aufwühlen, und das ist oft ganz prima, weil vielleicht sehr alter Dreck dabei aus der Tiefe kommt. Das kann bedeuten, dass wir dann ordentlich sauer sind auf irgendwen oder irgendwas oder nicht erkennen können, was da eigentlich aufgewirbelt wurde. Die Birke schafft mehr Klarheit. Ich verwende von der Birke am liebsten die frischen jungen Blätter bzw. ein Glycerin-Mazerat aus den Blattknospen (fertiges Präparat). Du kannst aber natürlich auch aus den getrockneten Blättern einen Teeaufguss oder eine Tinktur herstellen.

Die Blaue Malve (*Malva sylvestris subsp. Mauretanica*) spricht:

Ja freilich, sei dir treu, achte deine Würde als Mensch! Gehst du einem anderen aus eigener, freier Entscheidung ein Stück entgegen, bleibst du auch würdevoll.

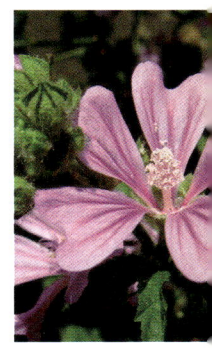

Alle Malvenarten haben etwas gemeinsam: Sie wirken beruhigend und besänftigend auf Haut und Schleimhäute. Die Farbe hat dann unterschiedliche Auswirkungen auf das emotionale Empfinden. Die Farbe Violett hat für mich viel damit zu tun, wie wir uns selbst begegnen. Mich erinnert die violette Malve immer wieder an meine grundsätzliche Würde als Mensch, die zunächst einmal unabhängig ist von meinem Tun. Und daran, dass ich zuerst selbst diese Würde anerkennen muss, bevor ich erwarten kann, dass mir diese Achtung auch von anderen widerfährt. Aus Malvenblüten setze ich die Tinktur und den Olivenölauszug an. Sie lassen sich auch ganz gut trocknen, die getrockneten Blüten haben eine ganz unglaubliche Farbe!

Der Borretsch (*Borago officinalis*) zwinkert mit seinen blauen Sternenaugen:

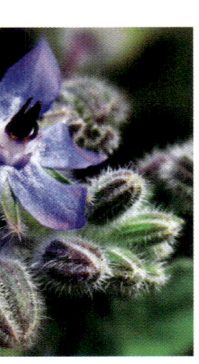

Verwandle deine Traurigkeit in ein fröhliches Lied des Lebens!

Über den Borretsch hat man schon im Mittelalter gesagt: „Esst Borretsch, der macht ein fröhliches Gemüt!" Die blauen Sternchen über deinen Salat gestreut, entlocken dir bestimmt auch ein Lächeln. Als Gewürzkraut hat der Borretsch den Zweitnamen Gurkenkraut bekommen, weil sein Geschmack ein wenig an Gurken erinnert. Borretsch enthält in all seinen Teilen recht viel Wasser, deshalb eignet er sich weder gut für einen Ölauszug (da würde er sehr leicht zu gären beginnen), noch zum Trocknen (da bleibt nämlich rein gar nichts übrig von so einem Blütchen). Du kannst aber eine fein ausgleichende, ermunternde Tinktur daraus herstellen.

Die Brennnessel (*Urtica dioica*) ermutigt:

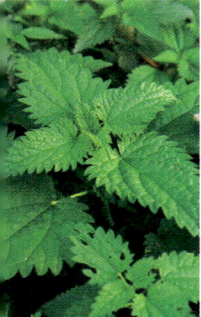

Bestärke dich!

Das erste, was mir zur Brennnessel einfällt, ist das Märchen „Die wilden Schwäne" von Hans Christian Andersen. Ich liebe diese Geschichte, sie ist stark und alt und wild, mit einer ganzen Fülle von archetypischen Bildern über bösen Zauber und Erlösung. Vielleicht hast du Lust, sie selbst zu lesen. Die Brennnessel ist eine starke Reinigungs- und Entgiftungspflanze, gleichzeitig stärkt sie den ganzen Stoffwechsel, vor allem bei erschöpfenden Krankheiten durch ihren hohen Gehalt an Mineralstoffen, Chlorophyll und Eisen. Krankheiten wurden früher oft als böser Zauber gedeutet, die Genesung musste ja geradezu als Erlösung erscheinen. Die Pflanzenstängel bestehen aus sehr starken, reißfesten Fasern, aus denen man Schnüre und Garne herstellte und das dünne Garn zu Nesseltuch verspann. In der Körperpflege ist es vor allem die stärkende Wirkung auf die Kopfhaut, die bekannt ist. Man verwendet Brennnesseltinktur aus Blättern und Wurzeln in Haarshampoos und Haarwässern. Hier schließt sich für mich wieder der Kreis: Fülliges, gesundes Haar galt zu allen Zeiten als Zeichen von Stärke, Gesundheit und Macht, denk nur an Samson und Delilah oder das Märchen von Rapunzel!

Die Edelkastanie (*Castanea sativa*) sagt einfach und klar:

Es darf dir gut gehen!

Für die Früchte der Edelkastanie oder Esskastanie, die Maronen oder Kastanien, gibt es auch die Bezeichnung Baumgetreide. Schon genial, so ein starker, riesiger, oft Jahrhundertealter Baum, der uns Jahr für Jahr einfach ohne unser Zutun mit so viel Nahrung versorgt. Du musst nicht Hunger leiden, ist seine Botschaft an uns, weder dein Körper, noch deine Seele. Es gibt in uns oft so ganz tief sitzende unbewusste Überzeugungen, die unsere Haltungen prägen. Die Edelkastanie hat etwas mit großer Leidensbereitschaft zu tun. Wir glauben beispielsweise unbewusst, nur dann lebensberechtigt zu sein, wenn wir auch bereit sind zu leiden. Und das mit großer Ausdauer, ebenso ausdauernd, wie eben auch der Kastanienbaum oft widrige Lebensbedingungen erleidet und trotzdem aushält.

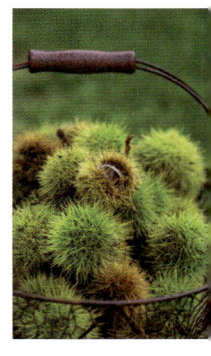

Alle Teile des Kastanienbaums sind für etwas verwendbar. Für die Kosmetik kannst du eine leicht zusammenziehende Tinktur aus Blättern und Blüten herstellen oder Kastanienmehl als Bestandteil von frischen Masken verwenden. Kastanienhonig und die Blütenessenz sind feine, stärkende Zutaten für Gesichts- und Körpercremes.

Der Eibisch (*Althaea officinalis*) ruft uns zu:

Sei wie der Tau des Morgens für durstiges Land!

Wenn dein Hals kratzt oder dich ein quälender, trockener Husten plagt, dann ist ein lauwarmer Tee aus Eibisch (Wurzel, Blatt oder Blüte) der reinste Balsam. Eibisch enthält sehr viel besänftigenden Pflanzenschleim, der die Trockenheit von Haut und Schleimhaut lindert. Der englische Name verrät uns den Bezug zu Feuchtigkeit, dort heißt der Eibisch nämlich Marsh-Mallow, also Feuchtwiesen-Malve. Ich verwende vom Eibisch am liebsten die zart rosa-lilafarbenen Blüten für Tinkturen und Olivenölauszüge.

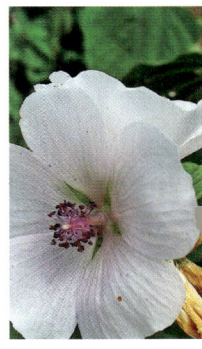

Das Eisenkraut (*Verbena officinalis*) gibt uns den Rat:

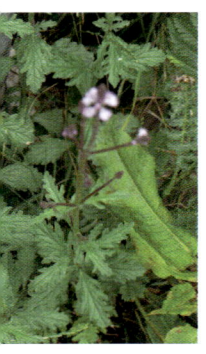

Sammle deine Stärke und setze sie zielgerichtet ein!

Eisenkraut hat mich immer schon irgendwie fasziniert, auch zu Zeiten, in denen ich es noch nicht so gut kannte. Der Tee schmeckt nicht besonders gut, er ist recht bitter. Aber Eisenkraut ist eine uralte Zauberpflanze. Es stärkt bei allgemeiner Schwäche und schützt vor Krankheiten und bösen Geistern. Wenn du versuchst, einen Stängel abzupflücken, bekommst du einen guten Eindruck von der großen Zähigkeit der Pflanze. Sie hat aber auch die sichtbare Tendenz, vom Hundertsten ins Tausendste zu kommen, es schaut aus, als wollte sie in alle Richtungen gleichzeitig wachsen und blühen. Wenn wir selbst dazu neigen, vor lauter Begeisterung am liebsten hundert Dinge gleichzeitig zu tun, dann kann uns das Eisenkraut nicht nur mit der nötigen Energie versorgen, sondern uns auch dabei unterstützen, diese Energie auf ein momentanes Ziel zu richten (gut zur Unterstützung beim Lernen!).
Ich verwende vom Eisenkraut am liebsten die winzigen lila Blütenstände, ohne dir das Warum erklären zu können, meistens als Auszug in Apfelessig.

Der Granatapfel (*Punica granatum*) fordert uns auf:

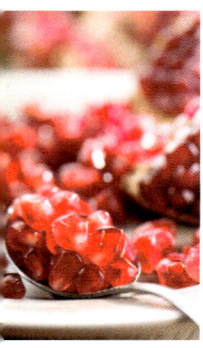

Schließe Freundschaft mit der weiblichen Energie, denn darin liegt große Kraft und die scheinbar paradoxe Weisheit des „Sowohl-als-auch" in allen Gegensätzen!

Der Granatapfel ist der symbolische Inbegriff von Weiblichkeit, vor allem im Vorderen Orient. Er schenkt uns zwei wunderbare Zubereitungen: das kostbare Granatapfelsamenöl für ganz besonders hochwertige Cremes und den fröhlichen, säuerlichen Fruchtsaft, der sehr viele Bioflavonoide enthält, den man natürlich auch als Bestandteil von Körperpflegemitteln verwenden könnte.

Die Zaubernuss Hamamelis (*Hamamelis virginica*) spricht:

Dehne deine Grenzen aus, aber pass auf, dass du nicht zerreißt!

An der Zaubernuss mag ich zwei Dinge ganz besonders: den Namen, der so schön geheimnisvoll und zauberhaft klingt, und den Zeitpunkt ihrer Blüte. Oft schon im Jänner, wenn alles noch düster und grau ist, streckt sie ihre zerfransten, gelben oder rötlichen Blüten in die Luft, das tut der Seele gut, meiner zumindest unbedingt. Von der Hamamelis verwendet man in erster Linie ein Destillat aus der Rinde der jungen Zweige. Es wirkt zusammenziehend auf Haut und Schleimhäute. Innerlich, vor allem in der homöopathischen Form, stärkt und festigt die Hamamelis die Venen und vermindert dunkelrote Blutungen. Der feine Aspekt, auf den sie uns in ihrem Leitsatz hinweist, ist für mich der wichtigste Zugang zum Wesentlichen der Zaubernuss. Wir sollen selbst auf unsere Grenzen achten, können das aber auch!

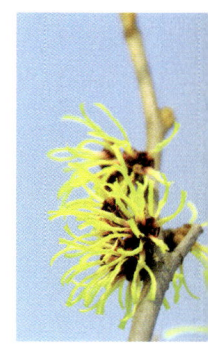

Die Haselnuss (*Corylus avellana*) meint:

Denk an deine unbändige Lebenskraft, du kannst nach jeder Veränderung wieder neue Wurzeln schlagen!

Auch die Haselnuss ist eine alte, sehr verehrte Zauberpflanze. Das bringe ich bei ihr mit ihrer starken Lebenskraft in Verbindung. Ich kann mich erinnern, dass wir einmal (schon benützte) Haselnuss-Stecken vom Steckerlbrotbacken in die Erde gesteckt haben, damit sie nicht herumliegen, jetzt wächst dort ein riesiger Haselnussstrauch. Haselnussblätter und Rinde enthalten zusammenziehende Gerbstoffe. Die Haselnuss ist mit der Zaubernuss verwandt. Besonders fein ist aber das Haselnussöl, das über sehr wertvolle Fettsäuren verfügt und auch, wie alle Nussöle, einen leichten Lichtschutzwert hat. Haselnussöl empfinde ich als besonders einhüllend und nährend, wahrscheinlich weil mich so eine Haselnuss in der Schale immer an einen schwangeren Uterus erinnert. Eine zärtliche, feste und sichere Hülle für das ungeborene Baby.

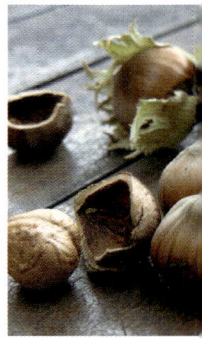

Die Heidelbeere (*Vaccinium myrtillus*) berichtet aus eigener Erfahrung:

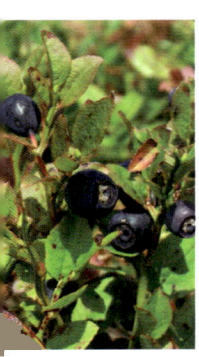

Mach dir keinen Stress, wenn du plötzlich bemerkst, dass du nicht mehr im Wald unter den Bäumen, sondern mitten auf der Lichtung in der Sonne stehst.

Heidelbeeren machen Flecken. Farbstoffe mit bemerkenswerten Fähigkeiten, sogenannte Anthocyane, sind dafür verantwortlich. Anthocyane sind Radikalfänger, sogenannte Antioxidantien. Stress macht uns sauer und das bedeutet Oxidation, Oxidation bedeutet viele freie Radikale im Organismus auf der brennenden Suche nach verfügbaren Elektronen. Die holen sie sich ohne Rücksicht von überall, wo sie welche finden können, zum Beispiel aus hochwertigen Fettsäuren, die dadurch minderwertig werden. Antioxidantien sind physiologische Feuerlöscher, die Elektronen abgeben können und so die Oxidation von anderen Molekülen verhindern. Du wirst dich jetzt fragen, was Haut und Heidelbeere miteinander zu tun haben. Sind wir im Bindegewebe sauer, kann es sein, dass auch das natürliche Sonnenlicht so starken zusätzlichen Stress bedeutet, dass die Haut versucht, sich mit übermäßiger Pigmentbildung davor zu schützen, dummerweise nicht gleichmäßig verteilt. Dadurch können flächige, dunkler gefärbte Hautstellen entstehen. Entsäuern und die Zufuhr von Antioxidantien von innen sind sicherlich die wichtigsten Maßnahmen. Heidelbeersaft von außen, in einer Gesichtscreme oder Körpermilch macht Spaß und unterstützt dich und deine Haut beim Entstressen.

Die Himbeere (*Rubus idaeus*) lächelt:

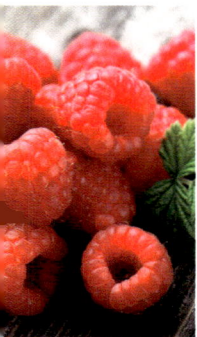

Erinnere dich an die süßen Geheimnisse der Schöpfung!

Was meint sie denn damit, wirst du dich fragen. Ich weiß natürlich nicht, ob du, die/der du das liest, schon einmal schwanger warst (oder deine Partnerin), aber dieses allererste Ahnen von Schöpfung, von etwas unermesslich Großem, das ist gemeint. Die Himbeere schaut so ähnlich aus wie eine Eizelle, die gerade beginnt, sich zu teilen. Und sie duftet und schmeckt geradezu himmlisch, so wie sich das Geheimnis dieses wachsenden neuen Lebens anfühlt. Von der Himbeere kannst du eine Tinktur aus den Sprossen und Blättern herstellen, natürlich ist auch der frische Saft fein. Jedenfalls tut die Himbeere Frauen gut, sie erinnert uns an unsere Fruchtbarkeit. Beim Granatapfel schwingt für mich immer auch etwas Erotisches mit, die Himbeere empfinde ich mehr als das Staunen über das Wunder der Schöpfungskraft.

Der weise schwarze Holunder (*Sambucus nigra*) sagt:

Erkenne, was für dich persönlich schwarz oder weiß ist, aber nimm auch wahr, dass in jedem Wesen, in jedem Ereignis, in jeder Wirklichkeit immer beides enthalten ist.

Das ist jetzt wieder eine ganz andere Geschichte. Stark, mächtig, in Verbindung mit vielen mythologischen Erinnerungen, mit dem Schutz der Frau Holle, die die Klarheit der Unterscheidungsfähigkeit stärkt. Auch beim Hollerstrauch weiß ich kaum einen Teil, der nicht für uns Menschen hilfreich wäre, die Wurzel vielleicht. Für die Körperpflege mag ich am liebsten die stark duftenden Blütenstände als Tinktur oder Essigauszug. In Öl habe ich es noch nie probiert. Die cremeweißen Blüten enthalten viele Flavonoide, die einerseits das Schwitzen und damit die Ausscheidung von Giftstoffen fördern, andererseits auch unsere Fähigkeit trainieren, mit dem Sonnenlicht gut zurechtzukommen, seine lebensspendenden Kräfte nutzen zu lernen.

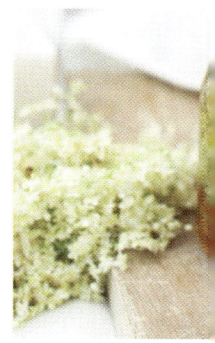

Unser Freund Johanniskraut (*Hypericum perforatum*) sagt:

Das Licht und die Wärme des Lebens und der Liebe leuchten wie die Sonne in dir und hüllen dich in einen goldenen Mantel.

Es blüht zur Zeit der Sommersonnenwende, also wenn die Sonne uns am meisten Licht schickt. Ich empfinde Johanniskraut als Lichtsammler und Lichtspeicher. In der dunklen Jahreszeit, oder wenn es in uns einmal dunkel ist, dann bekommen wir davon so viel, wie wir brauchen. Wenn du Johanniskrautöl selber ansetzen möchtest, dann gibt es eine Regel, die du beachten musst. Damit es sich auch wirklich schön rubinrot färbt, muss es in der Sonne stehen, und zwar wirklich im Freien, nicht im Haus innen auf der Fensterbank. Fensterglas hält offenbar bestimmte Lichtanteile ab, die für die Freisetzung des roten Farbstoffs nötig sind. Und Johanniskrautöl braucht etwa sechs Wochen, bis es fertig ist, so lange soll es in der Sonne stehen.

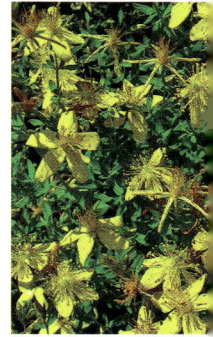

Die Kamille (*Chamomilla recutita* oder *Matricaria chamomilla*) sagt:

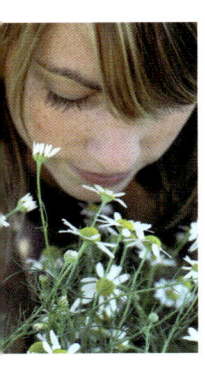

Bleib ruhig so strahlend, offen und aufnahmebereit, aber bedenke, dass auch das größte Fass einmal übergeht!

Wenn ich Kamille denke, dann denke ich hell, offen, leuchtend, so wie eine Margeritenwiese im Mai. Alles, was dir begegnet, möchtest du in dir aufnehmen, doch du kannst es nicht gleich schnell verdauen. Es ist wie eine dauernde Überfüllung mit Schönheit und Freude, aber auch Schmerz und Trauer, und irgendwann hat dann einfach gar nichts mehr Platz. Dann reagiert das ganze System launisch und gereizt. Das kann bedeuten, dass du eine Allergie entwickelst oder Bauchkoliken bekommst oder auch dich einfach über jede Kleinigkeit aufregst. Wenn sich deine Haut aufregt, kann die Kamille dir beim Beruhigen und Verarbeiten helfen. Möchtest du selbst Kamillenblüten-Auszüge herstellen, dann versuche, wirklich die frischen Blütenköpfchen dafür zu verwenden. Natürlich kann man auch die getrockneten nehmen, aber das Ergebnis ist allein duftmäßig überhaupt nicht zu vergleichen.

Der Klatschmohn (*Papaver rhoeas*) klatscht in die Blütenblätter:

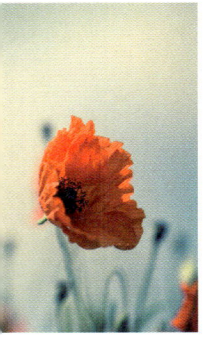

Erneuere täglich dein Lebensfeuer!

Der Klatschmohn ist selbst Feuer und Wärme, Lebenskraft und Erdung. Ich habe oft das Gefühl, nicht wirklich geerdet zu sein, meine Gedanken schwirren durch Raum und Zeit wie kleine Sternschnuppen, da fehlt mir dann schon manchmal der Boden unter den Füßen. Der Klatschmohn hat mir einen Weg gezeigt, wie ich damit besser klar kommen könnte. Er ist ja selbst ein ganz luftiger Geselle, nach einem Tag schon flattern seine feuerroten Blütenblätter davon – aber am nächsten Morgen öffnet er die nächste Blüte. Ich kann mich ja auch jeden Tag neu mit der Erde verbinden, barfuß gehen hilft dabei übrigens sehr. Und ich kann aus den Mohnblüten einen Ölauszug herstellen, der mich immer wieder mit seiner wohltuenden Wärme an meine irdische Lebenskraft erinnert.

Die Königskerze (*Verbascum densiflorum*) streckt sich in der Morgensonne:

Richte dich auf zu deiner wahren Größe, lass dein Licht leuchten, herrsche in deinem Raum mit der Weisheit der Liebe!

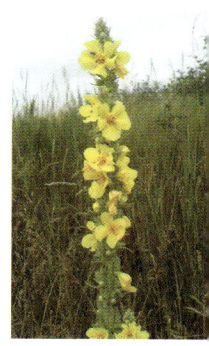

Ein Tee aus Königskerzenblüten und auch die homöopathische Arznei Verbascum helfen ganz gut bei Heiserkeit, wenn Hals und Rachen kitzeln und kratzen oder uns überhaupt die Stimme abhanden gekommen ist. Meine Stimme zu verlieren, bedeutet auch, eine wichtige Möglichkeit zum Selbstausdruck zu verlieren. Vielleicht weiß ich auch gerade gar nicht, wie ich mich ausdrücken soll. Die Königskerze erinnert mich immer an zwei Aspekte, die in ihrem Namen stecken, die sie aber auch durch ihre majestätische Statur zum Ausdruck bringt: die Königin/den König in mir und daran, dass ich ein leuchtendes Wesen bin! Wenn ich mich aufrichte zu dem, was ich bin, dann ist das Wahrhaftigkeit. Auch in den Königskerzenblüten sind Flavonoide (gelbe Farbstoffe) enthalten, die uns dabei helfen, das Sonnenlicht gut zu nützen. Ich mache aus den Königskerzenblüten am liebsten einen Auszug in Jojobaöl. Man muss nur sehr darauf achten, dass die Blüten beim Ernten trocken sind und die Sonne stark genug auf das Auszugsglas leuchtet.

Die Kornblume (*Centaurea cyanus*) sagt:

Lass aus deinen Augen das Licht des Himmels leuchten!

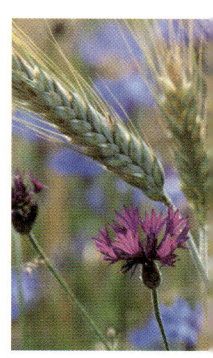

In Teemischungen verwendet man Kornblumen hauptsächlich, weil sie so schön sind, man sagt sogar wirklich „zum Schönen". Die Farbe ist klar wie der blaue Sommerhimmel, wie leuchtend blaue Augen, wie die Klarheit, mit der wir beim hellen Sonnenlicht unter dem offenen Himmel die Welt wahrnehmen. Du kannst aus den Kornblumen einen Tee kochen und diesen für Augencremes oder auch einfach für kühlende Kompressen verwenden. Es gibt auch ein Hydrolat aus den Kornblumenblüten, das die verfeinerte Form darstellt.

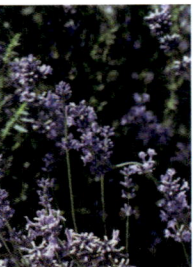

Der Lavendel (*Lavandula officinalis*) erklärt:

Du Mensch bist die Verbindung zwischen Himmel und Erde, du brauchst nicht so angestrengt und ernsthaft versuchen, sie auseinander zu halten.

Der Lavendel fasziniert mich für Auszüge deshalb besonders, weil es ganz egal ist, ob du die Tinktur, einen Ölauszug oder einen Essigauszug daraus herstellst, alle riechen stark, angenehm und unverwechselbar nach Lavendel. Lavendelessig oder auch Rosenblütenessig waren vor etlichen Jahrzehnten noch ganz beliebte Erfrischungsmittel, wenn sommerliche Hitze dem Kreislauf etwas zu schaffen machte. Auch Wadenwickel bei Fieber müssen mit Lavendelessig ganz angenehm sein, weil die ausgleichende, klärende und harmonisierende Wirkung vom Lavendel gut dazu passt. Um Auszüge herzustellen, verwendest du vom Lavendel die ganz aufgeblühten Blütenstängel.

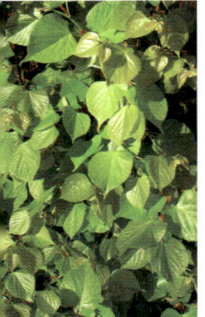

Die gute alte Linde (*Tilia cordata*) raunt:

Sei ruhig in deinem Herzen, erahne die Unermesslichkeit der Liebe und den ewigen Klang des Universums!

An einem warmen Junitag unter einer voll erblühten Linde zu stehen, in ihrem Duft zu baden und mit den unzähligen Bienen zu summen, macht jede Erklärung des Wesens der Linde überflüssig. Nicht ohne Grund gab und gibt es im Zentrum vieler Siedlungen die Dorflinde. Früher hat man dort auch das Dorfgericht abgehalten, das heißt, es wurde wieder gerichtet, was schiefgelaufen war. Es gibt fast keinen Teil der Linde, den man nicht für etwas verwenden kann. Probier einmal ganz junge, weiche Lindenblätter fein geschnitten statt Schnittlauch auf deinem Butterbrot oder im Salat! Für die Naturkosmetik verwenden wir aber die duftenden cremegelben Blüten als Tinktur, Tee oder Ölauszug. In dem Fall verwende ich am liebsten Jojobaöl, das harmoniert vom Geruch, der Farbe und dem ausgleichenden Wesen für mich am besten.

Die Nachtkerze (*Oenothera biennis*) flüstert im Abendwind:

Komm zur Ruhe und regeneriere dich!

Hast du schon einmal zugeschaut, wie eine Nachtkerze in der Abenddämmerung ihre unglaublich duftenden Blüten entfaltet? Ich fühle mich dabei fast wie im Theater, ich habe das Stück zwar schon oft gesehen, es ist aber jedes Mal wieder gleich faszinierend. Na ja, ein gutes Theaterstück kann man sich auch öfter anschauen und erlebt es immer ein wenig anders. So ist das mit dem Leben. Ein Tag geht zu Ende, du schläfst und träumst und stehst wieder auf und jeder Morgen ist wie der erste Morgen, kein Tag wie der andere, trotz aller Zeitraster und Rituale, die wir drüberlegen. Das größte Geschenk der Nachtkerze an uns liegt in ihren kleinsten Teilen. In ihren unzähligen winzigen Samenkörnern schlummert ein kostbares Öl, das im ganzen Organismus regenerierend tätig wird. Sowohl innerlich als auch äußerlich auf der Haut. Nachdem ich immer auch gerne aus den Blüten einer Pflanze etwas mache, stelle ich aus den Nachtkerzenblüten einen Auszug in Jojobaöl her.

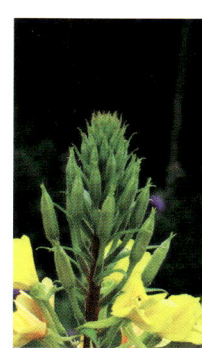

Der Noni-Baum (*Morinda citrifolia*) beruhigt uns:

Manchmal hinterlassen Begegnungen einen unangenehmen Nachgeschmack, aber oft ist es genau das, was einen heilsamen Prozess in Gang bringt!

Der Noni-Baum ist ein tropischer Baum, die Noni-Frucht schaut aus wie eine riesige weiße Maulbeere und ist ein Powerpaket voll wichtiger Stoffe, besonders Enzymen, die bei allen körperlichen Heilungsprozessen eine sehr große Rolle spielen. Der Geschmack und der Geruch sind allerdings durchaus gewöhnungsbedürftig. Ich verwende Noni-Saft, auch unter Umständen in Kombination mit Traubensaftkonzentrat, gerne als Bestandteil von regenerierenden, entspannenden, entstressenden Zubereitungen.

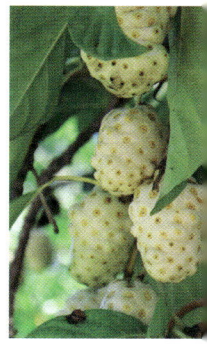

Der Pfirsich (*Prunus persica*) bestärkt:

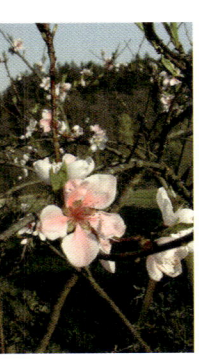

Erkenne, dass deine Sensibilität und Störbarkeit eine große Stärke sind. Du machst damit auch für andere spürbar, wenn im Umfeld Disharmonien herrschen.

Eine Pfirsichblüte aus der Nähe ist wunderschön. Auch wunderschön rosa. Rosa hat für mich etwas mit Zärtlichkeit des Herzens zu tun. Ein liebevolles, offenes Herz ist auch offen für Verletzung und Schmerz, deshalb errichten wir oft Sicherheitspanzer um unser Herz herum. Die Pfirsichblüte ist eine ganz zarte Ermutigung, diese Verletzlichkeit nicht als Schwäche zu verstehen, sondern sie als Stärke wahrzunehmen. Sie legt sich wie eine rosa Wolke um uns, sodass wir uns immer öfter trauen, den Panzer abzulegen.

Die Ringelblume (*Calendula officinalis*) ist ein sehr heilsames Wesen:

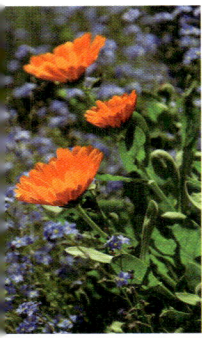

Ich erinnere dich an die Macht des Wortes, es sei liebevoll, herzerwärmend, fröhlich, weise und schöpferisch, damit es der Seele wohltut.

Die Ringelblume heilt auf allen Ebenen schlecht heilende Wunden und tut uns deshalb in jeder Form wohl, z.B. als Tee und Bestandteil von Teemischungen von innen. Ich habe vor allem festgestellt, dass sie die Bauchspeicheldrüse stärkt. Als Tinktur, besonders als Frischpflanzen-Tinktur, zur Reinigung von Wunden, aber natürlich auch als Bestandteil wohltuender Gesichts- und Körpercremes. Für eine Tinktur verwende ich gerne die ganzen Blütenköpfe, weil auch in den grünen Pflanzenteilen wichtige Informationen enthalten sind. Willst du allerdings einen Ölauszug aus Ringelblume herstellen, dann solltest du nur die gelben oder orangen Zungenblüten abzupfen, sie enthalten nicht so viel Wasser wie der Rest der Pflanze, und die besonders gut öllöslichen Carotinoide sind ohnehin in den Zungenblüten konzentriert.

Lassen wir meine Freundin Rose (*Rosa gallica* u.a.) zu Wort kommen:

Freu dich an deinem Mut und deiner Stärke zur Veränderung, aber hole die alten Unversöhnlichkeiten mit dir selbst aus deinem Rucksack, du darfst unbelastet durch dieses Leben wandern.

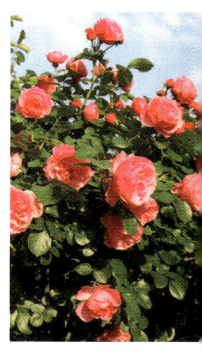

Die Rose wird auch als Königin der Blumen bezeichnet, wir verschenken sie bei feierlichen Gelegenheiten, und sie hat zweifellos einen gewissen Hang zur Extravaganz. Schau dir die vielen verschiedenen Sorten an, die unzähligen Farben und Formen. Ihr Mut zur Veränderung ist tatsächlich eindrucksvoll. Wenn es ihr aber aus irgendeinem Grund in deiner Blumenvase nicht gefällt, kann es sein, dass sie nach einer Stunde resigniert den Kopf hängen lässt!
Ich ernte Rosenblüten am liebsten dann, wenn sie gerade beginnen abzublühen. Wenn du genau schaust, dann wirst du bemerken, dass die Staubgefäße am Anfang goldgelb leuchten, anschließend werden sie bräunlich. Zu diesem Zeitpunkt gibt dir die Rose ihre Blütenblätter ganz freiwillig, ohne dass du rupfen musst und ohne sie beim Abpflücken zu zerreißen. Außerdem können sich die Bienen vorher noch Nektar holen und den Blütenstaub verteilen, dann gibt es im Herbst sogar Hagebutten, obwohl du die Blütenblätter gepflückt hast! Und zu allem Überfluss duften sie zu diesem Zeitpunkt auch besonders intensiv.

Die Rosengeranie (*Pelargonium graveolens*) rät:

Lass dein Herz von Duft berühren!

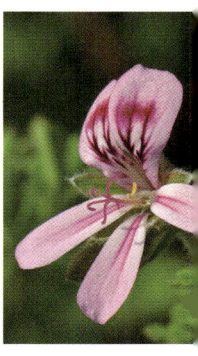

Obwohl ich selbst aus der Rosengeranie keine Auszüge herstelle, möchte ich sie doch bei meinen anderen Pflanzenfreunden dabei wissen. Wenn man die duftenden Blätter in Wasserdampf destilliert, bekommt man ein herrliches ätherisches Öl und ein feines Hydrolat. Beide sind sehr besänftigend und regenerierend für die Haut. Der Duft erinnert an Rosen, deshalb heißt sie auch Rosengeranie.

Die Rosenmalve (*Alceao rosea*) oder Sigmarswurz ermutigt uns:

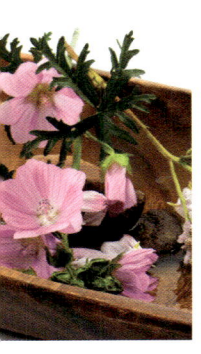

Mit herzlicher, fröhlicher Liebe hülle dich ein, mit einer sanften rosa Wolke von Zärtlichkeit.

Alle diese rosa Blüten lehren uns, sanft aber bestimmt, etwas ganz Wichtiges: die bedingungslose Selbstliebe. Das meint weder Selbstverliebtheit noch Tatenlosigkeit, sondern die klare innere Gewissheit, dass ich mein Dasein in dieser Welt weder verdienen noch rechtfertigen muss. Wir neigen sehr dazu, natürlich begründet in sehr alten Mustern, mit uns selbst verhandeln zu wollen, etwa in der Art: „Wenn du so und so ausschaust oder das und das tust, dann mag ich dich ja." Schon seltsam, dass wir das so selten bemerken und noch seltener wirklich ändern. Die Rosenmalvenblüten sind ganz feine, zarte Gebilde. Ich mache daraus eine Tinktur und einen Olivenölauszug. Und die fühlen sich einfach schön an.

Der Rosmarin (*Rosmarinus officinalis*) ermuntert uns:

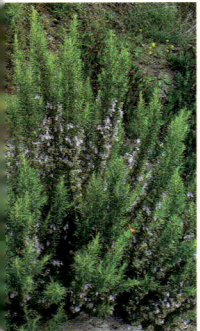

Wach auf zu dir selbst, tu, was du tust, mit offenem Herzen und klarem Verstand, geh einen Schritt nach dem anderen auf deinen kräftigen Füßen, handle mit deinen starken Händen, sei ganz da!

Bei Rosmarin denke ich sofort an „Guten Morgen". Dann gleich an die wunderbaren geschnittenen Rosmarinhecken in Kroatien, an denen ich nicht vorbeigehen kann, ohne mit den Händen durchzufahren, so wie man jemandem liebevoll das Haar zerzaust. Der Rosmarin macht munter, er regt den Kreislauf an, ohne aufzuputschen, er stärkt aber auch die Verdauung. Er macht uns wach, aufmerksam und gegenwärtig. Besonders angenehm ist das in einem Fußbalsam oder einer Körpermilch. Dafür setze ich die frischen Rosmarinnadeln in Olivenöl an (dieses Öl ließe sich natürlich genauso gut für die Verwendung in der Küche herstellen). Ganz fein ist auch das ätherische Öl aus Rosmarin, es gibt davon unterschiedliche Varianten, je nach Standort enthalten die Pflanzen nämlich die Duftbestandteile in verschiedener Zusammensetzung. Nimm deine Nase und dein Gefühl zu Hilfe, um für dich das passende Öl auszuwählen.

Der Rotklee (*Trifolium pratense*) bestärkt uns:

Achte und nütze deine Empfindsamkeit für Negativität, sie kann dir den Weg des Herzens weisen!

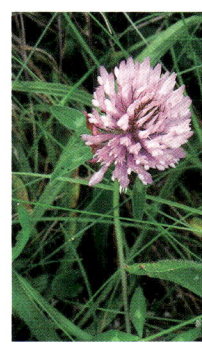

Wie alle Kleearten gehört der Rotklee oder Wiesenklee zu den Schmetterlingsblütlern. Daher ist er auch ein Stickstoffsammler und macht den Boden um sich herum fruchtbarer. Die Sojabohne übrigens auch. Mittlerweile ist es recht bekannt, dass Soja und Rotklee ziemlich viele Pflanzenhormone enthalten, sogenannte Isoflavone, die im Zellstoffwechsel eine ähnliche Wirkung haben wie Östrogen. Wenn wir etwas als negativ empfinden, dann bedeutet das, dass wir uns davon bedroht fühlen. Die Bedrohung kann auch im Bewusstsein des Mangels liegen, zum Beispiel in der Angst vor dem Mangel an Essen und Trinken (das weckt in uns unbewusste Erinnerungen an Hungersnöte), die sich in einer Zeit, in der nur mehr wenige Menschen ihre Nahrung selbst erzeugen, zunehmend in der Angst vor Mangel an Geld zeigt. Oder im Mangel an Energie, wenn Menschen in unserer Umgebung uns mit ihrer Negativität und Angst aussaugen wie Vampire. Oder im Mangel an Hormonen, wie sie uns in Wechselbeschwerden begegnen. Diese beständige Angst vor der Knappheit, die sich unserer Kontrolle entzieht, ist das Gegenüber des Bewusstseins der Fülle und Fruchtbarkeit.

Der Salbei (*Salvia officinalis*) gibt uns die Weisung:

Jede Aufgabe und jedes Alter braucht die angemessene Form des Feuers, sei weise, erkenne und anerkenne.

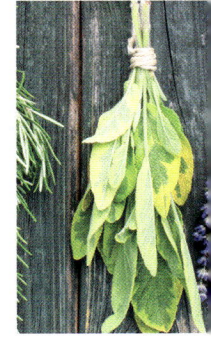

Der Salbei ist wie ein alter Weiser, mit seinen weißen Haaren auf den Blättern und dem violetten Gewand der Blüten. Er ist ein gutes und bewährtes Heilmittel bei Entzündungen. Entzündung heißt, Feuer beginnt zu brennen. Wenn wir vor Leidenschaft brennen, nennen wir das eher „entflammen", das klingt irgendwie netter als Entzündung, ist aber eigentlich ganz dasselbe. Feuer ist Wärme und Licht, ist Lebens- und Transformationskraft. Bei einem feurigen Menschen wird diese Kraft sichtbar und spürbar, bei anderen bemerkst du gar nichts davon. Wir haben das Feuer aber alle in uns, die Frage ist nur, wie wir damit umgehen. Es vor lauter Angst, die Kontrolle zu verlieren, gar nicht zu benützen, ist genauso unbefriedigend wie das ständige unkontrollierte Lodern. Der Salbei erinnert uns daran, dass wir die Kraft des Feuers als starkes, lebendiges Geschenk nutzen sollen, aber ebenso unseren Verstand, mit dessen Hilfe wir erkennen können, wie groß das Feuer für eine bestimmte Aufgabe sein soll. Dann braucht es uns auch nicht zu ängstigen. Aus den Salbeiblättern stelle ich eine Tinktur her und einen Auszug in Jojobaöl.

Vom Sanddorn (*Hippophae rhamnoides*) hören wir:

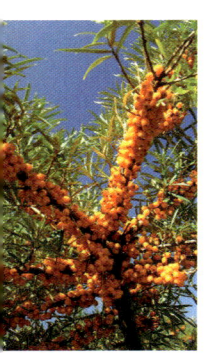

Vertraue deinem Immunsystem und regeneriere fröhlich deine Schöpfungskraft!

Sanddornbeeren, Sanddornsaft und Sanddornöl (aus Fruchtfleisch oder Kernen gepresst) sind unglaublich orange. Daran erkennen wir, dass Sanddorn sehr viele Carotinoide, also Vorstufen von Vitamin A enthält. Carotinoide sind auch wichtig als Antioxidantien. Ebenso wie das auch reichlich vorhandene Vitamin C. Deshalb stärkt Sanddorn das Immunsystem. Die Farbe Orange ist wie eine große Schüssel Fröhlichkeit, wenn es rundum eher düster ist. Deshalb stärkt der Sanddorn auch unsere Regenerationskraft. Und er ist wie eine Portion Sinnlichkeit zum Nachtisch. Deshalb stärkt er unsere Schöpfungskraft. Vom Sanddorn verwende ich sowohl den Saft als auch vor allem das gepresste Sanddornöl. Aber sehr sparsam, es färbt nachhaltig!

Die Schafgarbe (*Achillea millefolium*) raunt dir zu:

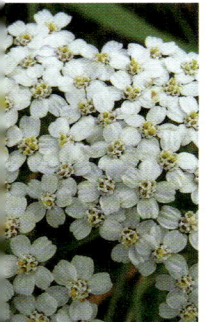

Geliebtes Kind, du bist ein einzigartiger und unverwechselbarer Teil des Universums, vertraue dem Selbst und schaffe dir Raum.

Die Schafgarbe gehört zu den Pflanzen, die mich Zeit meines Lebens beständig überall hin begleiten, zumindest seit ich sie bewusst kenne, weiß ich das. Ich habe es anfangs nicht verstanden, mittlerweile ist die Schafgarbe aber eine meiner ersten und wichtigsten pflanzlichen Lehrmeisterinnen geworden. Mit ihr habe ich geübt, wie man sich von vielen Seiten der Persönlichkeit einer Pflanze annähern kann, um ihr Wesen zu erahnen. Von der Schafgarbe verwendest du am besten die gerade erblühenden Blütenstände mit den obersten weichen Blättern, die lassen sich auch noch leichter abpflücken. Du kannst auch aus Schafgarbe eine Tinktur herstellen oder einen Ölauszug (mache ich am liebsten in Olivenöl). Außerdem wird durch Wasserdampfdestillation das ätherische Schafgarbenöl gewonnen, das verblüffenderweise tief dunkelblau ist, so wie Kamillenöl. Das liegt in beiden Fällen daran, dass in den Pflanzen Azulen enthalten ist, eine sehr hautberuhigende und regenerierende Substanz.

Der Schlehdorn (*Prunus spinosa*) ermahnt uns:

Sei als Wächter und Beschützer stets liebevoll und achtsam!

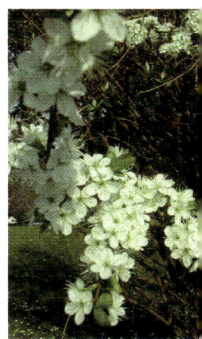

Beim Schlehdorn denke ich wie bei der Zellwand an eine Stadtmauer. Er hat wirklich ziemlich spitze Dornen und die Tendenz, undurchdringliche Dickichte zu bilden. Die blauen Beeren stärken das Immunsystem, fördern die Blutbildung, deshalb sind sie gut bei allen Formen von Erschöpfung. Die weißen Blüten fördern sehr sachte die Verdauung, das heißt, sie sorgen dafür, dass der Stoffwechsel-Müll hinausbefördert wird. Der Saft oder das Gelee aus den Schlehdornbeeren schmecken toll und tun gut, für die Körperpflege von außen verwende ich aber nur eine Tinktur aus den Schlehenblüten.

Die Schwarze Johannisbeere (*Ribes nigrum*) oder Schwarze Ribisel gibt uns den Rat:

Nimm deine Kraft wahr und behalte den Überblick!

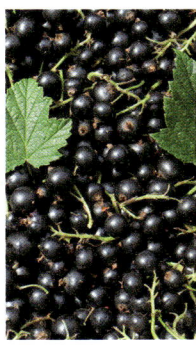

Geschmacklich scheiden sich bei der schwarzen Ribisel die Geister, die einen lieben sie, die anderen können sie nicht einmal riechen. Wahrscheinlich hilft sie uns beim Training. Nämlich darauf zu vertrauen lernen, dass wir spüren können, was uns gut tut und was nicht. Das ist eigentlich genau die Aufgabe des Immunsystems. Die Blattknospen der schwarzen Johannisbeere enthalten Wirkstoffe, die eine ähnliche Aufgabe haben, wie unsere körpereigenen Cortisole, sie unterstützen also ganz direkt das Immunsystem in seiner Funktion. Die Beeren liefern das Werkzeug für die Umsetzung dazu: Vitamin C und Bioflavonoide.

Die Sonnenblume (*Helianthus annuum*) mahnt:

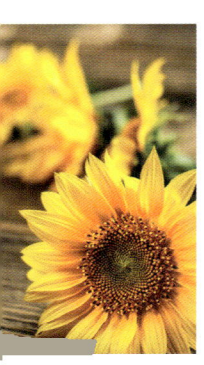

Achte das Erbe deiner Väter, auch jede Veränderung, die du bewirkst, geschieht auf dieser Basis!

So eine ausgewachsene Sonnenblume ist eine mächtige Erscheinung. Wenn ich unter ihr stehe, komme ich mir ganz klein vor. Aber nicht bedroht, eher wie ein kleines Mädchen an der Hand des Vaters. Er lächelt mich an und sagt: „Ich begleite dich nur ein Stück des Weges in dein eigenständiges Leben, wenn du selbst eine reife Sonnenblume bist, sollst du deine eigenen Samen um dich herum aussäen, damit sie wachsen können." Aus den gelben Blütenblättern der Sonnenblume kann man eine feine Tinktur machen, und das Öl aus den Kernen ist natürlich eine wichtige Basis verschiedener Ölauszüge für Gesichts- und Körpercremes.

Der purpurrote Sonnenhut (*Echinacea purpurea*) lächelt:

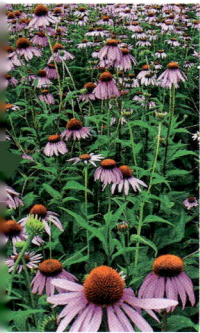

Wahre deine Grenzen mit Herzensgüte!

Auch der Sonnenhut, wahrscheinlich schon bekannter unter dem Namen Echinacea, hat etwas mit dem Immunsystem zu tun. Wenn du schon ein bisschen Übung darin hast, die Zeichen der Lebensäußerungen von Pflanzen zu verstehen, muss dir das eigentlich niemand mehr erklären. Wie kleine rotbraune Igel strecken die abgeblühten Blütenköpfe ihre spitzen und harten Stacheln um sich, als wollten sie sagen: „Du kannst schon herkommen, aber bis hierher und nicht weiter." Der purpurrote Sonnenhut bringt das unspezifische Immunsystem dazu, sich gut auf mögliche Bedrohungsszenarien vorzubereiten, indem er bestimmte Abwehrstoffe sozusagen provoziert. Nur bedroht er uns ja nicht tatsächlich. Wenn dann aber wirklich was kommt, dann sind die gut trainierten Abteilungen einsatzbereit und topfit.

Das Stiefmütterchen (*Viola tricoloris*) ruft:

Reinige dich von allen Gedanken, mit denen du dich klein machst!

Klein und herzig drückt sich so ein Ackerstiefmütterchen an den Boden, eines allein siehst du oft gar nicht wirklich. Aber in der Gruppe beginnen sie plötzlich zu leuchten. Viele kleine Stiefmütterchen können einen ganz ordentlichen Farbfleck ergeben. Vielleicht hast du das folgende Gefühl schon einmal erlebt: Du fühlst dich müde, ausgelaugt und gleichzeitig voller Müll, wie eine kleine graue Maus. Das Stiefmütterchen hilft dir dabei, alles, was dich grau macht, loszulassen. Damit auch du richtig leuchten kannst.

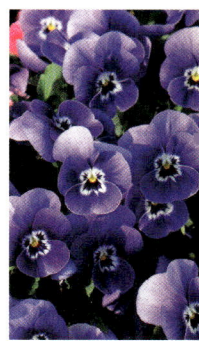

Der Weinstock (*Vitis vinifera*) lehrt uns:

Spüre deine Stärke, deine unbändige Lebenskraft, freu dich dran und lebe, aber lass auch noch anderen neben dir Raum.

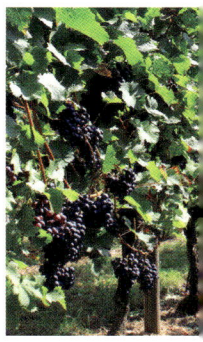

Kennst du so einen alten, riesigen Weinstock, der im Sommer einen ganzen Hof grün überdacht? Er ist dort der Herrscher, der seine Untertanen beschirmt und auch noch mit süßen Trauben versorgt. Wenn die Sonne heiß ist und sticht, sind alle froh über den Schatten, aber in diesem Schatten kann nichts anderes wirklich wachsen. Der Weinstock lehrt uns, uns mit dem Herrscher/Herrscherin-Thema auseinanderzusetzen. Wenn der Herrscher an seiner Stärke und seinen Fähigkeiten zweifelt oder verzweifelt, kann er/sie leicht zum Tyrannen werden, der/die versucht, die innere Ohnmacht durch äußere Machtdemonstrationen auszugleichen. Oder aber jemand möchte unbedingt verhindern, dass das geschieht und nimmt sich deshalb sehr zurück, das bedeutet aber auch, er/sie benützt die eigene Stärke und die besonderen Talente nicht und ist auch nicht bereit, Verantwortung zu übernehmen. Weil je mehr Stärke, das heißt Macht, desto mehr Verantwortung. Herrscher/Herrscherin im eigenen Reich zu sein, erfordert nicht nur Stärke und Ausdauer, sondern vor allem auch Mut und Weisheit. Auf viele Arten kann uns der Wein dabei begleiten. Der Saft oder Wein aus seinen Trauben enthält sehr viele stärkende Mineralstoffe, das gepresste Öl aus den Traubenkernen ist ein klärendes, straffendes Öl für die Massage und Körperpflege, im roten Weinlaub und in den gemahlenen Traubenkernen gibt es Bioflavonoide – allen voran OPC –, die als starkes Antioxidans die Folgen von Stress im Körper mildern, und zu guter Letzt noch die Blütenessenz, die uns auf der emotionalen Ebene begegnet.

Die Zitronenmelisse (*Melissa officinalis*) lächelt uns zu:

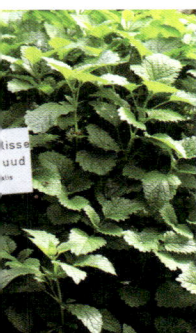

Ja, ja, verströme deinen Duft und deine Liebe aus übervollem Herzen, von Zeit zu Zeit sollst Du aber in dir selber ruhen!

Die Zitronenmelisse ist in jeder Beziehung sehr eifrig. Sie duftet und blüht so, dass auch die Bienen ganz eifrig werden. Es summt nur so um sie herum. Und jeder, der die Melisse im Garten hat, kennt eine andere Spielart ihres Fleißes: Sie sät sich unermüdlich aus. Im ganzen Garten verteilt wachsen irgendwann Melissen. Am besten ist es, sie sozusagen wegzutrinken und auch zu essen. Die jungen Melissenblättchen kannst du auch gut mit anderen Kräutern zum Salat mischen oder duftenden Sirup daraus machen wie aus den Holunderblüten. Besonders häufig ist die Verwendung als beruhigender, entspannender Tee, der sich auch für kleine Kinder schon sehr gut eignet. Fieberblasen sind auch meist eine Folge von Stress und Aufregung. Interessanterweise enthalten Melissenblätter Wirkstoffe, die sozusagen die Herpesviren etwas beruhigen, damit sie sich nicht so wild weiter vermehren. Aus Melissenblättern kannst du Tinkturen und Ölauszüge herstellen. Meine liebste Zubereitungsform für die äußere Anwendung ist allerdings das Hydrolat, das bei der Wasserdampfdestillation entsteht. Es duftet wunderbar leicht und ich empfinde es als sehr entspannend. Das reine ätherische Öl aus der Melisse lässt sich ganz schwer herstellen, irgendwie gibt sie es nicht so gerne her. Der Ertrag der Destillation ist deshalb sehr gering und der Preis sehr hoch. Da verwende ich doch lieber das Hydrolat, das sie uns so freigiebig schenkt!

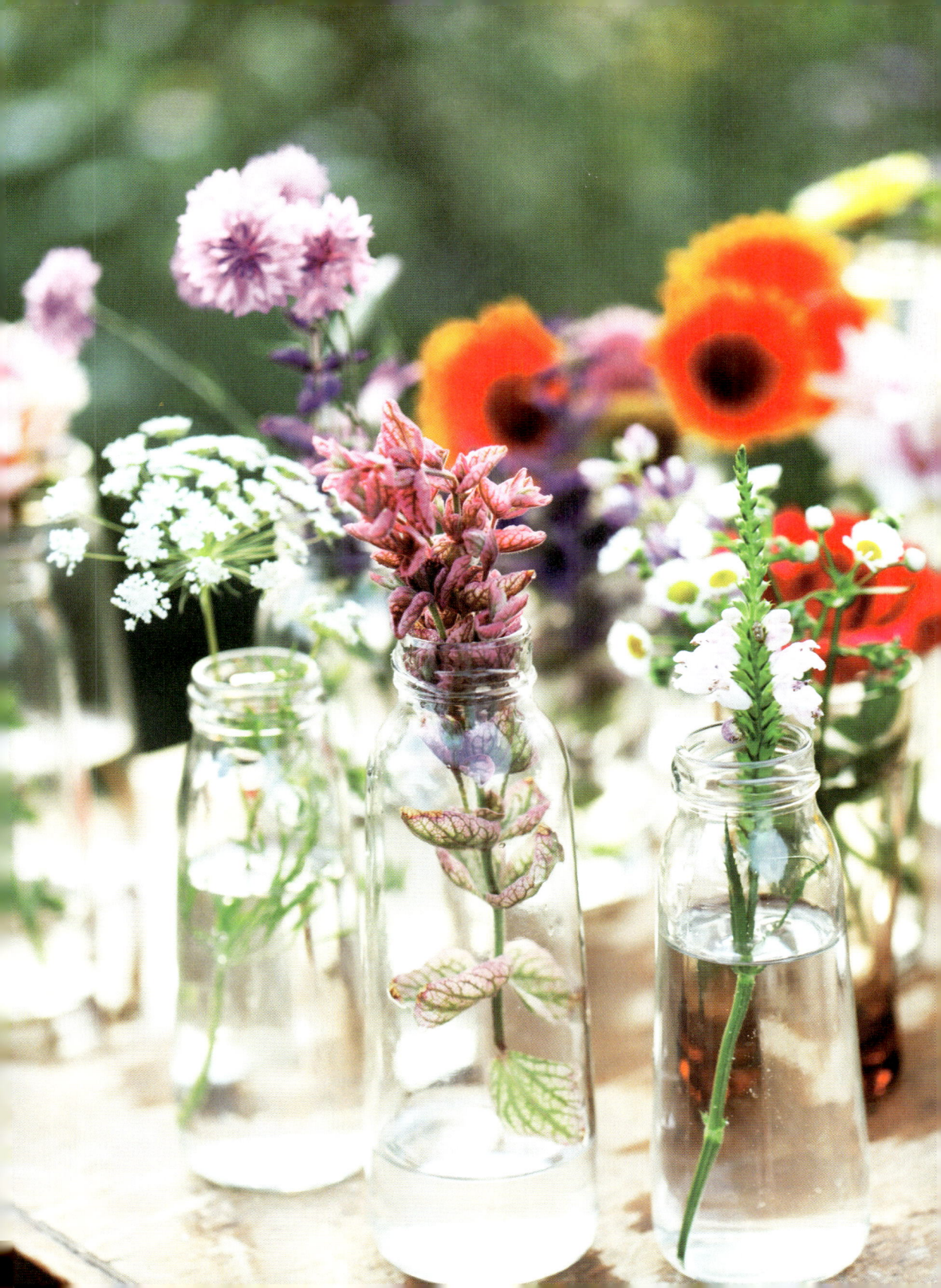

Es gibt natürlich erstklassige Beschreibungen über den chemischen Aufbau und die Fettsäurenzusammensetzung der folgenden Öle. Aber grundsätzlich möchte ich auch in diesem Teil in erster Linie beschreiben, welches Gefühl sie jeweils in mir erzeugen. Fast alle dieser Öle sind Samenöle, sie sind im Samenkorn die wichtigsten Energieträger für das zukünftige Pflanzenbaby. Von der Mutterpflanze aufgenommenes, konzentriertes, flüssiges Sonnenlicht!

Alle fetten Öle bestehen aus Grundbausteinen, die so ähnlich ausschauen wie eine Gabel mit drei Zinken, nur ohne Griff. Man könnte auch sagen, ein Blockbuchstaben-E. Die Zinken bestehen aus unterschiedlich langen Fettsäure-Molekülen, der Verbindungsteil ist ein Glycerin-Molekül. Darum nennt man solche Fette auch Triglyceride.

Je länger die angehängten Fettsäure-Moleküle sind, desto flüssiger ist das Öl bei Zimmertemperatur. Wenn also ein Pflanzenöl oder -fett bei durchschnittlichen Zimmertemperaturen fest ist, weißt du gleich, dass kurzkettigere Fettsäuren am Glycerin hängen. Und je kürzer die Kette, desto kleiner die Möglichkeit für sogenannte Doppel-Bindungen. Das erzähl ich dir deshalb, weil du dich zwar nicht mehr unbedingt daran erinnern musst, was eine Doppelbindung ist, aber ganz bestimmt die Begriffe gesättigte oder ungesättigte Fettsäuren kennst, bzw. einfach ungesättigte oder mehrfach ungesättigte. Diese Bezeichnung bezieht sich nämlich auf die Anzahl der Doppelbindungen. Die Zusatznamen „Omega 3", „Omega 6", „Omega 9" oder Gamma-Linolen beschreiben die Lage der Doppelbindungen im Molekül. Wir brauchen für unseren Stoffwechsel, besonders für den Aufbau der Zellwände und die Hormonherstellung, vor allem ungesättigte Fettsäuren in besonderen Mischungsverhältnissen. Und die bekommen wir in sehr hochwertiger Form aus verschiedenen kaltgepressten, nicht desodorierten, vor allem nicht raffinierten Pflanzenölen. Wenn du weißt und bedenkst, dass Unkrautvernichtungsmittel (Herbizide), Insektenvernichtungsmittel (Insektizide), Pilzvernichtungsmittel (Fungizide) und Antibiotika gut öllöslich sind, dann ist eigentlich logisch, dass du sowohl zum Essen als auch für deine Körperpflege nur Öle verwenden solltest, die nicht mit solchen Mitteln behandelt wurden. Das hat wiederum den großen Vorteil, dass immer mehr Landwirte beginnen, biologisch zu produzieren, weil sie sonst ihre Öle vielleicht bald kaum mehr verkaufen können. Ist es nicht großartig, was du mit den Folgen eines einzigen Gedankens alles bewirken kannst!?

Aprikosenkernöl (*Prunus armeniaca*)

Aprikosenkernöl oder, wie es in Österreich eigentlich heißen müsste, Marillen-kernöl ist die fröhliche, spritzigere Schwester vom Mandelöl. Marillen sind orange und die Farbe Orange hat für mich gefühlsmäßig ganz viel mit Lebensfreude, Sinnlichkeit und Fröhlichkeit zu tun.

Beide Öle, Mandelöl und Aprikosenkernöl, verwende ich übrigens lieber pur, weil ich sie nicht gerne so lange in der Sonne stehen hätte. Ich kann das nicht wissen-schaftlich belegen, da ich mich aber für gewöhnlich auf mein Gefühl verlassen kann, tue ich es in diesem Fall auch. Es gäbe theoretisch noch einen weiteren spannenden Ölbruder dieser beiden, nämlich Pfirsichkernöl. Ich habe dieses Vor-haben ständig im Hinterkopf, vor allem mit der sehr unempfindlichen, urtümli-chen Variante des Weingartenpfirsichs. Ich wünsche mir, dass uns das irgendwann gelingen könnte, solches Öl zu erzeugen. Immerhin leben wir hier ja in einer Wein-gegend, in der der Weingartenpfirsich heimisch ist!

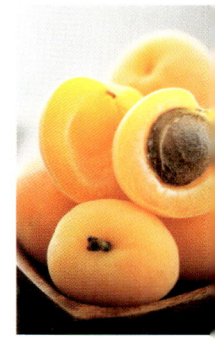

Arganöl (*Argania spinosa*)

Argania spinosa ist stacheliger, hartnäckiger Wüstenverhinderer. Ein toller Baum. So lang die Aranie erhalten und neu gepflanzt und geachtet wird, vermag sie in ihrer Umgebung den Boden und das Klima zu stabilisieren. Und sie liefert den Menschen und den Ziegen in den Wüstenrandgebieten eine wichtige Lebens-grundlage. Es gibt einige gute Projekte von Frauen-Kooperativen, die das Sam-meln und Verarbeiten der Argannüsse wieder belebt haben. Deshalb verwende ich auch gerne solche Öle, obwohl du zurecht sagen könntest, dass ein Öl aus Afrika oder von sonst wo weit her nicht mit uns zusammenpasst und außerdem so weit transportiert werden muss. Aber erstens unterstützen wir damit gute Pro-jekte, die den Menschen und der Erde guttun und außerdem glaube ich durchaus, dass auch bei uns die Wüste auf dem Vormarsch ist. Na ja, nicht die Wüste aus Sand, mehr eine Wüste aus Beton und Asphalt und Lieblosigkeit.

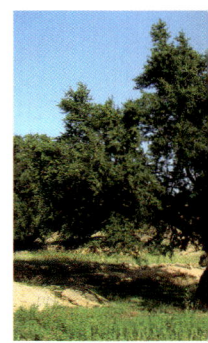

Avocadoöl (*Persea gratissima*)

Das grünliche Avocadoöl ist ein sehr nährendes Öl. Wie alle Öle, die nicht aus Sa-men gepresst werden, sondern aus dem Fruchtfleisch einer Pflanze stammen, hat es nicht so viele hochungesättigte Fettsäuren und ist dafür aber auch weniger oxidationsgefährdet. Zerdrückte Avocado könntest du fast wie Butter aufs Brot streichen. Für mich hat es so etwas Molliges, Weiches, Anschmiegsames an sich, eine wohlige Vorstellung, mich damit einzucremen.

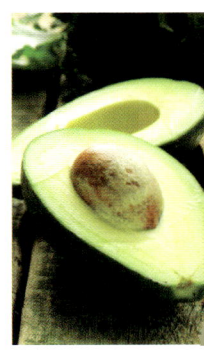

Granatapfelsamenöl (*Punica granatum*)

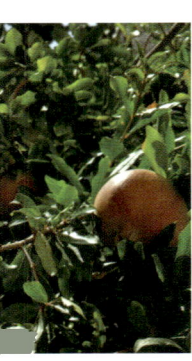

Das ist ein Öl für Königinnen, ich meine Frauen, die ihre Hoheit und Stärke als Frau schon wieder dabei sind zu leben. Der Granatapfel enthält sehr viele Antioxidantien, durch die sehr hochwertigen und empfindlichen Fettsäuren im Samenöl wird daraus ein regenerierendes Powerpaket, sehr kostbar!

Gurkensamenöl (*Cucumis sativa*)

Mein Gefühl zum Gurkensamenöl: erfrischend, belebend, grün und feucht, so wie eine frische Gurke im Sommer. Gurkensamen enthalten jede Menge hochwertige Fettsäuren (z.B. sehr viel Linolsäure) aber auch viele Mineralstoffe, die der Feuchtigkeitsregulation im Bindegewebe dienen.
Also ab dem nächsten Gurkensalat immer auch die Kerne essen, sie schmecken übrigens sehr gut, wenn man sie zerbeisst!

Hagebuttenkernöl/Wildrosenöl (*Rosa moschata*)

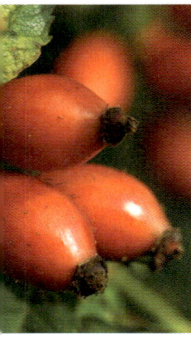

Auch Hagebuttenkernöl fällt in die oben genannte Kategorie: sehr regenerierend (in dem Fall durch Vorstufen der Vitamin-A-Säure), sehr fein für Frauen (aber natürlich nicht nur!), empfindlich und kostbar. Eigentlich ist es ja ganz logisch: Je hochwertiger die Fettsäure-Kombinationen in einem Öl sind, desto höher ist auch der natürliche Anteil an Antioxidantien wie Vitamin E, Carotinoiden und anderen Bioflavonoiden. Die Pflanze baut sich ja die Schutzsysteme gleich dazu. Darum ist es so klug, Pflanzen nicht in Einzelteile zu zerlegen, sondern von der innewohnenden natürlichen Weisheit zu profitieren. Das spart viel Mühe, Zeit und Geld und liefert immer das überzeugendere Ergebnis.

Hanföl (*Cannabis sativa*)

Hanfsamen und damit natürlich auch das aus ihnen gepresste Öl haben einen hohen Anteil an sogenannten Omega 3 Fettsäuren, das heißt, sie stellen dem Organismus sehr hochwertiges Baumaterial zur Verfügung, fördern vor allem bei entzündlichen Prozessen die Regeneration. Hanföl verwende ich auch nur als Wirkstofföl, nicht als Auszugsöl. Ich hätte kein gutes Gefühl dabei, es so lange in die Sonne zu stellen, dazu oxidiert es zu schnell. Alle diese hochwertigen Öle sollst du dir auch lieber in kleineren Flaschen besorgen, damit du sie schneller verbrauchen kannst.

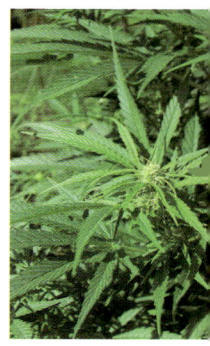

Haselnussöl (*Corylus avellana*)

Ich habe dir schon im Kapitel Pflanzen über das Haselnussöl berichtet, hier erzähle ich dir noch eine lustige Geschichte dazu. Schon bei meinen allerersten Versuchen, ein Sonnenpflegeöl zusammenzustellen, war mir klar, Haselnussöl dabei haben zu wollen. Ich dachte nur nicht daran, wie intensiv es nach Nüssen riecht und wählte den Anteil etwas hoch. Dann suchte ich nach passenden ätherischen Ölen und wählte Zitrone wegen der Frische und Spritzigkeit und Vanille als runde weiche Basis. Das Ergebnis war hinreißend. Ich ölte mich natürlich probeweise damit ein und duftete herrlich wie ein frisch gebackenes Vanillekipferl! Diese Rezeptur änderte ich.

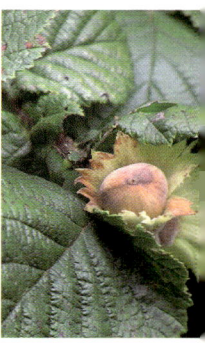

Kakaobutter (*Theobroma cacao*)

Hast du schon einmal frische, biologische Kakaobutter gerochen? Das ist wie pure weiße Schokolade, schmeckt auch so, nur natürlich nicht süß. Kakaobutter in einer Creme bringt Geschmeidigkeit und vielleicht auch eine Portion Sinnlichkeit. Mischungen mit Bienenwachs, Wollwachs und Kakaobutter als verbindende Elemente in einer Emulsionscreme sind sehr angenehm und stabil.

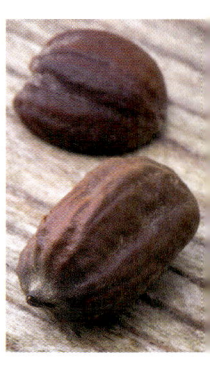

Kameliensamenöl (*Camelia sinensis*)

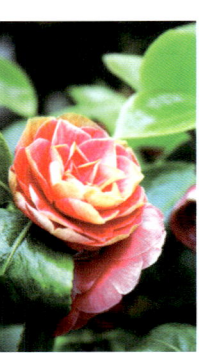

Bei Kamelie fallen mir sofort Japan und zierliche Japanerinnen unter Reispapier-Sonnenschirmen ein. Das Kameliensamenöl ist ein sehr feines Öl und vom Gefühl passt es am besten zu Menschen mit einer angeborenen natürlichen Vornehmheit und Empfindlichkeit. Bei Neigung zu Allergien, wenn die Haut Stress hat mit Sonne und Reizungen durch Stoffe, dann kann dieses Öl besänftigen. Ich habe mich gerade selbst gewundert, dass ich Reispapier geschrieben habe. Die Getreideessenz aus dem Reis hat nämlich auch etwas mit diesem Bedürfnis nach Einhüllen, nach Geborgenheit zu tun!

Kokosöl (*Cocos nucifera*)

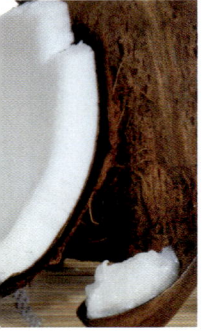

Kokosöl ist Tropen. Gesunde, glänzende, feuchte, braune Haut, die pure Sinnlichkeit. Auch der Duft schickt uns sofort auf eine weite Reise. Kokosöl ist ein kühlendes und beruhigendes Öl, ganz fein auch für die Haare und angenehm für Babys. Wichtig ist beim Kokosöl, darauf zu achten, dass es nicht chemisch gehärtet ist. Am allerschönsten ist natives Öl, bei dem auch der Duft drinnen bleiben durfte. Bei mitteleuropäischen Temperaturen ist Kokosöl halbfest, es braucht aber nur ganz leicht erwärmt werden, dann schmilzt es schon. Und mit anderen Ölen vermischt, bleibt es auch flüssig.

Leinöl (*Linum usitatissimum*)

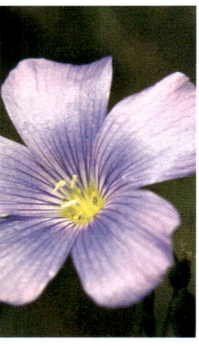

Leinöl ist extrem hochwertig durch seinen hohen Anteil an Omega 3 Fettsäuren und deshalb auch extrem oxidationsgefährdet. Zubereitungen mit Leinöl sind toll, müssen aber rasch verbraucht werden. Durch Mischen mit anderen Ölen, vor allem Weizenkeimöl bzw. ätherischen Ölen kannst du die Stabilität verlängern. In den meisten Fällen ist es klüger, dir dieses Öl von innen zu gönnen und sogar in diesem Fall sollst du darauf achten, auch genügend Antioxidantien wie die Vitamine C, E und den ganzen B-Komplex, Bioflavonoide einschließlich OPC und Mineralstoffe und Spurenelemente zu dir zu nehmen, damit nicht die wertvollen Fettsäuren durch deine freien Radikale sofort oxidiert werden.

Mandelöl (*Prunus amygdalus*)

Die ersten Gefühle bei Mandelöl sind: sanft, einhüllend, wärmend, Baby. Schon allein die Vorstellung, mich mit Mandelöl einzuölen oder zu massieren, erzeugt das Empfinden von weich und zart. Meine allererste Gesichtscreme nach meiner allerersten und einfachsten Rezeptur bestand aus reinem Mandelöl, Wasser, Bienenwachs und Wollwachs. Bei einem Frühlingsfest habe ich die Gäste das erste Mal davon probieren lassen. Bei der anschließenden Gartenführung haben sich alle immer wieder über die Wangen gestreichelt und ganz entzückt immer wieder gesagt: Ah, ist das weich, ist das fein! Mandelöl ist auch wirklich ein ganz ideales Öl für Babys, schwangere Frauen und ganz generell Menschen mit sehr empfindlicher Haut.

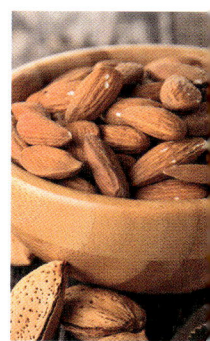

Mohnöl (*Papaver somniferum*)

Genauer gesagt meine ich damit das Mohnsamenöl. Es gibt ja auch das Mazerat aus Klatschmohnblüten in Olivenöl unter demselben Namen. Das ist aber ganz etwas anderes. Mir kommt es so vor, dass es gerade in Österreich und in den angrenzenden slawischen Gebieten eine ganz besondere Tradition und Verbindung mit dem Mohnsamen gibt. Denk an Mohnstrudel, Mohnnudeln, Mohnweckerl oder die slowenische Gibanica. Mohnöl ist für mich warm und rund und einhüllend, ein feines Öl für den Abend und für Hautbereiche, die besonderer Einhüllung bedürfen, zum Beispiel um die Augen herum.

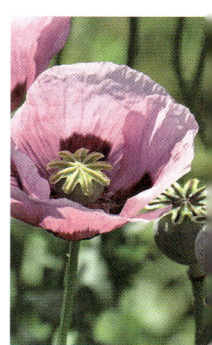

Nachtkerzenöl (*Oenothera biennis*)

Zur Nachtkerze habe ich an anderer Stelle schon allerhand erzählt. Das Öl ihrer winzigen Samenkügelchen – die noch kleiner sind als Mohnsamen – ist wirklich ein besonderes Geschenk an uns. Es enthält ziemlich viel Gamma-Linolensäure, ist aber auch feuchtigkeitsbindend und lindert eine ganze Menge Beschwerden. Von außen bei Allergien und Neurodermitis, ganz allgemein tut es der Haut gut, der besonders empfindlichen wie der gesunden. Von innen hat es ganz bemerkenswerte unterstützende Fähigkeiten beim prämenstruellen Syndrom und bei Wechselbeschwerden. Ich habe schon davon erzählt, dass die hochwertigen Fettsäuren so wichtig sind für die Hormonerzeugung im Organismus, so gesehen ist diese Wirkung gar nicht verwunderlich, nur wunderbar.

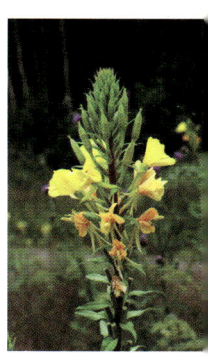

Olivenöl (*Olea europaea*)

Der Gedanke an Olivenöl erzeugt in mir ein Gefühl von stark, ausdauernd, ausgewogen und Sommer. Es ist von seiner Fettsäurezusammensetzung her ein sehr ausgewogenes Öl und sehr bewährt zum Ansetzen von Ölauszügen. Für mich fühlt es sich stimmig an, dass ein Öl, das von einem Baum stammt, der so viel Sonne und Wärme braucht und so viel Trockenheit aushalten kann wie der Olivenbaum, auch als gepresstes Öl gut damit zurechtkommen kann, einige Wochen in der Sommersonne und Hitze zu reifen. Und die Erfahrungen bestätigen das rundherum. Auf der Haut verhält sich Olivenöl ebenfalls ausgewogen, es hat eine mittlere Einzieh-Geschwindigkeit und ist deshalb praktisch für jeden Menschen ein gutes Basisöl.

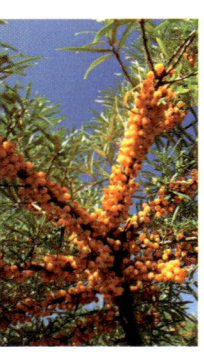

Sanddornöl (*Hippophae rhamnoides*)

Auch über den Sanddorn und sein faszinierendes Öl aus dem Fruchtfleisch habe ich schon bei den Pflanzenporträts berichtet. Sanddornöl ist zwar teuer, aber auch extrem ausgiebig. Durch den hohen Gehalt an Provitamin A (Carotinoiden) und Vitamin E ist es ein richtiges Schönheitsmittel. Mit anderen Ölen oder eben auch als Bestandteil von Cremes wirkt es leicht tönend. Obendrein hat es, vor allem verdünnt, einen angenehm fruchtigen Geruch.

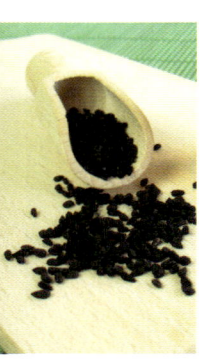

Schwarzkümmelöl (*Nigella sativa*)

Schwarzkümmelöl hat einen sehr hohen Anteil an Linolsäure, es zieht gut in die Haut ein und stimuliert die Immunkraft. Außerdem bleibt auch im gepressten Samenöl ein deutlich merkbarer Anteil an duftenden ätherischen Ölen, die entspannend und krampflösend sind. Deshalb eignet sich dieses Öl sehr gut für entspannende Massageöle, auch zum Beispiel für Bauchweh-Babys und bei Krampfhusten. Schwarzkümmelöl ist aber wieder ein typisches Wirkstoffträgeröl, das man nicht in großen Mengen verwendet, sondern als wirksamen Bestandteil in Mischungen mit anderen Ölen.

Sesamöl (*Sesamum indicum*)

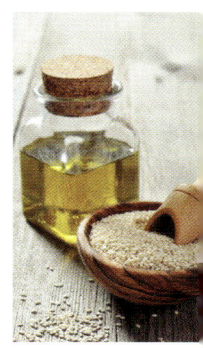

Wenn ich an Sesamöl denke, habe ich augenblicklich zwei Assoziationen: „Sesam öffne Dich" und Urlaub in Griechenland. Letzteres deshalb, weil ich dort das erste Mal diese Sesam-Honig-Riegel gegessen habe, die mir so schmecken und von denen ich mittlerweile weiß, dass sie ziemlich gesund sind, Sesamsamen enthalten nämlich nicht nur sehr hochwertiges Öl, sondern auch recht viel gut verfügbares Calcium. Sesam stammt aus dem Vorderen Orient, er heißt deshalb botanisch auch Sesamum indicum. Er ist für mich so ein typisches Sonnenöl. Kommt aus der Sonne, und hat ganz viel Sonnenwärme in sich (wird deshalb in der Ayurveda-Massage viel verwendet). Wie einige andere Öle auch hat Sesamöl einen Lichtschutzwert von etwa 4. Viele Pflanzen erzeugen ihre eigenen Lichtschutzsubstanzen, was ja eigentlich völlig logisch ist. Interessanterweise ist aber in der Natur Faktor 4 prinzipiell das Höchste, was man bis jetzt gefunden hat. Wahrscheinlich wäre es klug, uns danach zu richten. Andererseits enthalten native Pflanzenöle eine Fülle von wertvollen Stoffen, nicht nur lichtschützende Substanzen. Diese verbessern indirekt die Fähigkeit der Haut, mit der Sonne gut umgehen zu können. Deshalb verwende ich Sesamöl gerne als wichtigen Bestandteil eines Sonnenpflegeöls und für verschiedene wärmende Massageöle.

Sheabutter (*Butyrospermum parkii*)

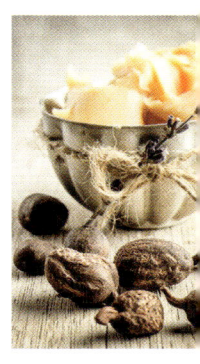

Sheabutter ist auch bekannt unter dem Namen Karite-Butter und stammt aus Afrika, wo sie im Alltag eine große Rolle spielt. Sowohl als Nahrungsmittel als auch für die Körperpflege, zum Beispiel werden Neugeborene damit massiert, ebenso stellt man aber auch Kerzen daraus her. Diese Fruchtfette spielen vor allem in Afrika eine ähnliche Rolle wie bei uns Schweineschmalz und Rindertalg. Das macht auch Sinn. Wir sollen ja durchaus die Rohstoffe verwenden, die in unserem Umfeld vorhanden sind. Viele Menschen in Europa mögen aber kein Körperfett von einem getöteten Tier verwenden. Deshalb haben in den letzten Jahrzehnten diese Pflanzenfette zunehmend an Bedeutung gewonnen.

Sonnenblumenöl (*Helianthus annuum*)

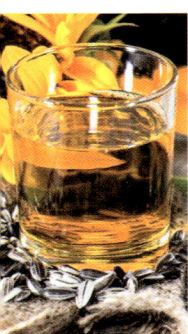

Sonnenblumenöl fühlt sich für mich ganz anders an. Bodenständig, vielleicht sogar ein bisschen erdig und streng und auch ein wenig fremd. Es ist ein heilsames Öl für die Haut durch seinen sehr hohen Anteil an Linolsäure. Die Sonnenblume wird zwar jetzt viel in Europa angebaut und wächst da auch sehr gut, aber eigentlich kommt sie aus Amerika, wie so viele Pflanzen, mit denen wir Europäer mittlerweile ganz vertraut sind. Vielleicht muss ich auch noch extra erwähnen, dass ich selbstverständlich von den nativen, also ursprünglichen, unveränderten Ölen spreche. Ein bearbeitetes Öl, dem sein Eigengeruch entfernt wurde, begegnet uns natürlich nicht mehr in seiner Unverwechselbarkeit. Es ist zwar etwas ungewohnt, sich mit solchen nicht desodorierten Ölen zu pflegen, der Effekt auf der Haut, in deinen Zellen und für dein gesamtes Wohlbefinden ist aber unvergleichlich. Sonnenblumenöl ist ein recht empfindliches und rasch trocknendes Öl. In Emulsionen mit wässrigen Bestandteilen verwende ich es lieber in Mischungen mit anderen Ölen als ganz alleine.

Traubenkernöl (*Vitis vinifera*)

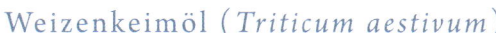

Einige Öle in diesem Abschnitt werden aus Pflanzen hergestellt, die ich dir schon vorgestellt habe. Die Qualitäten dieser Pflanzen haben natürlich auch mit den Ölen etwas zu tun. Traubenkernöl ist ein frisches, irgendwie spritziges Öl. Es ist gut ausgleichend und hat besonders im anglo-amerikanischen Raum eine Tradition als Massageöl.

Weizenkeimöl (*Triticum aestivum*)

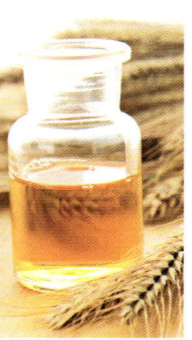

Beim Weizenkeimöl bin ich selbst ziemlich hin und her gerissen. Es ist ein tolles und wichtiges Öl. Sein hoher Anteil an Vitamin E tut der Haut extrem gut und stabilisiert zusätzlich in Mischungen auch die anderen Öle, es ist ein echter Oxidationsschutz. Aber an und für sich widerspricht es meiner Überzeugung und dem allgemeinen Wissen, dass wir uns vom ganzen Getreidekorn ernähren sollen. Weizenkeime und Weizenkeimöl bekomme ich nur, wenn ich Mehlkörper und Keimling voneinander trenne. Das heißt, um Weizenkeimöl zu bekommen, wird zwangsläufig minderwertiges Mehl erzeugt. Wenn ich wüsste, dass dieses Mehl als Stärkequelle für die Industrie verwendet wird und nicht zum Essen, wäre mir wohler. Die Lösung, die ich für mich gefunden habe, schaut so aus: Ich bin dankbar für dieses wunderbare Öl, verwende es aber gezielt und sparsam.

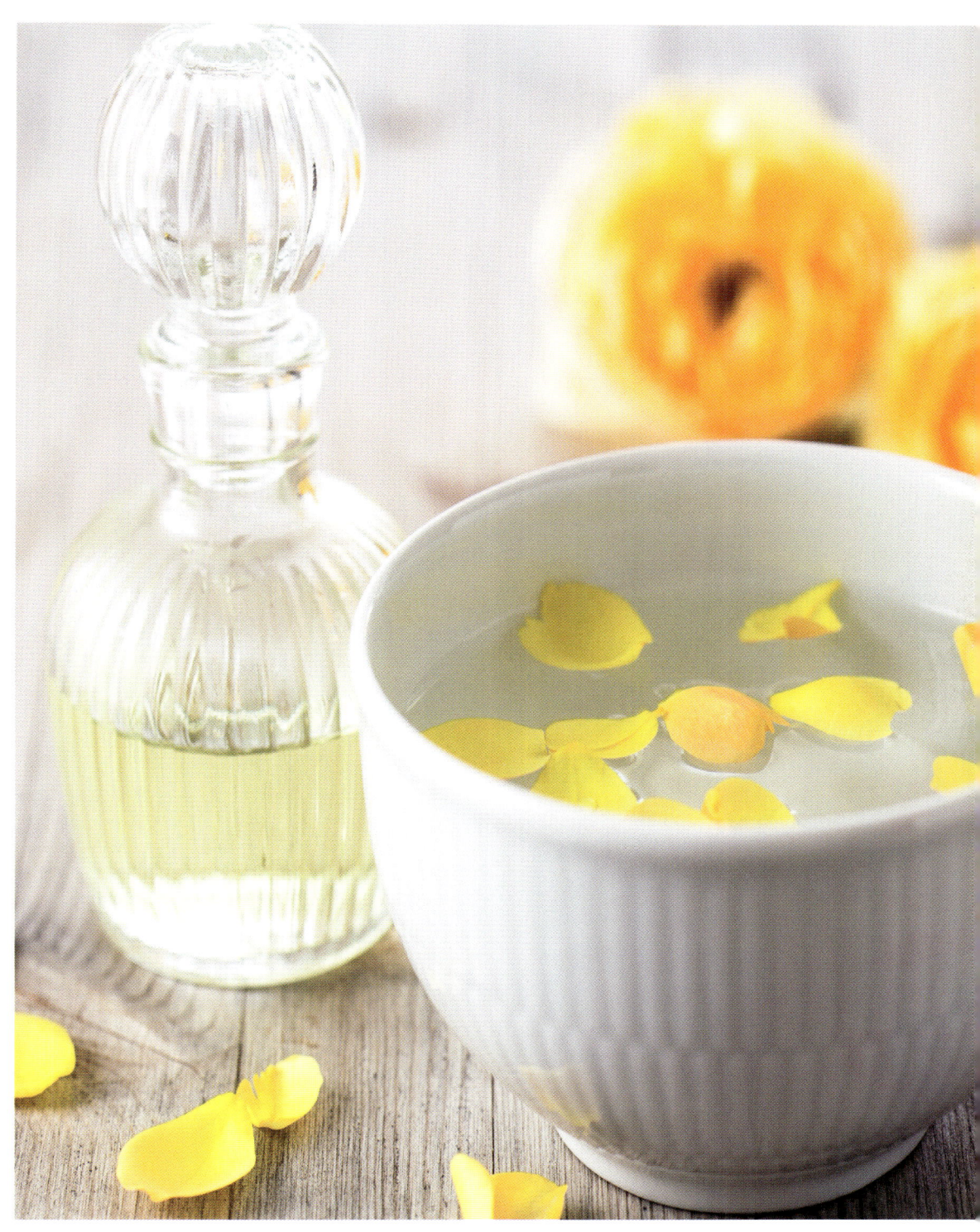

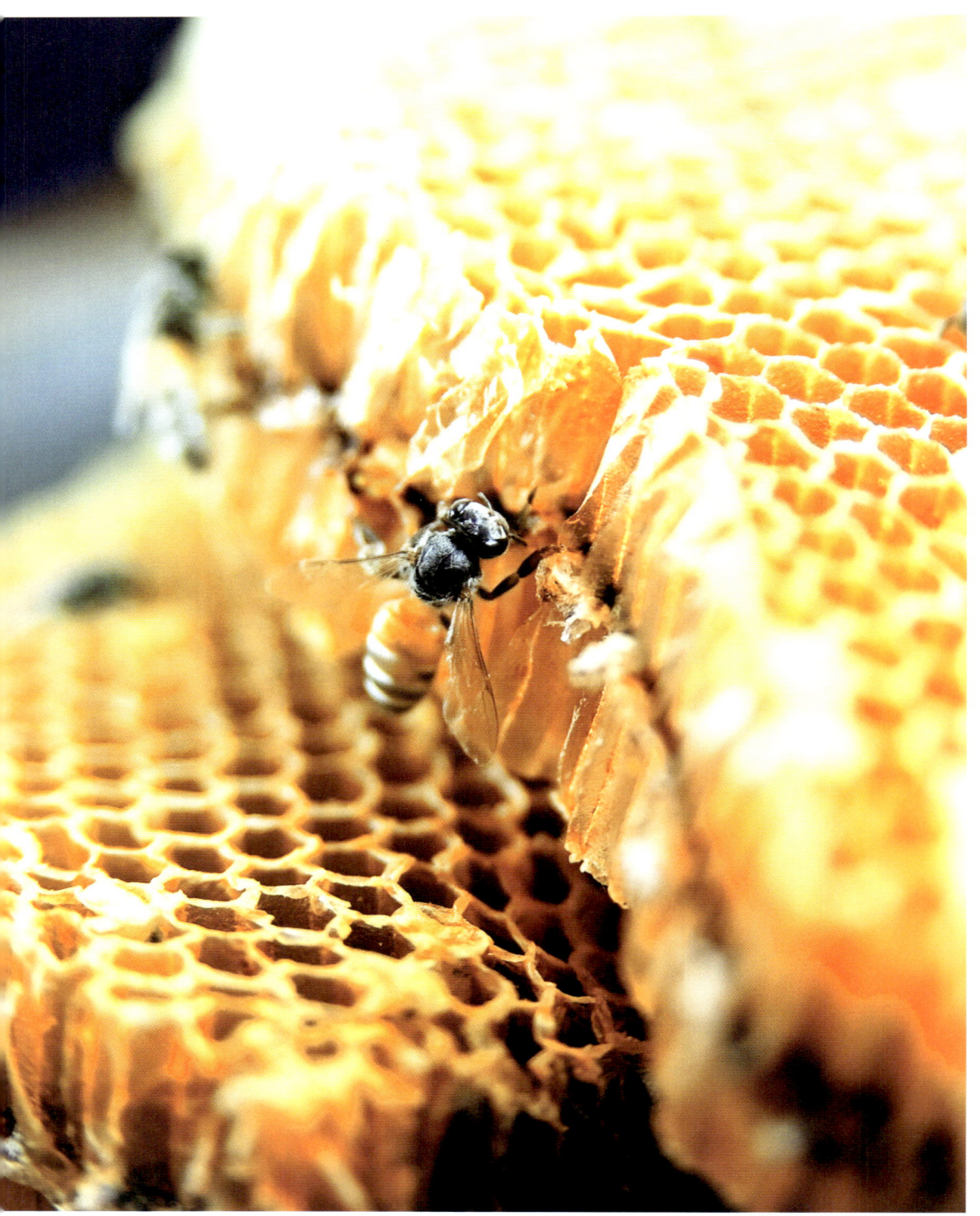

WACHSE

Bienenwachs

Bienenwachs erzeugt in mir viele Assoziationen. Es duftet herrlich nach Honig, es hat eine Farbe wie Gold und irgendwie etwas Warmes in sich. Dann denke ich natürlich an die Bienen, ich mag das so gerne, wenn ein blühender Baum oder Strauch summt wie ein Bienenschwarm. Auch der kostbare Honig fällt mir ein und mir läuft schon das Wasser im Mund zusammen. Die Bienen sammeln für ihre Lebensgemeinschaften nicht nur Nektar und Blütenpollen, sondern auch andere pflanzliche Rohstoffe, als Baumaterial und als „Immunsystem" für den Organismus Bienenstaat. Für den Schutz erzeugen sie Propolis aus verschiedenen Baumharzen und anderen Substanzen. Und als Baumaterial, wie du weißt, verwenden sie Wachs. Bienenwachs ist eigentlich zusammengesammeltes Pflanzenwachs. Deshalb hat es auch nicht immer dieselbe Farbe. Obst und Gemüsefrüchte umhüllen sich mit einer schützenden Wachsschicht, um länger haltbar zu sein. Bei Äpfeln oder auch bei Kürbissen hast du bestimmt schon gesehen, wie die Wassertropfen nach einem Regen abperlen. Manche Blätter haben auch einen besonders deutlichen Wachsüberzug. Die Bienen bauen aus diesen Rohstoffen ihre Waben wie unsereins Häuser aus Lehmziegeln oder Holz. Für die Herstellung von Cremes ist Bienenwachs fast ein unverzichtbarer Bestandteil. Es verändert die Konsistenz, macht also etwas Flüssiges fester, wenn es im geschmolzenen Zustand damit gut vermischt wird und in dieser Mischung auskühlt. Es ist aber kein Emulgator, das heißt, es kann wässrige und ölige Anteile nicht dazu bringen, sich miteinender zu verbinden. Um es verarbeiten zu können, muss Bienenwachs, wie schon erwähnt, geschmolzen werden. Bei wertvollen und empfindlichen Naturstoffen sollte man immer darauf achten, dass sie nicht zu stark erhitzt werden. Deshalb stellst du Bienenwachs zum Schmelzen nicht einfach auf eine Herdstelle, sondern besser in ein Wasserbad. Das ist keine komplizierte Einrichtung, sondern einfach ein flacher Topf, der etwas größer ist als das Gefäß mit dem Wachs, in dem du Wasser zum Kochen bringst. Das kleinere Gefäß mit dem Wachs stellst du in den Wassertopf so hinein, dass er nicht am Boden ansteht. Auf diese Weise wird das Wachs nie zu stark erhitzt.

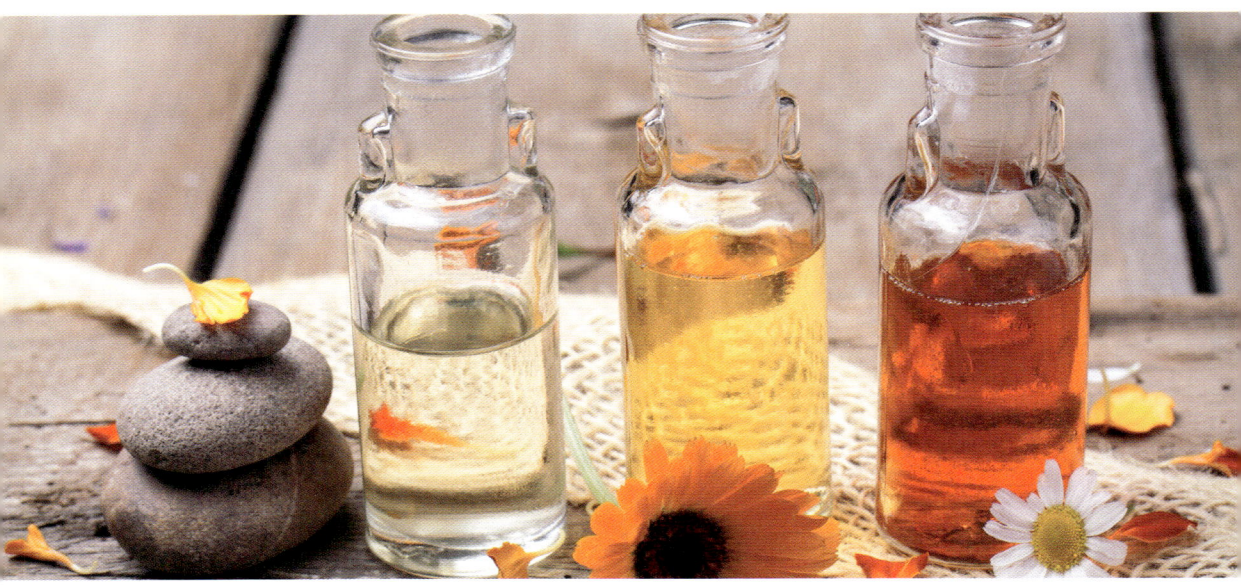

Jojobaöl

Vielleicht wunderst du dich jetzt, warum unter der Überschrift „Wachse" ein Öl angeführt ist, vielleicht weißt du aber auch längst, dass Jojobaöl aussieht wie ein Öl, aber chemisch betrachtet ein flüssiges Wachs ist. An seinen Eigenschaften merkt man allerdings, dass es sich irgendwie unterscheiden muss. Es wird nämlich vor allem nicht ranzig, das heißt, dass es nicht oxidiert. Deshalb ist es auch sehr lange haltbar. Für die Anwendung in der Köperpflege ist noch etwas anderes sehr angenehm: Jojobaöl hat von Natur aus praktisch keinen Eigengeruch. Alle anderen Öle ohne Geruch sind behandelt, das heißt, die typischen Geruchsstoffe wurden entfernt, um nicht zu stören. Meistens sind es aber die besonders wertvollen Bestandteile in einem nativen, ursprünglichen, unbehandelten Öl, die für den Geruch verantwortlich sind. Ist der Geruch weg, sind also auch wertbestimmende Substanzen weg. Da gewöhne ich persönlich mich lieber wieder an den typischen, unverwechselbaren Duft eines Öls. Außerdem geht es gar nicht nur um störende Gerüche, sondern auch um Geschäftsinteressen. Desodorierte und vor allem raffinierte Öle sind natürlich viel länger haltbar und sie sind farblos und klar, was für viele Anwendungen erwünscht ist. Klug ist es nicht unbedingt.
Abgesehen vom Geruch verhält sich Jojobaöl auch in der Kosmetik anders als ein Öl, es macht Rezepturen stabiler, manche funktionieren überhaupt nur durch die Mitwirkung dieses feinen Wachses. Jojobaöl gewinnt man aus einer Wüstenpflanze. Das heißt, es unterstützt die Haut in ihrem Feuchtigkeitshaushalt und es eignet sich ganz gut für Ölauszüge. Das sind dann natürlich sehr kostbare Schätze, Jojobaöl ist ein kostbares Öl.

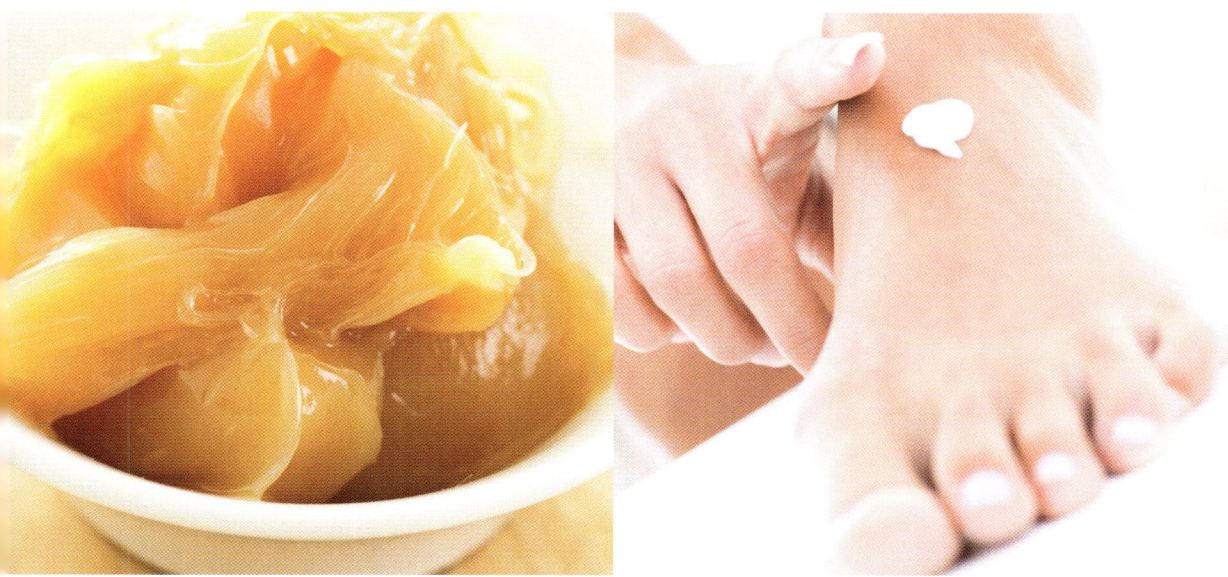

Wollwachs

Das dritte Wachs im Bunde derer, die ich verwende, weil sie uns in ganz natürlicher Form zur Verfügung stehen, ist das Wollwachs. Ich mag Schafe, ich mag vor allem ihre Wolle, und deshalb mag ich auch die salbige Mischung, die sie erzeugen, um die Wolle bzw. ihren Körper vor durchdringender Nässe zu schützen. Wollwachs wird auch als Wollfett bezeichnet, es ist nämlich eine Mischung aus den verschiedensten Fetten, Wachsen und dem Wollwachsalkohol. Diese Mischung ist ein ganz natürlicher Emulgator. Und weil wir Menschen biologisch betrachtet ja auch Tiere sind, ähnelt sie unserer eigenen Hautschutzcreme sehr stark. Es passt also gut mit uns zusammen. Wollwachs ist dir bestimmt bekannter unter dem Namen Lanolin. Lanolin ist aber schon eine Zubereitung aus Wollwachs, Wasser und Öl, deshalb ist es auch nicht mehr so honigfarben durchscheinend, sondern hellgelb und salbig. Ich verwende Wollwachs in Cremes in sehr geringen Mengen, man braucht nämlich gar nicht viel, um die erwünschte Wirkung zu erzielen. Deshalb sind diese Cremes auch nicht klebrig und zäh, aber trotzdem bekommen wir stabile Emulsionen. Ich weiß, dass manche Menschen überempfindlich auf Lanolin reagieren, vielleicht ist es aber gar nicht das reine Wollwachs, das diese Reaktion auslöst, sondern die technisch hergestellte Lanolinzubereitung. Ich habe jedenfalls in den vielen Jahren, seit ich diese Rezepturen schon erprobe, noch niemanden getroffen, der darauf wirklich allergisch reagiert hätte. Ich bin vielmehr den Schafen von Herzen dankbar für ihre wertvolle Vorarbeit.

ÄTHERISCHE ÖLE UND HYDROLATE

Allgemeines zu den ätherischen Ölen

Ätherische Öle oder Aromaöle oder Duftöle sind die duftenden, flüchtigen Inhaltsstoffe vieler Pflanzen. Sie dienen ihnen zu verschiedenen Zwecken. Einerseits werden damit Duft-Botschaften an die jeweils passenden Bestäuber-Insekten ausgeschickt, um ihnen mitzuteilen, wann sie vorbeikommen sollen. Andererseits können Pflanzen damit verhindern, von hungrigen Pflanzenfressern vollständig verspeist zu werden. Kleine Mengen der Aromaöle schaden nicht, ganz im Gegenteil, die Tiere wissen sogar ganz genau, bei welchen Problemen sie welche Pflanzen als Arznei fressen müssen. Aber zu viel würde ihnen nicht guttun, außerdem wollen sie sich ihre Pflanzenapotheke erhalten. Von beiden Seiten eine ziemlich schlaue Methode, finde ich.

Nun, auf uns haben die Aromaöle natürlich ähnliche Wirkungen. Wenn wir Kräuter als Gewürze nutzen, kommen wir der ursprünglichsten Nutzungsform sicherlich am nächsten. Das Herauslösen und Konzentrieren der reinen Duftöle ist schon eine sehr verfeinerte Form. Meistens geschieht das mit Hilfe der sogenannten Wasserdampfdestillation. So eine Destille schaut ähnlich aus wie ein Gerät zum Schnapsbrennen, nur hat es in dem erhitzten Kolben unten Wasser, und auf ein Sieb im Dampfraum darüber werden die Pflanzen aufgelegt. Durch den heißen Dampf werden die Duftstoffe aus den Pflanzen mitgenommen und wenn der Dampf wieder abkühlt und kondensiert, sammelt sich das reine ätherische Öl fast immer auf der Wasseroberfläche, ganz selten – wenn das Öl schwerer als Wasser ist – auch unterhalb (z. B. Zimtrindenöl).
Bei ganz wenigen Pflanzen löst man das ätherische Öl anders aus den Pflanzenteilen. Am häufigsten ist das bei allen Zitrusfrüchten der Fall, dafür werden die stark ölhaltigen Schalen ausgepresst (darum riecht und spritzt es so, wenn du eine Orange oder Mandarine schälst). Es liegt mir sehr am Herzen, dass du das weißt. Dann ist es nämlich sehr einleuchtend, warum du für deine kostbare eigene Naturkosmetik wirklich nur ganz hochwertige, biologische Öle verwenden sollst. Bei den Zitrusfrüchten sind nicht nur die ätherischen Öle, sondern auch die Spritzmittel alle in der Schale, wenn sie nicht aus biologischem Anbau stammen. Und wenn du dich dann eincremst oder im warmen Badewasser liegst, dann gelangen durch die offenen Poren deiner warmen Haut diese Stoffe in deinen Körper. Das wäre einfach sehr schade. Ätherische Öle sind sehr konzentrierte Mischungen von teilweise mehr als hundert verschiedenen duftenden Bestandteilen. Man braucht auch sehr große Pflanzenmengen, um nennenswerte Mengen davon zu erzeugen. Bei recht vielen Pflanzen, wie etwa beim Lavendel oder Rosmarin oder den diversen Nadelhölzern, benötigt man für einen Liter ätherisches Öl etwa 500 bis 700 kg frisch geerntetes Pflanzenmaterial. Für einen Liter reines Rosenöl sind es etwa 4000 kg. Deshalb sollst du diese Kostbarkeiten auch sehr sparsam und mit viel Achtung verwenden.

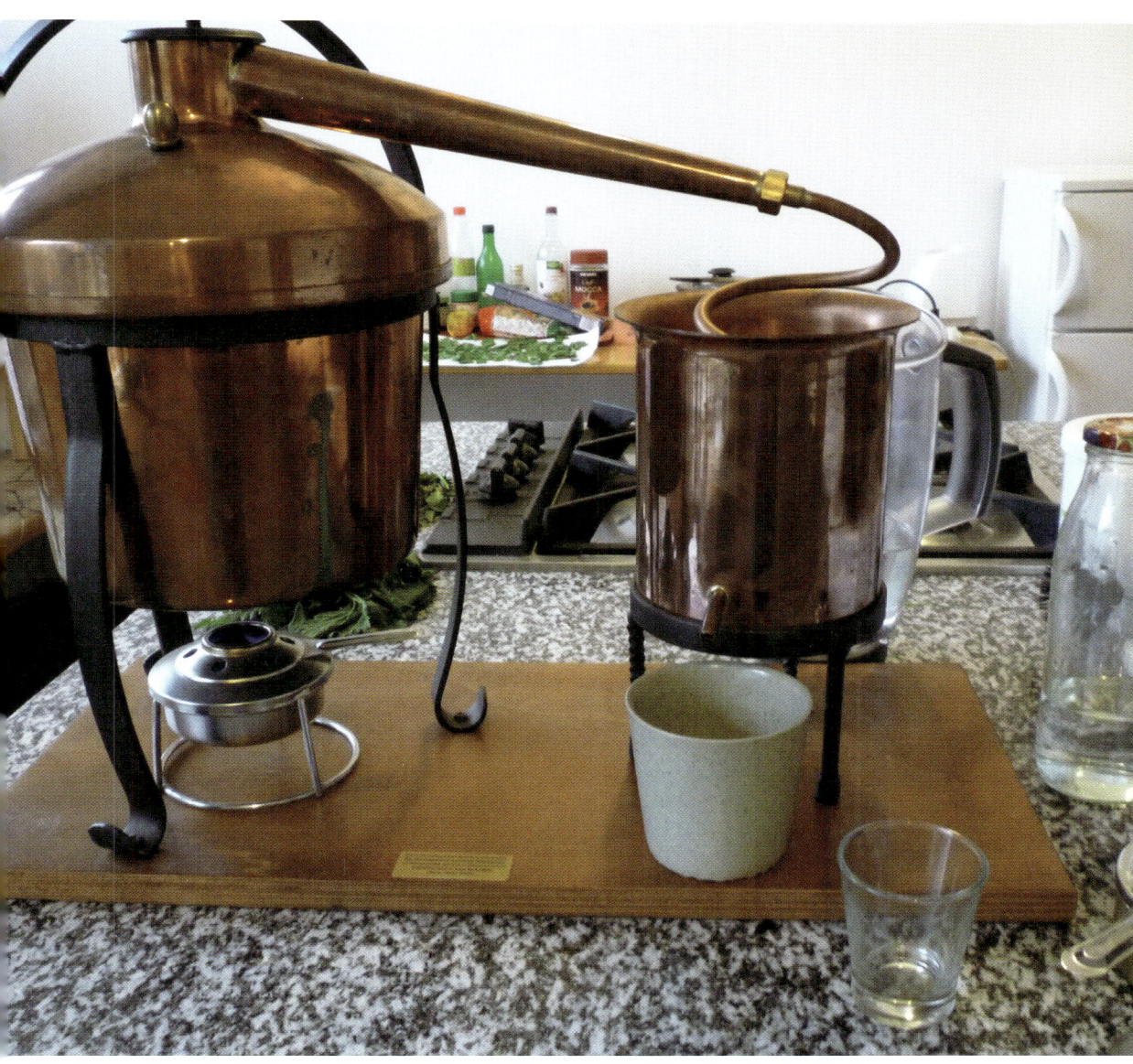

Das Wasser, das bei der Wasserdampfdestillation nach dem Erhitzen und Verdampfen wieder abkühlt, behält sich ein bisschen von seiner duftenden Ladung. Die besser wasserlöslichen Anteile der Aromastoffe bleiben im Wasser gelöst. Solche duftenden Wässer nennt man Hydrolate. Oder sie werden als Blütenwasser bezeichnet nach der jeweils destillierten Pflanze.

Am besten eignen sich die folgenden Hydrolate für die Anwendung in der Naturkosmetik:

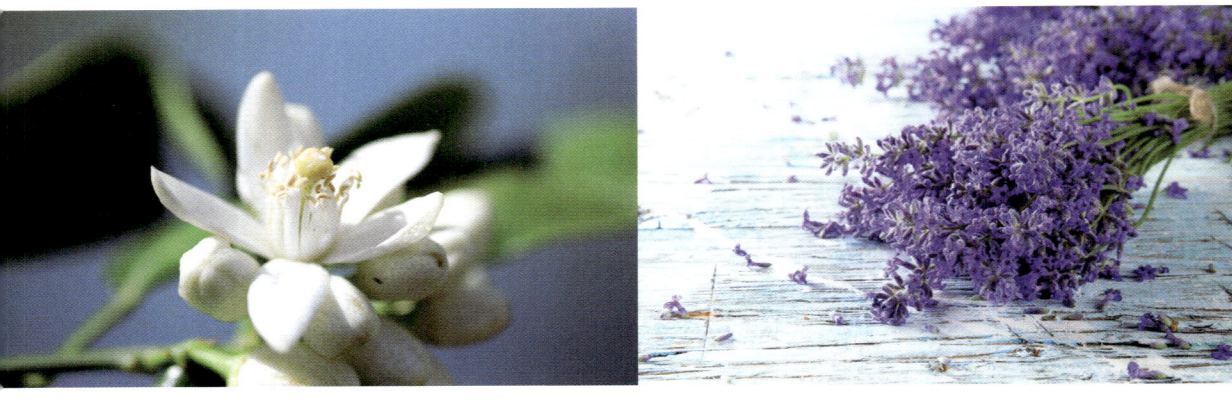

Immortellenwasser (*Helichrysum italicum*)

Das Hydrolat aus dem blühenden Kraut duftet warm und gewürzhaft, sanfter als das ätherische Öl aus dem Currykraut (anderer Name für Immortelle). Es ist tief regenerierend für müde Haut, hilft bewährter Weise auch bei blauen Flecken.

Kornblumenwasser

Kornblumenwasser kannst du für Augenkompressen, Gesichtswässer und als Zutat für Augen- und Gesichtscremes ganz prima verwenden.

Lavendelwasser

Lavendelwasser ist eine herrlich entspannende Erfrischung an heißen Sommertagen. Darüber hinaus wirkt es sehr beruhigend bei Verbrennungen, auch bei Sonnenbrand. Und du kannst dir daraus, vor allem gemischt mit Teebaumwasser und passenden ätherischen Ölen, eine Mischung herstellen, die Läuse und anderes Ungeziefer abschreckt.

Melissenwasser

Du könntest für die rasche (!) Verwendung die Herstellung selbst probieren, nämlich mit einer Edelstahl-Espressomaschine. Statt Kaffeepulver füllst Du in das Sieb über dem Wasserbehälter kleingeschnittene frische oder getrocknete Melissenblätter, du bekommst sozusagen Tee-Espresso.
Ich würde diese Espressomaschine nicht mehr für Kaffee verwenden.

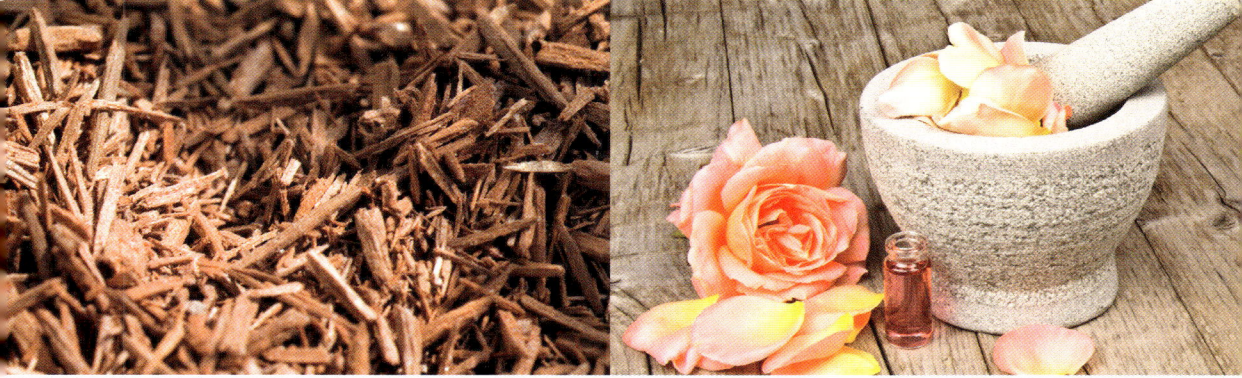

Orangenblütenwasser

Orangenblütenwasser duftet unglaublich stark und süß. Das ätherische Orangen-blütenöl, auch Neroliöl genannt, ist so etwas wie die Notfallsmischung unter den ätherischen Ölen. Es beruhigt und stabilisiert in Schocksituationen.

Links: Sandel-holzraspelrechts Rosenblüten

Rosengeranienwasser

Rosengeranien-Hydrolat ist ein feines Gesichtswasser oder ein möglicher Be-standteil davon. Es ist erfrischend und regenerierend. Grundsätzlich finde ich es äußerst angenehm, Gesichtswasser zum Erfrischen in eine Sprühflasche zu füllen.

Rosenwasser

Rosenwasser ist sehr beruhigend zum Beispiel nach einem Sonnenbrand, es ist auch für Babys sehr gut geeignet, auch als Badezusatz. Und wenn du das nächste Mal Gäste hast, könntest du sie mit Prosecco mit einem Schuss Rosenwasser begrüßen.

Sandelholzwasser

Sandelholz-Hydrolat ist wunderbar ausgleichend, der Sandelholz-Duft ist ein sehr lange spürbares Öl, eine sogenannte Basisnote. Auch als Hydrolat bleibt es länger als andere. Und es ist ein toller Bestandteil von Rasierwassermischungen.

Teebaumwasser

In Kombination mit Lavendel-Hydrolat zur Vorbeugung oder nach Insektensti-chen. Teebaum-Hydrolat ist aber auch, so wie es ist, ein prima Gesichtswasser bei unreiner und entzündlicher Haut.

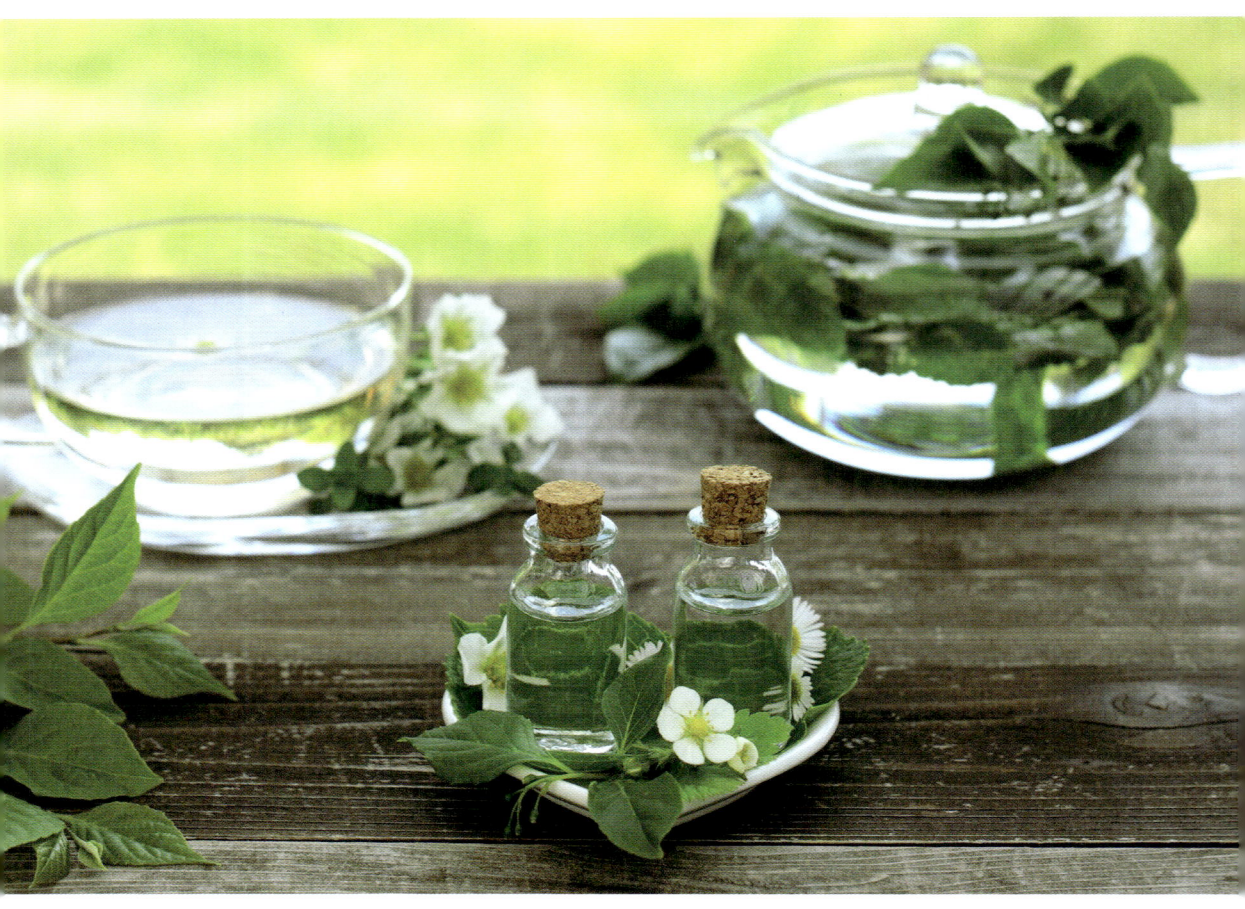

ALKOHOL

Alkohol mit Wasser ist eine feine, in unserem Fall praktisch unverzichtbare Grundlage für Frischpflanzenauszüge, die einerseits in der Lage ist, wasserlösliche Bestandteile der Pflanzen aufzunehmen, und andererseits ganz entscheidend zur Haltbarkeit beiträgt. Alkohol ist wie Wasser eine polare Flüssigkeit, gemischt können sie beide auch feinstoffliche Informationen speichern und weitergeben (wie in homöopathischen Arzneien oder Blütenessenzen). Ich war sehr zufrieden, als ich vor mittlerweile vielen Jahren eine Brennerei ausfindig machte, die den Weingeist nur aus biologischem Getreide brannte. Weingeist ist 96 %iger Alkohol, für die Mazerate verwende ich 70 %igen. Die Verdünnungen von Alkohol sind etwas kompliziert, weil man manchmal in Volumenprozent rechnet und dann wieder in Gewichtsprozent. Um aus dem Weingeist den verdünnten 70 %igen Alkohol zu mischen, merke dir ganz einfach: abgewogene zwei Drittel Alkohol plus ein Drittel Wasser ergeben das passende Mischungsverhältnis von 70 Volumenprozent. Du kannst auch den fertig gemischten 70 %igen Alkohol in der Apotheke oder Drogerie holen.

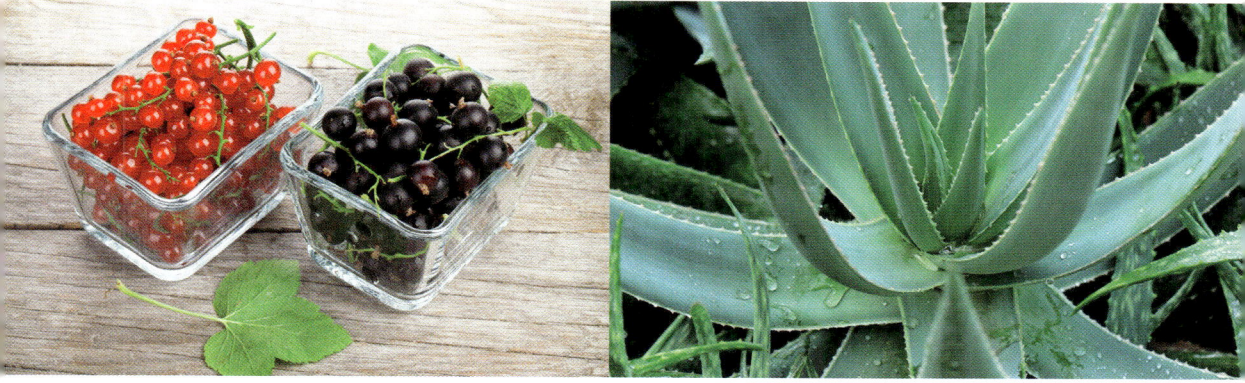

Säfte

Mir macht es einfach Spaß, Obst- und Gemüsesäfte für die Kosmetik zu verwenden. Meistens enthalten sie ganze Pakete von wichtigen Vitaminen, Mineralstoffen und Bioflavonoiden. Warum sollte uns das über die Haut nicht guttun? Außerdem kannst du mit Säften so wunderbar bunte Mischungen schaffen. Die Farbe hat ja auch Einfluss auf unser Befinden. Ich verwende am liebsten folgende Säfte. (Es spricht aber rein gar nichts dagegen, auch mit anderen Säften zu experimentieren. Ich fände zum Beispiel auch Kirsche, Himbeere, Marille oder Pfirsich ganz nett. Und warum eigentlich nicht Apfelsaft?)

Aloe-Vera-Saft
weil er so gut befeuchtet, kühlt, entgiftet und beruhigt

Aronia-, Granatapfel- und Heidelbeersaft
wegen der Anthocyane als Radikalfänger

Johannisbeersaft
da er so viel Vitamin C, Mineralstoffe und bioaktive Substanzen enthält

Karottensaft
wegen seiner vielen Carotinoide, also Provitamin A

Traubensaft
wegen seines energiespendenden Zuckers und den vielen Mineralstoffen, besonders Kalium

Essig
ist quasi eine Sonderform von Saft. Seine besonderen Talente hängen mit der Säure zusammen, die im Organismus basisch reagiert (wie übrigens auch der durchaus sauer schmeckende Zitronensaft), aber sehr stark auch von der Pflanze, von der er stammt. Apfelessig hat andere Wesensmerkmale als Weinessig.

Links: rote und schwarze Johannisbeeren (Ribisel) rechts aloe Vera

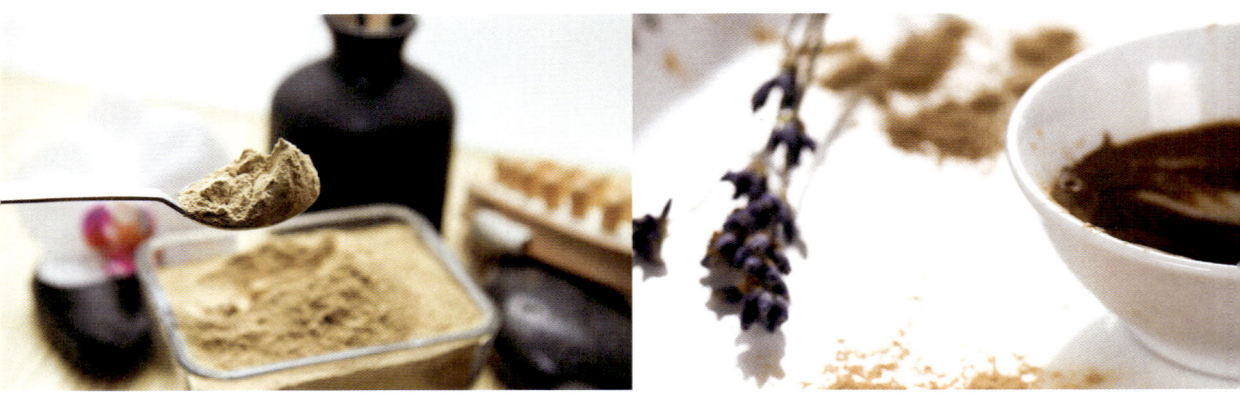

Heilerden

Heilerden sind uralte Heil-, Reinigungs-, Pflege- und Schönheitsmittel. Für rituelle Bemalungen wurden nicht nur Pflanzenfarben, sondern auch bunte Lehmerden verwendet. Es gibt etliche verschiedene Lehme oder Heilerden, die je nach Zusammensetzung bzw. auch daraus resultierender Farbe für unterschiedliche Anwendungen eingesetzt werden. Lehm besteht aus unzähligen Mineralstoffen wie Silizium, Magnesium, Kalzium, Kalium, Eisen, Phosphor, Natrium, Aluminium, Kupfer, Zink, Selen, Kobalt, Mangan … Alles, was sich in einem natürlichen, organischen Prozess gebildet hat, passt mit anderen natürlichen Lebensformen besser zusammen als etwas Künstliches. Lehm ist dafür ein gutes Beispiel. Lustig finde ich, dass wir ja auch in diesem Fall nur die Tiere beobachten müssen. Sie wälzen sich in Lehm und Erde, ob trocken oder nass, wenn sie sich reinigen und Ungeziefer loswerden wollen. Unsere Großeltern können sich vielleicht sogar noch daran erinnern, dass man bei Gelenksentzündungen Lehmpackungen auflegte.

Gelber Lehm

eignet sich besonders für die Belebung von müder, aber eher zu fettiger Haut. Auch wenn das jetzt nicht besonders hübsch klingt, der Begriff, der mir dazu einfällt ist „teigig".

Grüner Lehm

ist der Tausendsassa unter den Heilerden. Er wirkt innerlich und äußerlich entgiftend und etwas zusammenziehend. Durch die vielen antioxidativen Mineralstoffe und Spurenelemente aktiviert er die körpereigenen Regulationskräfte. Du kannst Lehm bei kleinen Verletzungen und Insektenstichen anwenden, für Darmreini-

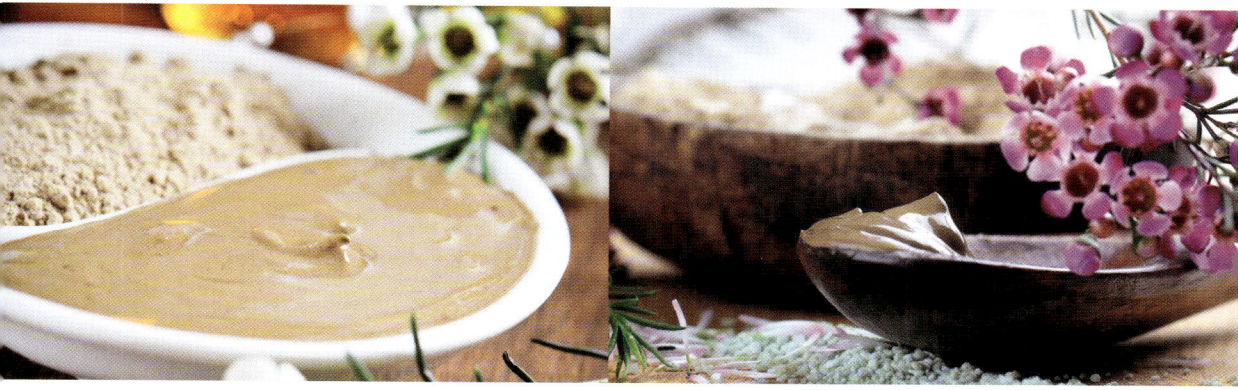

gungskuren von innen, für Gesichtsmasken von außen, er dient als Grundlage für tolle Zahnpasten. Grünen Lehm gibt es auch in Kapselform für die Entgiftung. Das Interessanteste am innerlich angewandten Lehm ist für mich, dass er gar nicht als Mineralstoffquelle dient, sondern diese ganzen regenerierenden, antioxidativen Bestandteile sozusagen an Ort und Stelle ihre Wirkung tun, bzw. wie ein gründlicher Besen oder Staubsauger dann den entschärften Müll abtransportieren. In der Kombination mit Zitronensaft oder besser noch ätherischem Zitronenöl wird zusätzlich die Galle zum Arbeiten angeregt.

Rosa Lehm

Rosa Lehm ist der zärtlichste, ganz fein zum Beispiel für die Reinigung von übersensibler Haut und bei Allergieneigung.

Roter Lehm

Rot hat immer etwas mit Entzündung bzw. Entzündungsneigung zu tun. Deshalb ist es naheliegend, dass der rote Lehm guttut bei sehr empfindlicher, also zu Rötungen neigender Haut.

Weißer Lehm

ist ganz besonders sanft und neutral, auch pH-neutral. Ich mag ihn gern für ausgleichende Masken und Zahnputzpulver-Mischungen.

MILCH UND MILCHZUBEREITUNGEN

Jetzt wird es sozusagen tierisch. In diesem Teil streifen wir die Möglichkeiten, Rohstoffe aus tierischen Quellen für Körperpflegeprodukte zu verwenden.

Dass Milch grundsätzlich ein äußerst wertvolles Lebensmittel ist, versteht sich eigentlich von selbst, sie wäre ja sonst nicht die Begrüßungsnahrung aller Säugetierkinder auf dieser Erde. Sie enthält naturgemäß eine Fülle von wertvollen Stoffen, allen voran hochwertiges Eiweiß, Mineralstoffe, verschiedene Zuckerarten usw. Molke bleibt bei der Käseherstellung nach der Gerinnung und Entnahme der Eiweißbestandteile übrig. Sie ist im Prinzip Wasser mit Mineralstoffen und Zuckern. Unbehandelte Rohmilch wird angenehm sauer, wenn du sie an der Luft stehen lässt. (Pasteurisierte Milch beginnt allerdings zu faulen.) Das liegt an den natürlich vorkommenden Milchsäurebakterien aus der Milch und aus der Umgebung, die damit beginnen, sich in der Milch zu vermehren, indem sie vor allem den Milchzucker als Energiequelle nutzen. Deswegen schmeckt saure Milch auch nicht mehr süß. Dieser Vorgang ist ganz natürlich und wichtig, dieselben Milchsäurebakterien leben in unvorstellbarer Zahl und in Gemeinschaft mit sehr vielen anderen Mikroorganismen auf und in uns. Vor allem in unserem Darm sind sie die Voraussetzung dafür, dass wir Nährstoffe aufnehmen können, sie versorgen uns mit Enzymen und Fermenten, die wir für die Verdauung und im weiteren Stoffwechsel brauchen, und sind unverzichtbarer Teil unseres Immunsystems. Der Milchzucker in der Milch dient in erster Linie den Darmbakterien als Nahrung, bei einem neugeborenen Baby müssen diese erst einmal ordentlich gefüttert werden, damit es eine funktionierende Verdauung entwickeln kann und das eigene Immunsystem sich aufzubauen beginnt.

Ich möchte jetzt gar nicht näher auf die einzelnen Milcharten eingehen, auch in diesem Fall solltest du Entscheidungen nach dem Gefühl treffen. Wenn du beispielsweise Pferde sehr magst, ist dir Stutenmilch wahrscheinlich näher als andere Milcharten. Für andere ist das anders. Der grundsätzliche Unterschied zwischen Milch und Molke liegt im Eiweißgehalt. Verwenden kannst du beides. Zum Beispiel auch direkt als Badezusatz, ich erinnere nur an Kleopatra und ihre Eselsmilch!

Wenn ich Milch oder Molke in einer länger verwendbaren Zubereitung einsetzen möchte, dann mische ich sie so rasch und frisch wie möglich mit Alkohol, um sie zu stabilisieren, verarbeite sie aber trotzdem gleich weiter. Damit habe ich sehr angenehme und positive Erfahrungen gemacht. Die in unserem Kulturkreis am häufigsten verwendeten Formen sind:
Kuhmilchmolke, Stutenmilch, Ziegenmilch, Ziegenmolke

> Dass Milch grundsätzlich ein äußerst wertvolles Lebensmittel ist, versteht sich eigentlich von selbst, sie wäre ja sonst nicht die Begrüßungsnahrung aller Säugetierkinder auf dieser Erde.

Andere tierische Fette

Ich glaube, dass der Impuls, eine dieser Möglichkeiten zu nutzen, in erster Linie auch mit deinem persönlichen Bezug dazu zusammenhängt. Hast du selbst Butter aus der Milch deiner eigenen Haustiere, dann ist es schön, sie auch zu verwenden. Folgende tierische Fette eignen sich für Naturkosmetik: Butter aus Kuhmilch und Butterschmalz (Ghee), Schaffett, Schweineschmalz, Ziegenbutter

Wasser

Zu guter Letzt das Wunderbarste: Wasser ist nicht einfach nur eine chemisch definierbare Flüssigkeit. Wasser verhält sich eher wie ein eigenes Lebewesen. Es gibt schon sehr viele Bücher und andere Informationen darüber. Deshalb möchte ich mich hier sehr kurz fassen. Aber ich lege dir ans Herz, mit Wasser wählerisch zu sein. Mach dich auf die Suche nach dem Wasser, das bei dir das angenehmste Gefühl erzeugt. Jetzt wirst du einwenden, dass bei uns Wasser üblicherweise aus der Wasserleitung kommt und du keinen Einfluss auf die Qualität hast. Das stimmt aber nur bedingt, es gibt mittlerweile sehr vielfältige Möglichkeiten, Wasser zu revitalisieren, wenn es nach der langen, eingeengten Reise durch Wasserleitungssysteme bei dir ankommt. Im Grunde geht es in allen Fällen darum, Wasser wieder in die unversehrte Form des Flüssigkristalls zurückzuführen, in der es aus einer sauberen Quelle entspringt und mit unserem Körper am harmonischsten zusammenpasst. Auch für deine selbstgemachten Naturkosmetik-Kreationen solltest du solches Wasser verwenden. Wenn du mitten in der Stadt lebst und noch nicht herausgefunden hast, auf welche Weise du dein Wasser revitalisieren möchtest, dann verwende am besten ein mineralstoffarmes, kohlensäurefreies Tafelquellwasser.

Bezugsquellen

Am besten kundschaftest du die Quellen für deine benötigten Zutaten direkt in deiner Umgebung aus. Frische Pflanzen hast du wahrscheinlich in deinem Garten oder in der freien Natur zur Verfügung. Manches lässt sich auch gut auf dem Balkon anpflanzen. Oder du findest Freunde mit Garten oder Bio-Landwirte in deiner Nähe. Getrocknete Kräuter in Bio-Qualität, die hochwertigen kalt gepressten Öle, einschließlich nativem Kokosöl, findest du in den meisten Bio-Läden und Reformhäusern, auch in der einen oder anderen Apotheke. Bienenwachs würde ich beim nächstgelegenen Bio-Imker suchen, in manchen Orten gibt es eigene Geschäfte der Bienenzuchtvereine, ansonsten bekommst du es ganz bestimmt in der Apotheke, wo du auf jeden Fall auch Wollwachs in gut geprüfter Form erwerben kannst, ebenso wie den Alkohol. Solltest du in der Nähe von Stainz in der Südweststeiermark leben, kannst du Zutaten auch im Pflanzenzentrum der Lebenswerkstätten Stainz bekommen (in größerer Menge auf Vorbestellung).

> Am besten kundschaftest du die Quellen für deine benötigten Zutaten direkt in deiner Umgebung aus.

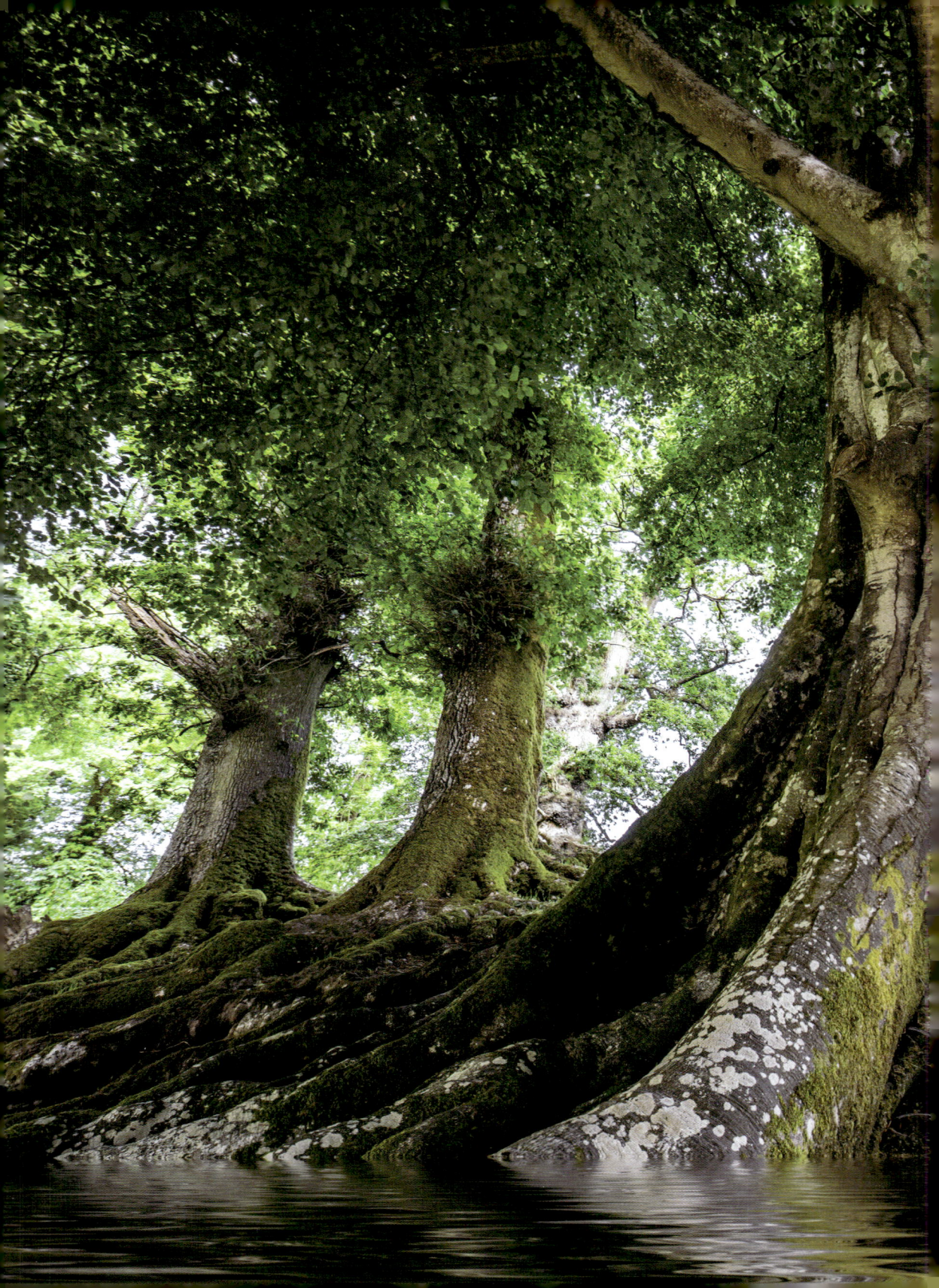

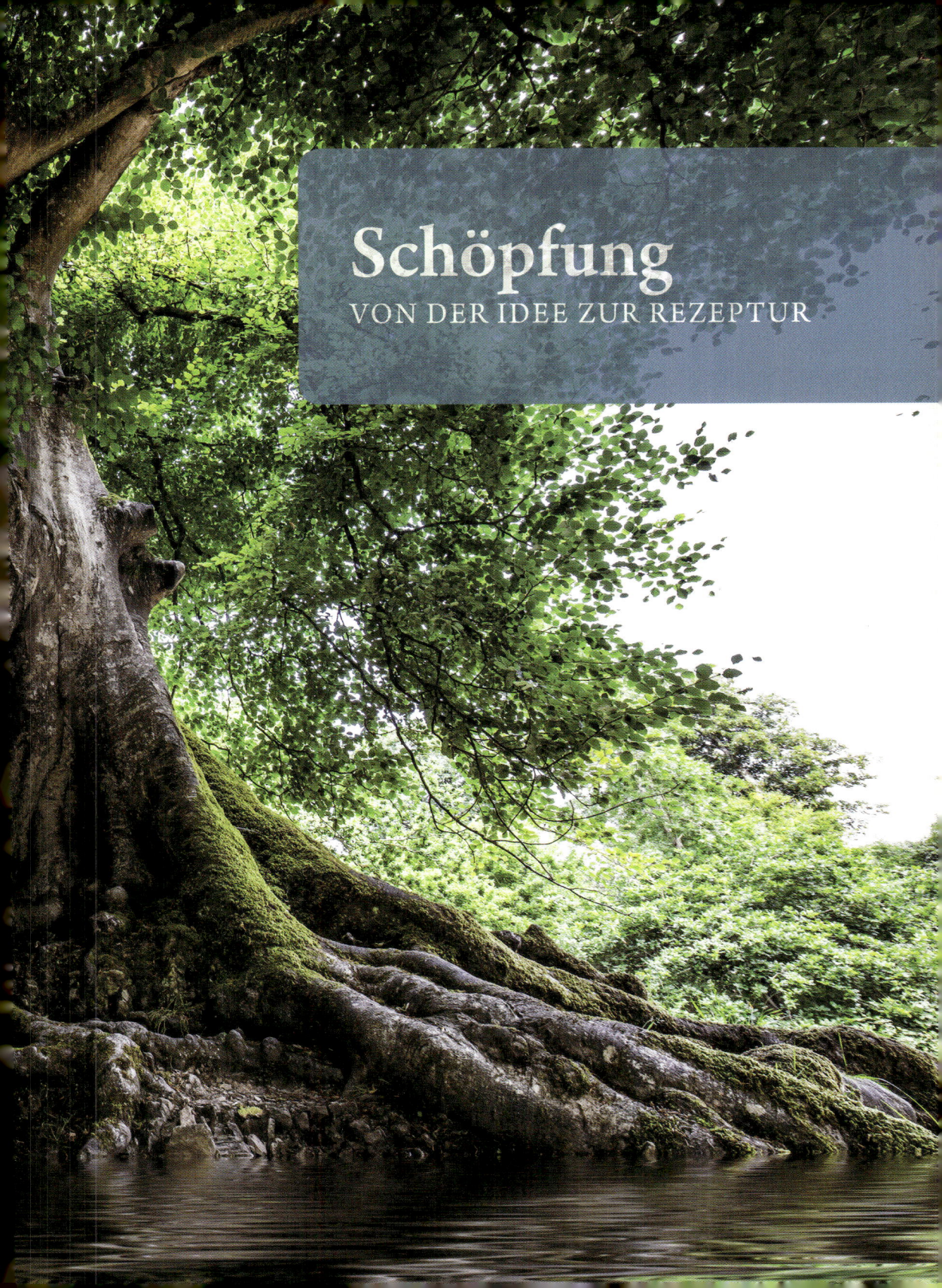

Schöpfung

VON DER IDEE ZUR REZEPTUR

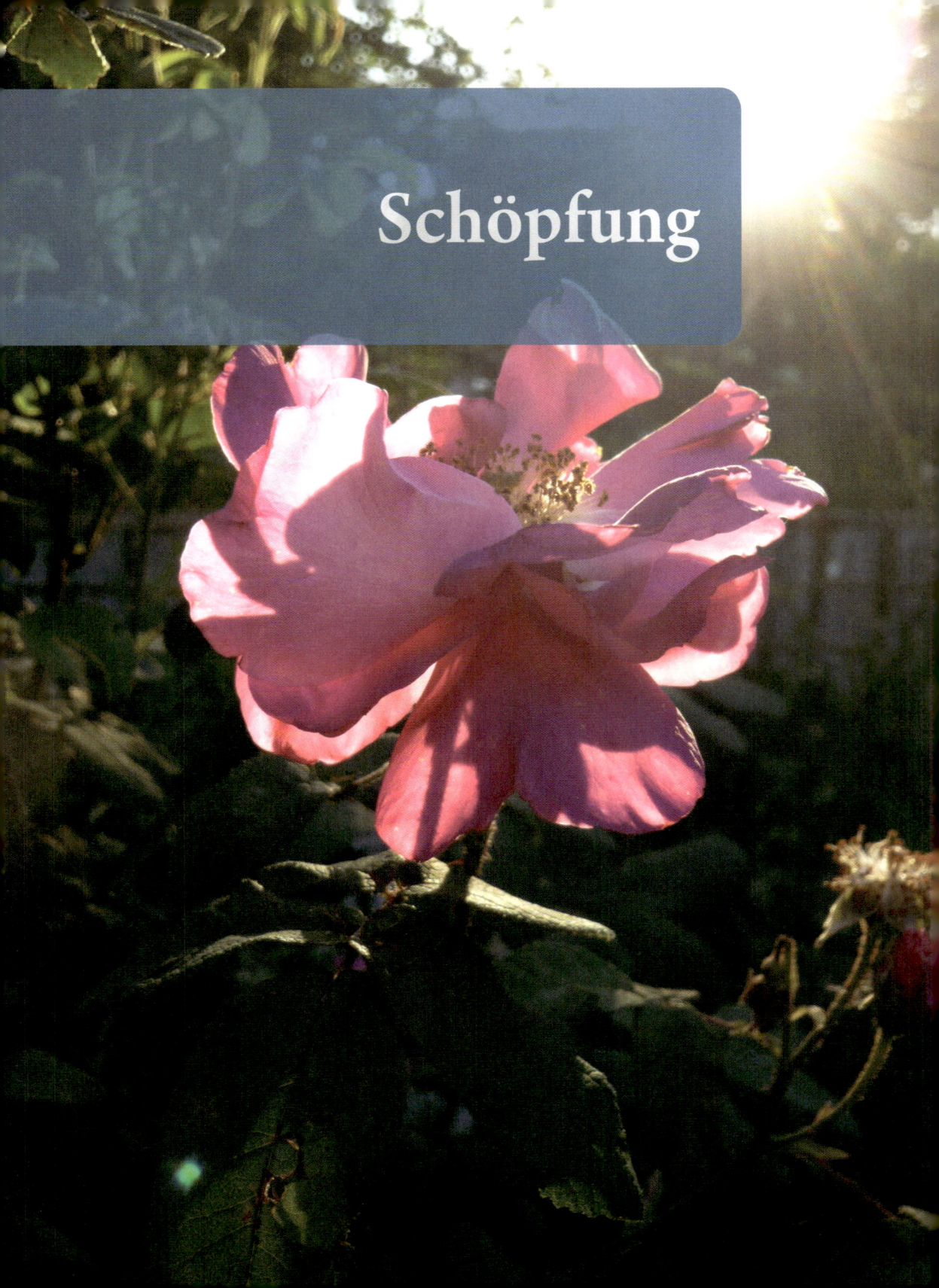

Schöpfung

Die Sprache der Natur
verstehen lernen

Vielleicht sollte ich dir zu Beginn erzählen, was ich unter der Sprache der Natur verstehe. Natürlich können Tiere und Pflanzen, Steine und Landschaft, der Wind und das Wasser nicht mit uns reden wie wir miteinander. Wobei ich mir die Anmerkung erlaube, dass auch das nicht immer verständlich ist. Selbst wenn Menschen von außen betrachtet dieselbe Sprache sprechen, muss das nicht bedeuten, dass sie sich auch verstehen. Zurück zur Kommunikation mit der Natur. Diese Sprache erreicht uns auf unterschiedlichen Wegen. Zuerst einmal über unsere Sinne: Wir riechen, hören, sehen, schmecken und spüren. Diese Eindrücke verarbeiten wir dann mehrfach weiter, unser Gehirn speichert ab, stellt Verknüpfungen mit schon gespeicherten vergleichbaren Daten her, das heißt, wir erinnern uns. Noch viel wichtiger ist aber die Verknüpfung mit den Gefühlen, die jemand oder etwas auslöst oder irgendwann ausgelöst hat, die Erinnerung an das Gefühl.

Weil ich zurzeit viel im Gemüsegarten bin, fällt mir dazu ein praktisches Beispiel ein. Wahrscheinlich ist dir bekannt, dass Pflanzen auch untereinander Beziehungen haben, dass sie untereinander kommunizieren und dass sie sich mit ihren Nachbarn nicht immer gleich gut vertragen. Sie können uns das nicht erklären, sie können es uns aber trotzdem erzählen, wenn wir nämlich lernen, genau zu beobachten, die Zeichen wahrzunehmen. Es gibt in vielen Gartenbüchern Listen, in denen genau verzeichnet ist, wer mit welchem Nachbarn gut auskommt und mit welchem nicht. Verstehst du die Sprache der Natur nicht, oder glaubst vielmehr, sie nicht verstehen zu können, dann wird dir nichts anderes übrig bleiben, als diese Listen auswendig zu lernen oder immer wieder nachzulesen. Du hast aber auch die Möglichkeit, dir die klitzekleine Frage „warum" zu stellen. Warum fühlen sich z. B. Erdäpfel und Bohnen miteinander wohl? Das liegt einerseits daran, dass sich die einen stark unter der Erde ausbreiten und die anderen in die Höhe wachsen. Außerdem arbeiten die Bohnen mit bestimmten Bodenbakterien, den sogenannten Knöllchenbakterien zusammen, die in der Lage sind, den Luftstickstoff in diesen Knöllchen zu sammeln (die kannst du sogar sehen, wenn du die Bohnenpflanze aus der Erde ziehst). Darüber wiederum sind die Erdäpfel sehr erfreut, die lieben nämlich Stickstoff. Diese bevorzugte Nachbarschaft brauche ich nicht mehr auswendig lernen, weil ich sie verstanden habe.

Tiere und Pflanzen können genau wie Menschen bestimmte charakteristische Eigenschaften haben: Vögel singen Melodien, die uns zu Herzen gehen, Tierkinder sind oft hinreißend komisch, Blumen erfüllen einen ganzen Garten mit herrlichen

Düften. Manche sind unglaublich schnell in ihren Lebensäußerungen, andere bedächtig und langsam. Die einen fügen sich klein und unscheinbar in ihre Umgebung, die anderen machen mit schreienden Lauten oder Farben auf sich aufmerksam, so wie zurzeit der Fasanenhahn auf unserer Wiese. (Sollte dir gerade ein menschlicher Gockel in den Sinn kommen, ich glaube, das lässt sich nicht verhindern.) Einige beeindrucken uns mit ihrer Größe und Stärke, andere mit Flexibilität und Anpassungsfähigkeit. Wir bringen diese Zeichen auch in der Menschensprache oft zum Ausdruck: empfindlich wie eine Mimose, stark wie eine Eiche, oder denk an den Kaktus mit dem vielsagenden Namen Schwiegermutterkissen.

Wenn eine Pflanze blüht, befindet sie sich in ihrer Hochzeit. Die einen blühen früh im Jahr, die anderen spät, auch da gibt es schon wieder Analogien. Manche sind totale Einzelgänger – na ja, eigentlich Einzelwachser – wie der alte riesige Nussbaum, der sich mit unangenehmen Wurzelausdünstungen genügend Raum verschafft, dafür bringt er oft unglaubliche Mengen an Nüssen hervor. Andere fühlen sich dafür nur in der Gruppe wohl, wie etwa die Kuhschelle. Oder sie finden sich so kleine Überlebensritzen wie das Mauerblümchen, dass einfach niemand zweiter drin Platz hat.

Auch im Tageslauf finden sie die unterschiedlichsten Einteilungen. Frühaufsteher, die am späten Vormittag schon wieder schlafen gehen, viele, die am Vormittag topfit sind und am Nachmittag schlapp machen, einige, die die sanftere Nachmittagssonne besonders lieben und deshalb bevorzugt auf Westhängen blühen und die Abendpflanzen, die mit den Nachtflatterern ihre Beziehungen pflegen. Du siehst, eigentlich alles sehr menschlich. Zumindest finden wir beim aufmerksamen Hinspüren so viele Vergleichbarkeiten, dass es überhaupt nicht schwer ist, diese Sprache zu verstehen. Und es macht Spaß. Ich kann das nur für mich selbst so sagen, mir jedenfalls tut die Verbundenheit gut, ich fühle mich damit eingebettet in das große Ganze.

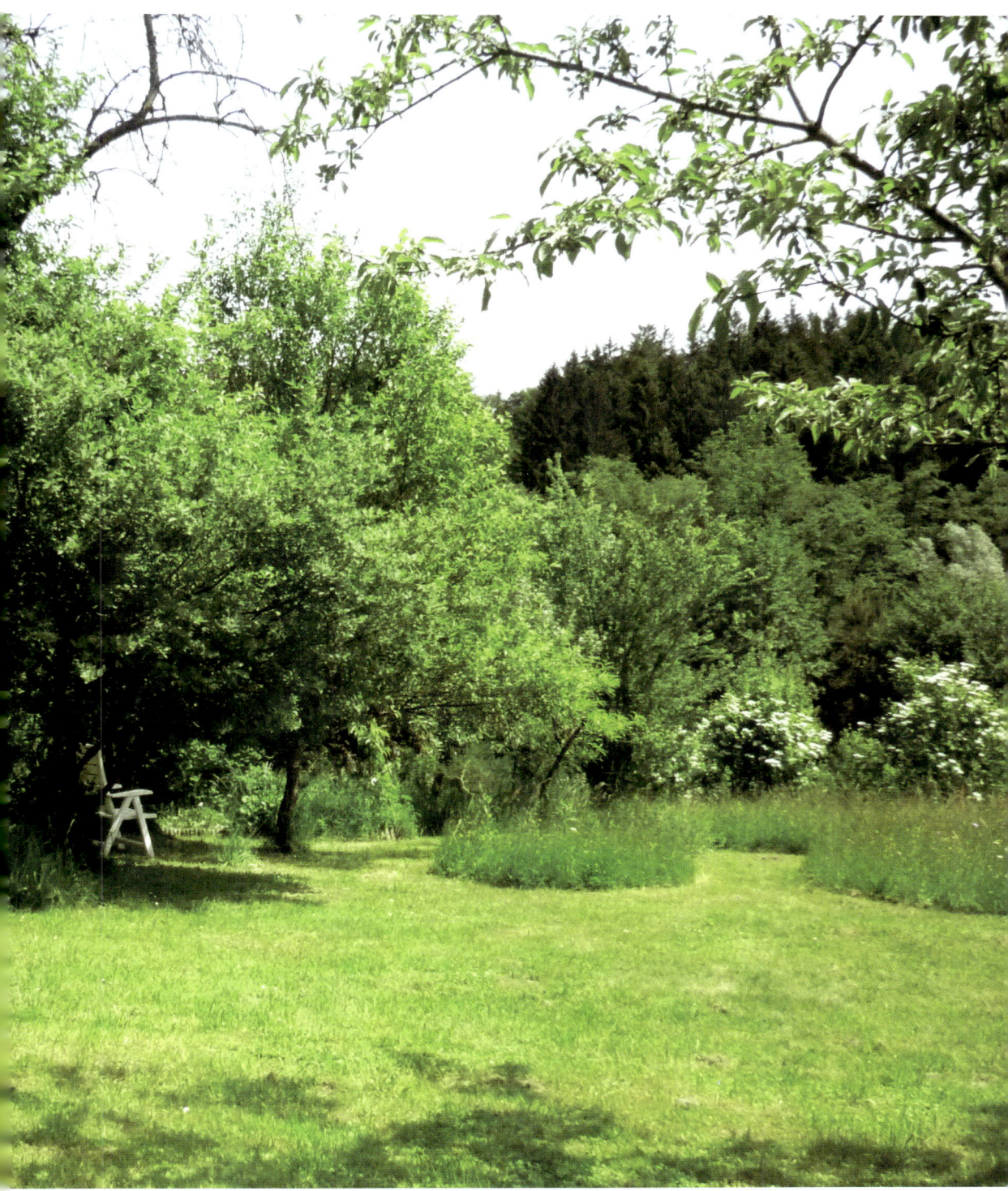

MEINE BEDÜRFNISSE ERFÜHLEN

Wenn du dich zu einer bestimmten Pflanze besonders hingezogen fühlst, dann kannst du genau nach solchen Gemeinsamkeiten suchen, um sie verstehen und kennen zu lernen. Und wenn du herausfinden kannst, mit welchen Schwierigkeiten dieses Wesen besonders gut zurecht kommt, dann kann es in vergleichbaren Situationen für dich zum Freund und Begleiter und Heilmittel werden. So einfach ist das. Die Bedürfnisse der Haut werden oft sehr vereinfacht dargestellt und meist nicht wirklich hinterfragt, so wie die Nachbarschaftslisten der Pflanzen. Da wird unsere empfindsame Hülle in Gruppen eingeteilt, als wäre ihr momentanes Befinden eine unveränderbare Tatsache und als wäre sie getrennt von uns zu verstehen.

Es ist mir sehr wichtig, dich daran zu erinnern, dass in einem lebendigen Organismus jeder Vorgang über ständige Rückmeldungen gesteuert wird, das nennt man Bio-Feedback. Und was ich außerdem zu Bedenken gebe, ist die Tatsache, dass so ein Organismus höchst energieeffizient arbeitet – der tut nichts, was er nicht tun muss. Alles, was wir ihm von außen abnehmen oder zuführen, spart er sich und setzt die Energie dafür woanders ein.

Nehmen wir also an, du hast trockene, fettarme und spröde Haut. Von Natur aus wärst du durchaus in der Lage, deine Haut selbst zu versorgen, aus irgendeinem Grund ist aber die körpereigene Balance gestört. Wenn du jetzt, wie das üblich ist, die Haut oft und reichlich über eine Creme mit Fett (noch dazu meistens hauptsächlich mit Mineralölen) versorgst, dann meldest du mit Bio-Feedback an deine Talgdrüsen, dass ohnehin reichlich Fett vorhanden ist, und sie mit der Produktion noch weiter hinunterfahren können. Hörst du dann auf zu schmieren, ist es viel schlimmer als vorher, dann muss die Haut erst ganz mühsam wieder lernen, wofür sie eigentlich zuständig ist. Umgekehrt ist es natürlich genauso. Du produzierst viel zu viel Talg und hast deshalb Probleme mit Mitessern, die sich entzünden. Die Balance ist also gestört. Du bekommst stark entfettende Reinigungen und fettfreie Pflegecreme empfohlen. Per internem Feedback meldest du deinen Talgdrüsen den absoluten Versorgungsnotstand und die fangen wie wild zu produzieren an. Alles Weitere kannst du dir vorstellen.

Es geht auch hier um diese eine Frage „warum", nämlich warum ist die Balance gestört, wie könnte ich das Wesen dieser Störung am besten beschreiben, womit steht sie im Zusammenhang? Angst, Ärger, Druck, Anspannung, Ungeduld, Unruhe, Erschöpfung usw. und den entsprechenden körperlichen Auswirkungen wie Schlafstörungen, Verdauungsproblemen, Entzündungsneigung, Trockenheit oder übermäßiger Ausscheidung …

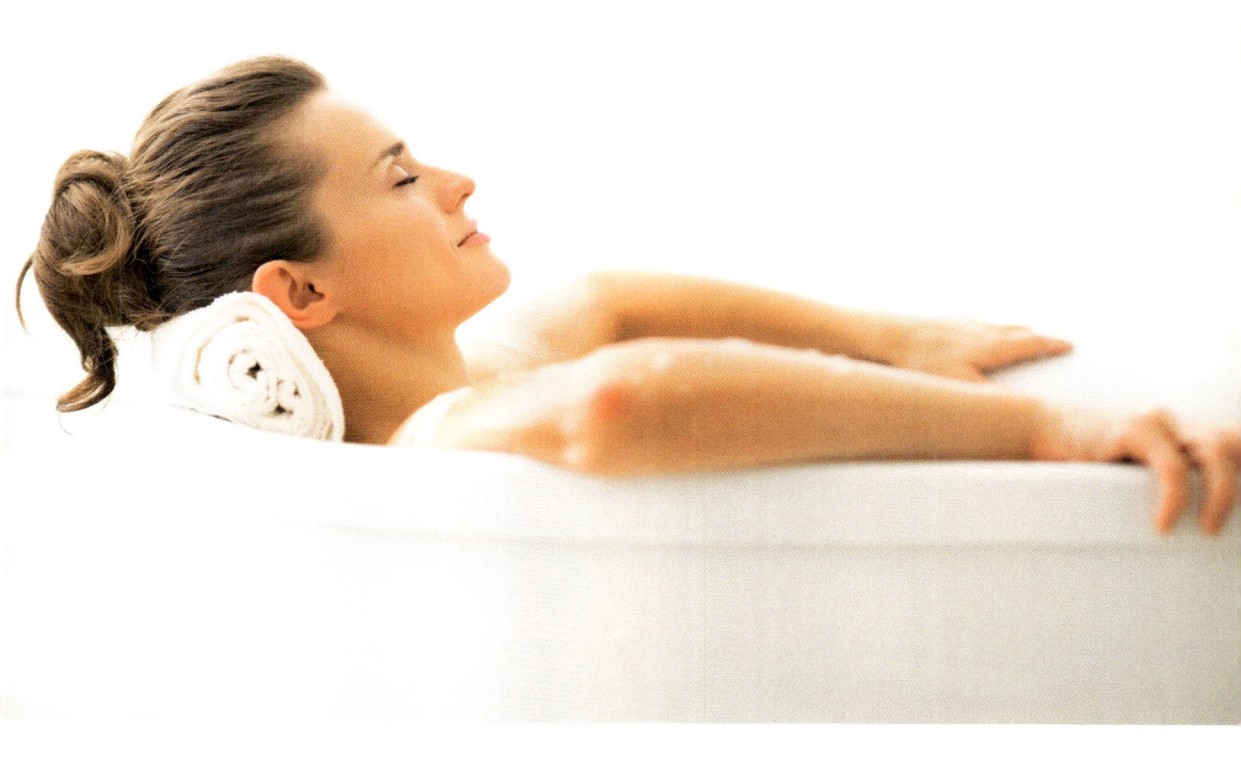

Es geht um die Zusammenhänge mit deiner Lebensweise. Wie ist dein Trinkverhalten, wie ernährst du dich, kannst du in deinem Arbeitsalltag eine gewisse Regelmäßigkeit einhalten, arbeitest du öfter in Nacht- oder Schichtdiensten, lebst du in einer erfüllenden Partnerschaft, hast du einen angenehmen Freundeskreis …

Auf die Art und Weise kannst du mit der Zeit ein Gefühl und auch die Geschicklichkeit dafür entwickeln, Probleme, die über die Haut sichtbar und spürbar werden, im Gesamtzusammenhang zu verstehen. Und dann kann es z.B. sein, dass ein bestimmter Tee, den du trinkst, dir besser hilft als die teuerste Kosmetik.

Von der Idee zur Rezeptur

Nehmen wir einmal an, du hast Lust, dir eine eigene Gesichtscreme zu kreieren. Ich schlage vor, dann machst du als erstes einen Spaziergang. Durch deinen Garten oder in die wilde Natur, zu Plätzen, an denen du dich besonders wohlfühlst. Und schaust und riechst und spürst, welche Pflanzen dich auf deinem Weg besonders anlachen. Wenn du wieder zu Hause bist, schreib dir die wichtigsten auf, such in deinen Aufzeichnungen, in Kräuterbüchern oder auch im Internet, was du über sie herausfinden kannst. Und vertiefe damit dein Gefühl. Irgendwann bist du dir sicher, mit welchen Pflanzen du dich am wohlsten fühlst. Das müssen überhaupt nicht immer die gleichen sein. Für mich am spannendsten ist die Beobachtung, dass meine Wahl immer auf Pflanzen fällt, die mich gerade besonders gut bei der Bearbeitung meiner aktuellen Lebensthemen begleiten.

Hast du die Pflanzen gewählt, dann kannst du dir überlegen, welche Auszüge du daraus herstellen möchtest und in welchen Ölen. Oder wovon du lieber eine Frischpflanzentinktur hättest. Die infrage kommenden Öle solltest du auch ausprobieren: auf der Haut, daran riechen, sie kosten und anschauen. Auch Hydrolate und ätherische Öle solltest du intensiv kennenlernen, in dem Fall aber lieber nicht kosten! Wie du Auszüge am besten herstellst, erzähle ich dir im nächsten Kapitel genauer.

Für die Fertigstellung deiner eigenen Rezeptur kannst du dir ja einen von meinen bewährten Vorschlägen als Modell auswählen und die Bestandteile dann nach deinem Gefühl ändern. Ich mache das wirklich so, dass ich verschiedene Varianten aufschreibe und so lange daran herumprobiere, aber zuerst nur auf dem Papier, Trockentraining sozusagen, bis ich das Gefühl habe, jetzt passt es. Vielleicht findest du für dich eine ganz andere Methode! Was du nicht verändern solltest, sind die Mengenverhältnisse, aber sonst hast du völlige Handlungsfreiheit.

Am Ende soll dann dein eigenes Rezept ordentlich auf einem Blatt Papier stehen. Das gehört zu den wichtigsten Vorbereitungsarbeiten. Es erleichtert dir die Herstellung, weil dann keine Unterbrechungen nötig sind. Und du kannst dir deine Kreation immer wieder gönnen, wenn du darauf Lust hast. Oder deine Freude darüber mit Freunden oder Verwandten teilen und bei der nächsten Einladung mit einer selbst gemachten Handcreme oder Körpermilch überraschen!

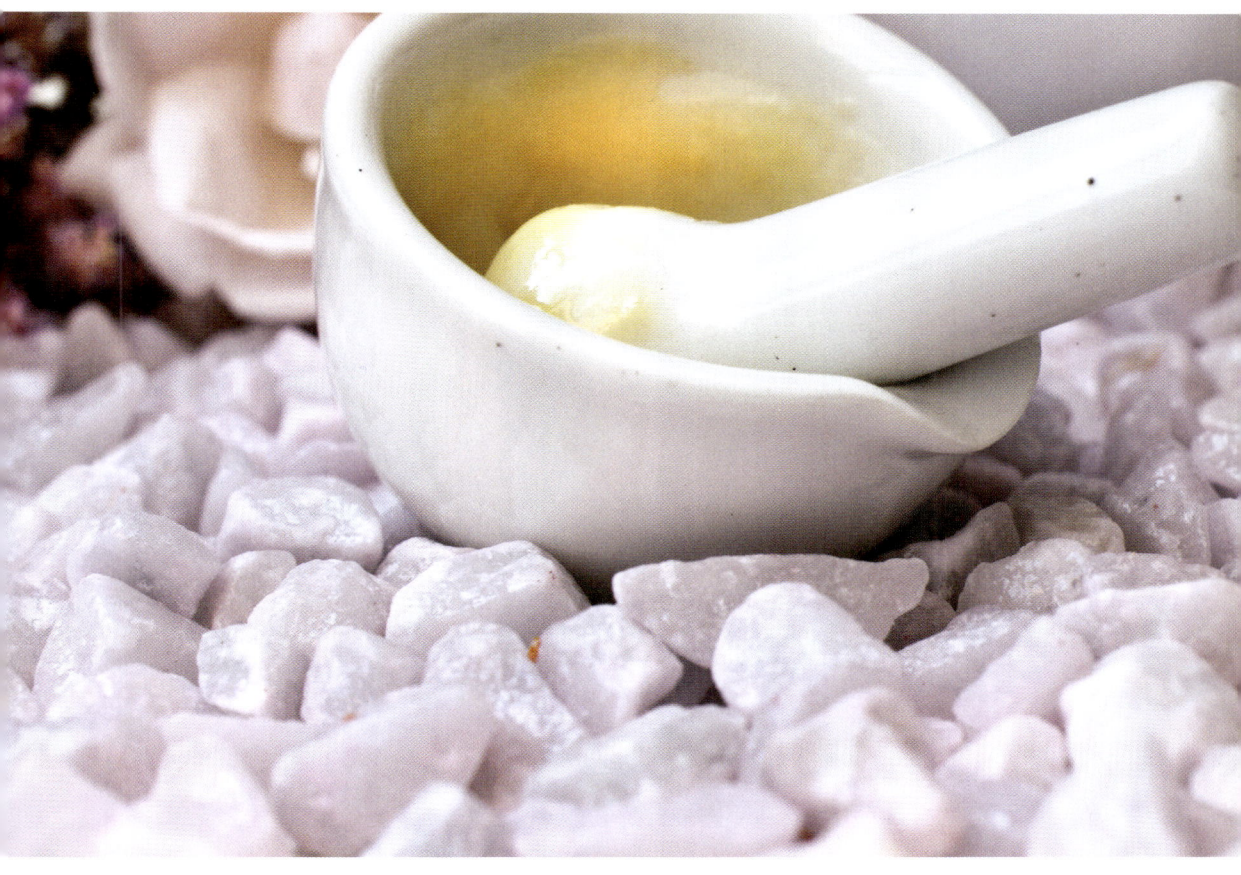

PROBIEREN GEHT ÜBER STUDIEREN

Im Prinzip kannst du mit allen Zutaten, die dir sympathisch sind, nach Herzenslust experimentieren. Meine angeführten Beispiele sind ja auch nichts anderes als die Ergebnisse meiner Experimente. Für manche Ergebnisse habe ich wirklich lange und viel versucht. Und dann gibt es irgendwann den Glücksmoment, wo es auf einmal genau so wird, wie du es dir vorgestellt hast, oder noch viel besser. Eines fügt sich zum anderen und ergibt ein gemeinsames Ganzes, das viel mehr ist als die Summe der Einzelteile, ein rundes, ganzes, wunderbares Ereignis. Auf dem Weg dorthin kann allerdings eine Menge ziemlich unbrauchbarer Probestücke liegen. Es hängt eigentlich nur von deinem Mut und deiner Experimentierfreudigkeit ab, wie viel du dir an Fehlversuchen zutraust. Es ist natürlich genauso in Ordnung, wenn du zuerst zum Beispiel mit einem der vorgeschlagenen Basisrezepte übst, um dich mit deinem neuen Hobby einmal vertraut zu machen. In jedem Fall wünsche ich dir viel Vergnügen!

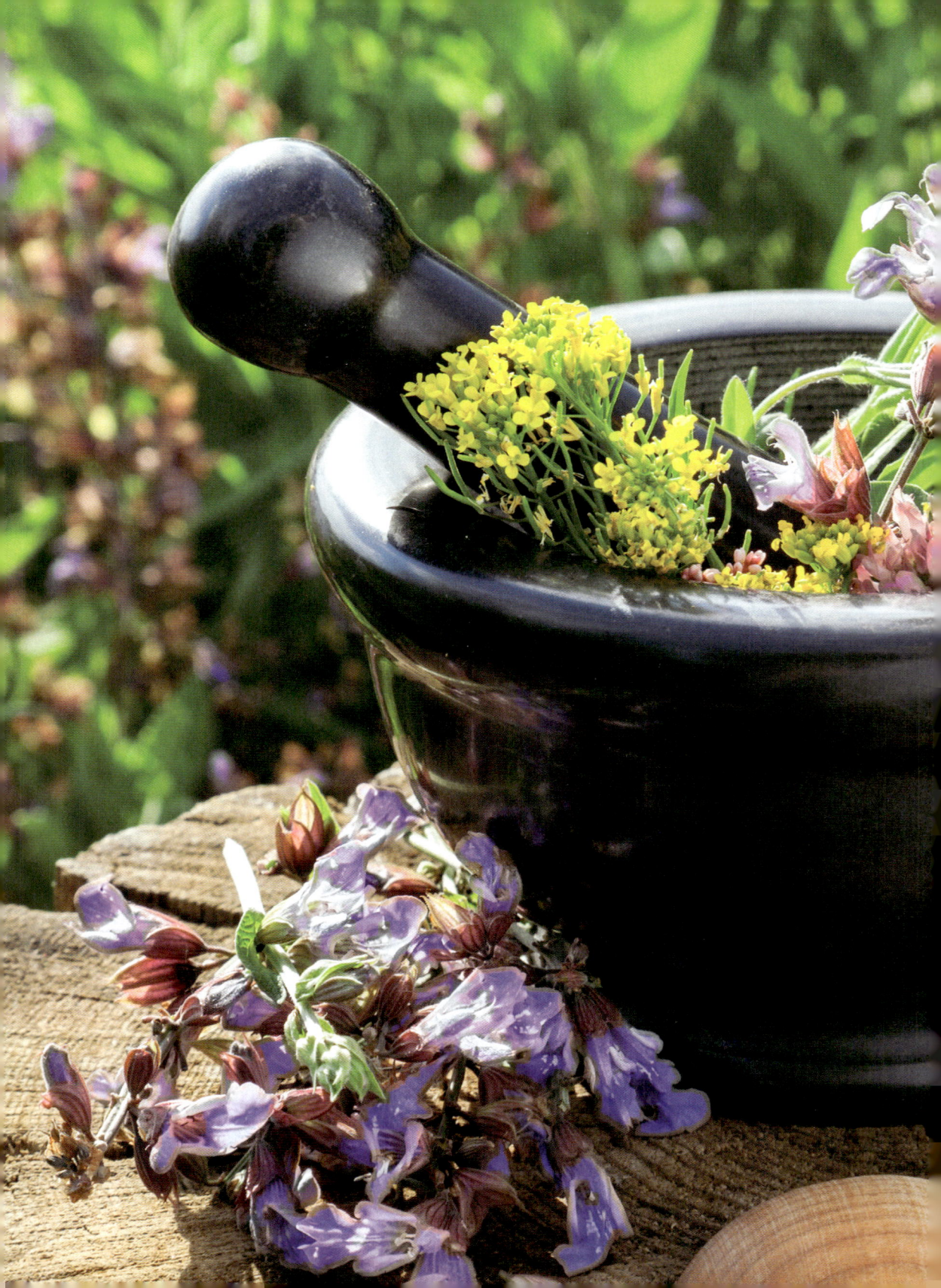

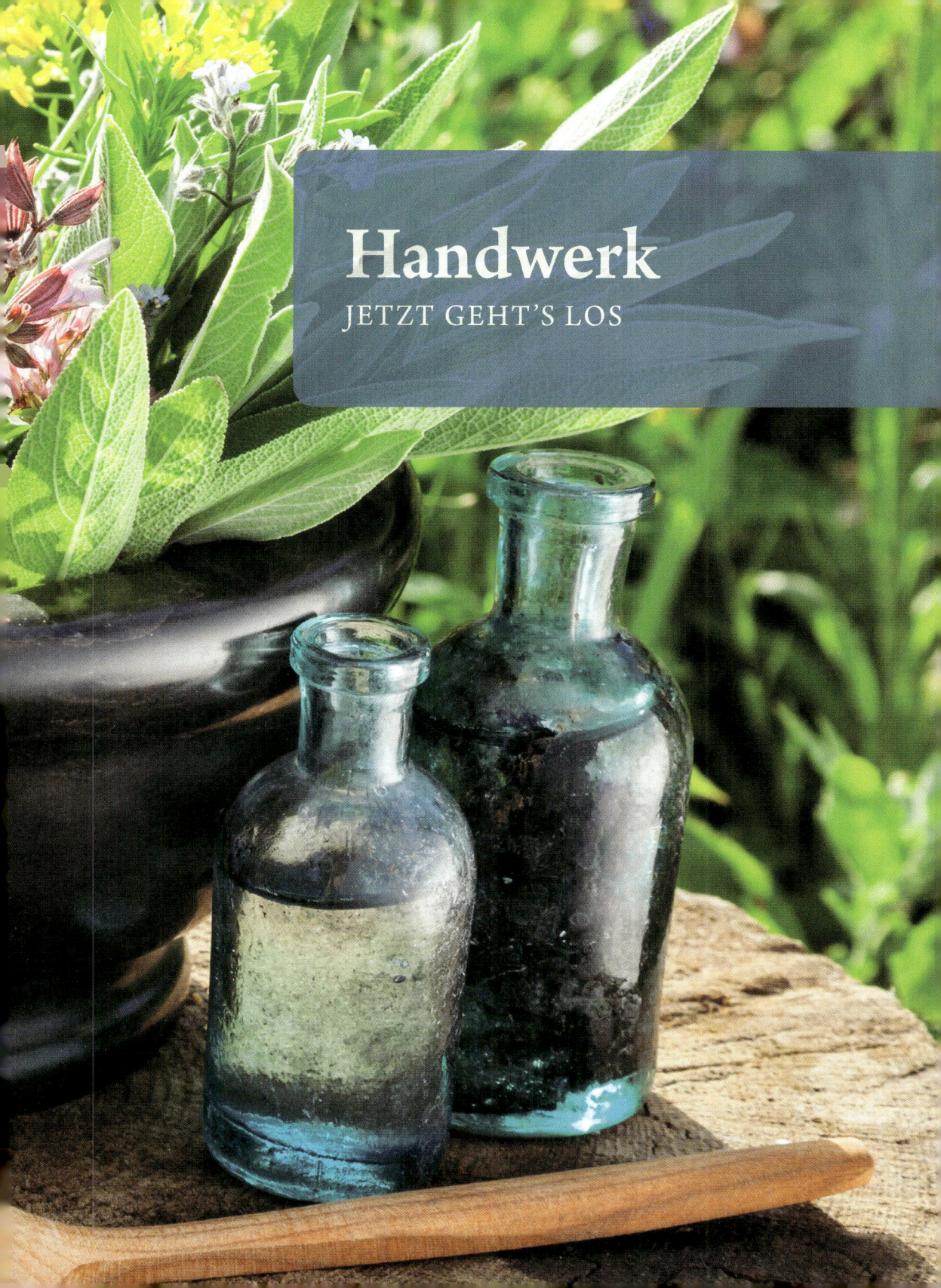

Handwerk

JETZT GEHT'S LOS

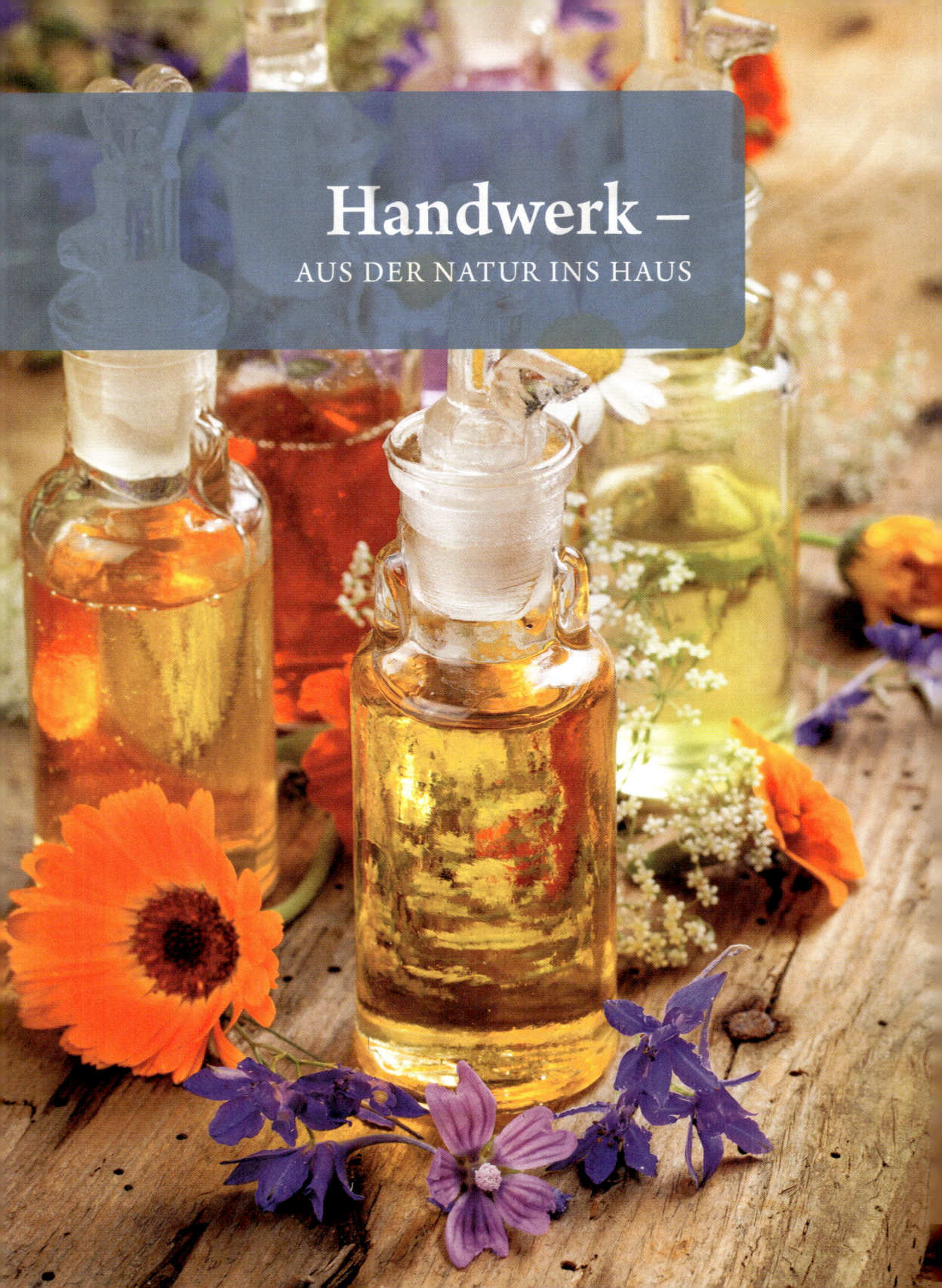

Handwerk –
AUS DER NATUR INS HAUS

Mit den *Pflanzen*

ERNTEN

Was wir tun, wird davon gelenkt, warum wir es tun. Wie wir es tun, hängt davon ab, wofür wir es tun, und auf vieles kommen wir erst, wenn wir es tun. So ist es mir natürlich auch gegangen, viele Erfahrungen habe ich auf diese Weise gesammelt und das wird sich vermutlich nicht ändern.

Am besten wird sein, ich erzähle dir einfach davon und lasse dich an meinen gesammelten Bildern und Erkenntnissen teilhaben.

Ernten ist seit meiner frühesten Kindheit mit Gefühlen von tiefer Zufriedenheit und Freude verbunden, mit Dankbarkeit, Sinn und Genuss. Und mit gemeinsamer Arbeit. Bei der Weintrauben- und Apfelernte war die ganze Familie auf den Beinen. Das Treten der Weintrauben zur Maische war eine der heiligsten Handlungen im Jahreslauf. In einem jährlichen Ritual krempelte mein Großvater die Hosenbeine hoch bis über die Knie, badete seine Füße in einem eigenen Schaffel und stieg in den hölzernen Bottich, in den wir zuvor die geernteten Trauben geleert hatten. Dann trampelte er auf den Weintrauben herum, bis alles Matsch war. Oh, wie gerne hätten wir Kinder ihm dabei geholfen, wir durften aber nur aus einigen Metern Entfernung zuschauen und mussten dabei auch ganz leise sein! Wie gesagt – eine heilige Handlung. Wenn dann der frische Trauben- oder Apfelsaft aus der Presse zu sprudeln begann, hüpften wir schon mit Gläsern in der Hand von einem Bein aufs andere, bis wir endlich kosten durften!

> Ernten ist seit meiner frühesten Kindheit mit Gefühlen von tiefer Zufriedenheit und Freude verbunden, mit Dankbarkeit, Sinn und Genuss.

Viele Bilder dieser Art gibt es. Beeren und anderes Obst wurde geerntet für Marmelade, Kompott und Saft. Meine Großmutter war in der Familie die „Mami". Sie kochte alles ein, in der Speisekammer stapelten sich dann die Schätze für den Winter. (Erst irgendwann in der Volksschule fand ich heraus, dass Marmelade nicht „Mamilade" geschrieben wurde.) Die grünen Nüsse kamen zusammen mit verschiedenen Gewürzen und Kornbrand in ein großes Ansatzglas. Daraus wurde dann viele Wochen später der legendäre Nussschnaps, der sich im Verwandten- und Bekanntenkreis großer Beliebtheit erfreute, vor allem, wenn das eine oder andere Familienfest essensmäßig etwas üppig ausgefallen war. Echte Medizin. Damit lernte ich nicht nur, dass grüne Nüsse Magenmedizin sind, sondern auch, wie wichtig es ist, vorauszudenken und genau den richtigen Zeitpunkt für die Ernte zu erwischen! Grüne Nüsse sind nämlich nur kurze Zeit in der passenden Verfassung zum Ansetzen, noch dazu Ende Juni, wo man eigentlich nicht so sehr an Nüsse denkt.

Ähnlich nebenbei lernte ich Gemüse und Kräuter kennen, seither ist beispielsweise eine Gemüsesuppe für mich erst eine richtige Gemüsesuppe, wenn Liebstöckl drinnen ist. Und Erdäpfel ohne Petersilie sind auch nur eine halbe Sache, außer es handelt sich um Bratkartoffeln, die brauchen nämlich Kümmel. (Du darfst jetzt raten, warum, ich gebe Dir einen Tipp: Für gewöhnlich wurden Bratkartoffeln in Schweineschmalz gebraten …)

Kamillen gingen überall im Gemüsegarten auf. Wenn sie zu viel wurden, mussten sie wohl dem Gemüse wieder mehr Platz machen, aber keine Pflanze kam auf den Kompost, bevor nicht die geöffneten Blütenköpfchen abgezupft waren. Die trockneten dann auf Butterbrotpapier in der Küche und alles duftete nach Kamillen. Damit war die Familie ausgestattet für viele Unannehmlichkeiten: Bauchweh, Unruhe, Hautentzündungen und Augenentzündungen.

Wenn ich dir so davon erzähle, wird mir selbst erst so richtig bewusst, was für eine feine Lebensschule ich damals erfahren durfte! Danke ihr Lieben da drüben in der anderen Wirklichkeit!

So mit elf oder zwölf Jahren erlebte ich eine sehr intensive Phase von Indianerspielen. Ich bin die Älteste meiner Generation in unserer Großfamilie, folglich war ich der – na ja, eigentlich die – Häuptling. Das erzähle ich an dieser Stelle deshalb, weil unser Indianerdasein mit sehr viel Ernten verbunden war. Wir durften im Garten eine Feuerstelle bauen, bekamen alte Töpfe und Kochlöffel und die Erlaubnis, aus dem, was wir im Garten fanden, unser Essen zu kochen. Da gab es dann Gemüsesuppen, Hollerkoch, Apfelkompott und Kräutertees. Von unseren Streifzügen durch die Wälder brachten wir uns Heidelbeeren und Schwammerln ans Lagerfeuer. Verblüffenderweise kam ich auch irgendwie auf die Idee, getrocknete Nussblätter in der hölzernen Friedenspfeife zu rauchen. Jetzt weiß ich, dass die Walnuss in jeder Form eine sehr gute Begleiterin in Veränderungssituationen ist (Walnut ist die Blütenessenz zur Unterstützung in solchen Fällen), ich war damals mitten in der Pubertät, also durchaus in Veränderung begriffen, nur von Bachblüten hatte ich noch nie etwas gehört.

Machen wir nun wieder einen Sprung über einige Jahre. Die ersten Semester des Pharmaziestudiums hatten viel mit Botanik zu tun, was mir sehr gefiel. Mit unserem Professor für botanische Systematik (man könnte das als eine Art Familiengeschichte der Pflanzen verstehen) unternahmen wir neben der Theorie im Hörsaal tagelange Wanderungen durch das oststeirische Hügelland, höher hinauf Richtung Schöckel und durch den botanischen Garten der Universität. Das war schön, er machte uns mit vielen Heilpflanzenfreunden bekannt. Und dann mussten wir ein Herbarium anlegen. Das hieß, Heilpflanzen suchen und finden, ernten und pressen (dazu nahm ich die ganzen schrecklich dicken Chemie-Lehrbücher), trocknen und schön beschriften. Lange hatte ich viel Freude an meinem Herbarium, nach irgendeinem Umzug landete es allerdings auf dem Dachboden, wo ich es viele Jahre später ganz verschimmelt wiederfand, ein Sturm hatte wohl einen Dachziegel davongetragen und es war feucht geworden.

Mit dieser Geschichte will ich sagen, dass man Pflanzen nur wirklich kennenlernen kann, wenn man ihnen tatsächlich begegnet, sozusagen von Angesicht zu Angesicht, dort wo sie leben. Vieles kann man dann nachlesen, über Wirkstoffe, Lebensräume und -bedürfnisse usw. Aber ein Gefühl für die Persönlichkeit eines

Die trockneten dann auf Butterbrotpapier in der Küche und alles duftete nach Kamillen.

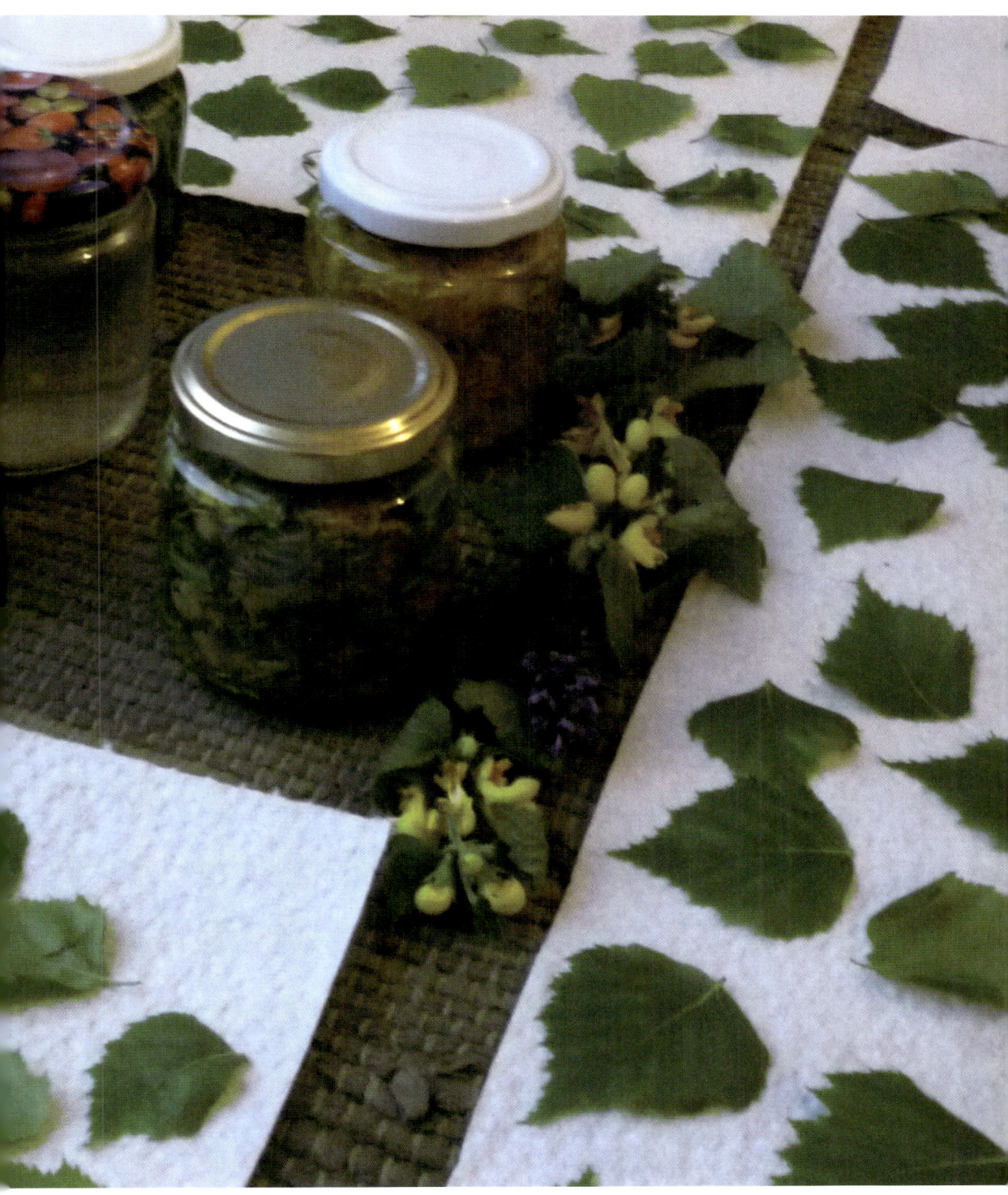

Lebewesens entwickeln wir nur, wenn wir es mit allen unseren Sinnen wahrnehmen. Wenn wir solcherart Freundschaften geschlossen haben mit der einen oder anderen Pflanze, dann erübrigen sich oft die ganz genauen Anweisungen für den Umgang mit ihr, über Anbaubedingungen, Standortansprüche und auch den passenden Erntezeitpunkt.

So erging es mir jedenfalls. Zu Beginn meines eigenständigen Lebens als Hausgärtnerin und Sammlerin in der freien Natur richtete ich mich möglichst genau nach diversen Vorschriften. Bis ich dreierlei Erfahrungen machte: Erstens funktionieren diese Angaben nicht immer und überall, zweitens ist jede Pflanze anders und das noch dazu jedes Jahr wieder und drittens bemerkte ich irgendwann, dass eigentlich die Pflanzen selbst mir genug Hinweise gaben. Was aber tatsächlich hilfreich ist: eine ausreichende Portion Hausverstand. Der sich übrigens tadellos weiterentwickelt, wenn man ihn ernst nimmt! Ich stelle hier außerdem sehr unwissenschaftlich die These auf, dass der gemeine Hausverstand – lateinisch *ratio communis* (habe ich gerade völlig frei erfunden!) – in Wahrheit ein Gefühl ist. Das noch dazu Hand in Hand mit der Intuition arbeitet. Wahrscheinlich funktioniert er deswegen oft bemerkenswert besser als der andere (Verstand, meine ich).

Oft fragt mich jemand, ob ich mich beim Ernten und Verarbeiten nach dem Mondkalender richte. Tja, das ist so eine Sache. Manchmal passt einfach alles zusammen, dann tue ich es. Aber meistens ist es anders. Im Kalender steht, heute wäre ein guter Tag, um Blüten zu ernten, vielleicht scheint sogar die Sonne und ich habe sogar wirklich Zeit. Nur – gestern hat es fürchterlich geregnet und heute ist alles noch waschelnass. Jetzt kommt es darauf an, wofür ich die Blüten ernten will. Für einen Frischpflanzentee, zum Verzieren unseres Salates zu Mittag oder zum Ansetzen einer Frischpflanzentinktur ist es kein Problem, wenn die Pflanzen nass sind. Für einen Ölauszug oder zum Trocknen müssen sie aber wirklich ganz abgetrocknet sein.

Ich mache es am liebsten so, dass ich zuerst eine bedächtige Runde durch den ganzen Garten wandere. Am schönsten ist das in der Früh, dann wünsche ich allen Lebewesen, die mir begegnen, einmal als erstes einen guten Morgen. Und schon fangen die Blumen an, zurückzurufen, sie drängeln sich geradezu in meine Aufmerksamkeit. Ich bemerke dann so beim Begrüßen, wer heute gerade gepflückt werden möchte, bei wem es noch ein paar Tage oder auch länger dauern wird, wer sich an einem Platz besonders wohl oder unwohl fühlt (das behalte ich fürs nächste Jahr gleich im Gedächtnis), oder auch, wer gerade heute besondere Beachtung braucht. Dann streichle ich eben über ihre Blätter oder umarme auch einmal einen Baum. Ich glaube, man kann auch für Pflanzen einfach Zärtlichkeit empfinden.

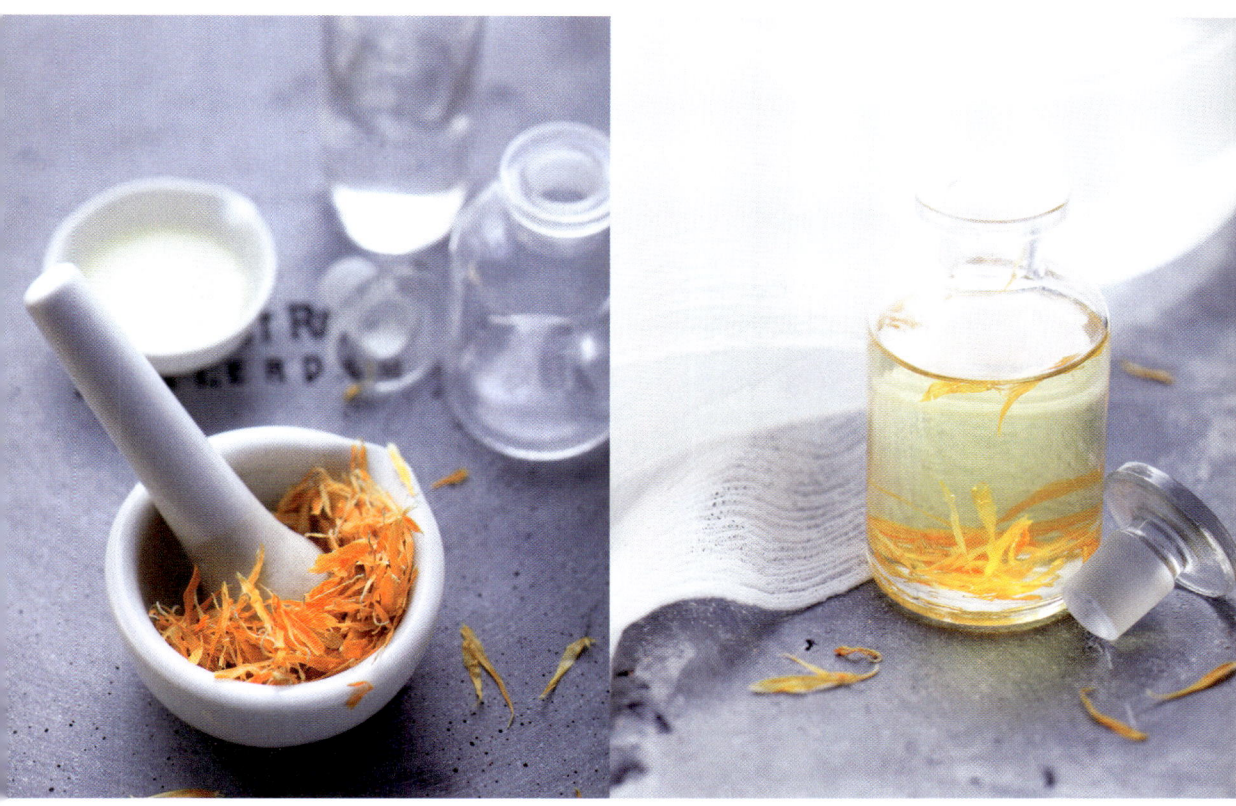

Ein Gefühl für die Persönlichkeit eines Lebewesens entwickeln wir nur, wenn wir es mit allen unseren Sinnen wahrnehmen.

Also man könnte meine gesammelten Ernteerfahrungen in etwa so zusammenfassen:
Nicht ich stelle den Ernteplan auf, sondern die Natur selbst. Sollte ich zu Beginn noch Schwierigkeiten haben, den Plan lesen zu können, na dann muss ich eben üben. Das finde ich aber nun wirklich nicht schlimm, denn was kann es für ein schöneres Klassenzimmer geben als meinen liebevoll gepflegten Garten oder die freie Natur einer Gegend, in der ich mich wohlfühle!

TROCKNEN

Das Trocknen von Heil- und Gewürzkräutern ist eine uralte menschliche Kultur-technik. Es diente immer der Vorsorge, meistens, um für den Winter die medi-zinische Grundversorgung für die Familie oder die Gruppe zu sichern. Manche Pflanzen fand man nur an ganz besonderen Plätzen oder bei außergewöhnlichen Gelegenheiten, oft waren sie auch von mystischem Wissen umgeben. Für diese, so wie auch für eventuell verwendete Giftpflanzen, waren je nach Lebensraum die lange und sorgfältig ausgebildeten HeilerInnen, SchamanInnen, Medizinfrauen oder -männer zuständig. Später bekamen diese Aufgaben andere Bezeichnungen, im Grunde hat sich aber nichts daran geändert. Den Kindern ein Grundwissen über Kräuter für den Alltag zu vermitteln, war Teil der Erziehung und so selbst-verständlich wie das Kennenlernen der Nahrungspflanzen. Das hat sich allerdings sehr geändert. Und hat zu einer bedeutenden Wissenslücke quer durch einige Generationen geführt. In den letzten Jahren merke ich aber immer stärker, dass sich Menschen wieder auf die Suche nach dem alten Wissen machen. So werden wir gemeinsam den dünnen Faden wieder zu einem immer stärkeren Seil drehen!

Aus ganz praktischen und auch finanziellen Gründen wäre noch vor einigen Jahr-zehnten niemand auf den Gedanken gekommen, wegen jeder Erkältungskrank-heit oder Verletzung einen Arzt oder ein Krankenhaus aufzusuchen. Für diese Fäl-le gab es in allen Familien ein vererbtes Grundwissen und damit das Vertrauen, sich selbst mit den gesammelten Heilkräutern, auch mit verschiedenen anderen – oft geheimen – Familienrezepten, versorgen zu können. Natürlich erfordert es Achtsamkeit, Wissen und Aufwand, oft erscheint es uns bequemer, bei jeder Ge-legenheit den passenden Spezialisten aufsuchen zu können. Nur sind es oft ganz banale Gründe, die uns daran hindern: Es ist Feiertag, du hast gerade kein Auto zur Verfügung, du bist selber krank, das Telefon funktioniert nicht – wir könnten noch viele Eventualitäten aufzählen.
Wenn du dich auskennst und entsprechend ausgestattet bist, dann ist dir das in vielen Fällen einfach egal und nachdem deine Ideen aus dem Herzen kommen, sind sie zum Beispiel für deine Kinder auch sehr oft die besten. Aus den vielen Jahren des Zusammenlebens mit unseren fünf Kindern könnte ich dir da einiges berichten.

Für das Trocknen von Pflanzen ist nur mäßig warme Luft nötig. Auch die Lage-rung erfordert keinerlei weitere Energiezufuhr. Das finde ich grundsätzlich sehr sympathisch.
Es gibt zwei bewährte Methoden des Trocknens: aufhängen oder aufbreiten. Mit einer gemeinsamen Bedingung: kein direktes Sonnenlicht auf das Trockengut. Vielleicht hast du das auch schon einmal bemerkt, mir jedenfalls ist es nicht nur einmal passiert, dass ein durchsichtiges Glas mit Tee oder Gewürzkräutern zu lan-ge im Licht gestanden ist und dadurch der Inhalt ganz gebleicht wurde.
Bevor du tatsächlich ans Ernte-Werk gehst, solltest du dich ein wenig mit den Eigenschaften der ausgewählten Pflanze beschäftigen. Was sind so die bemer-

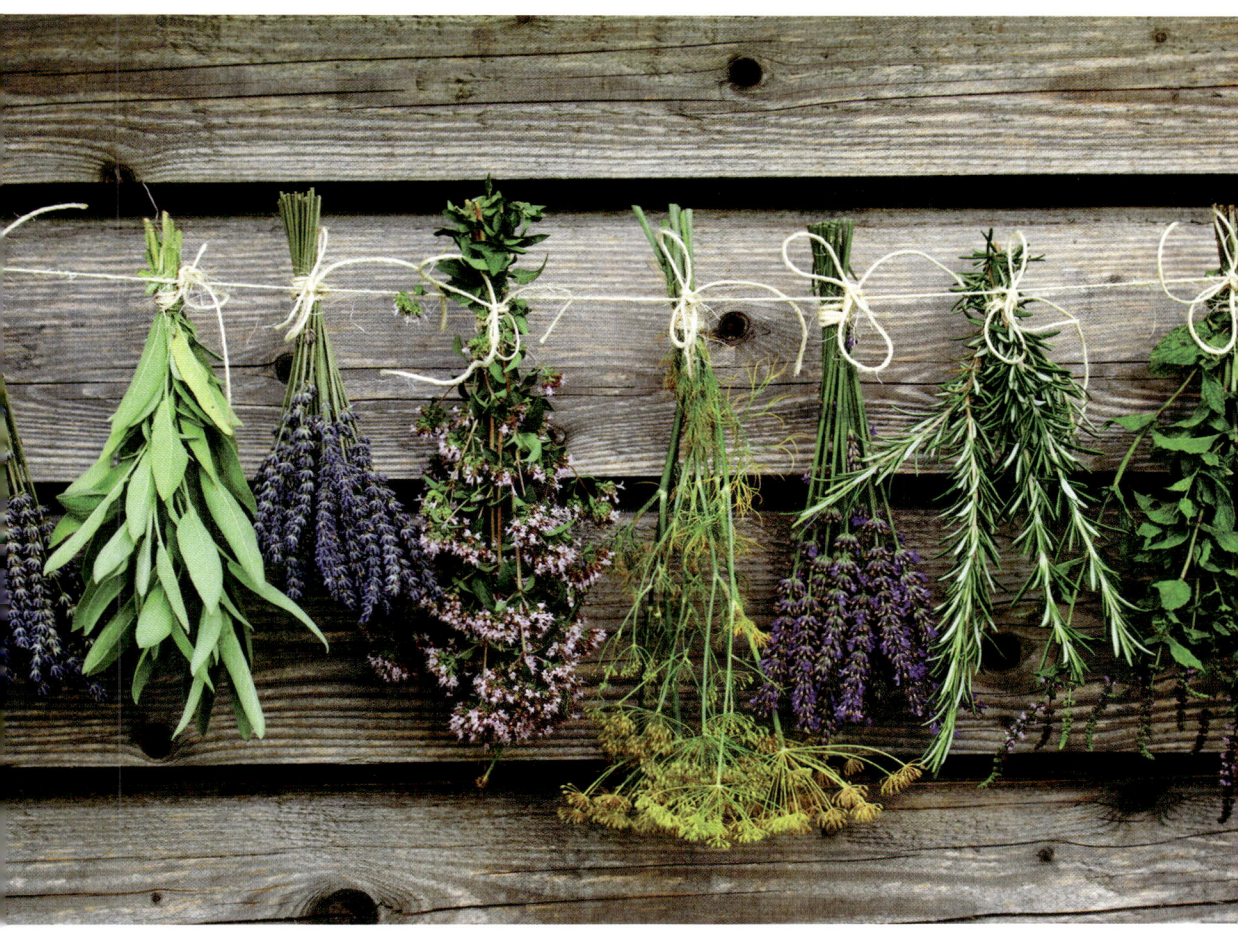

kenswerten Talente, welche Teile der Pflanze werden üblicherweise genutzt, wofür möchtest du sie verwenden …?

Es gibt eine ganz einfache, wie ich finde auch logische, Regel, um den passenden Erntezeitpunkt herauszufinden. Ganz egal, welchen Pflanzenteil wir ernten wollen, wir sollen es immer dann tun, wenn die Pflanze genau dort die meiste Energie konzentriert.

Wollen wir zum Beispiel einzelne, größere Blüten trocknen, dann sollten wir sie unmittelbar vor oder bei Beginn der Vollblüte vorsichtig abpflücken. Ganze Blütenrispen oder Dolden, wie zum Beispiel Holunderblüten, werden geerntet, wenn etwa zwei Drittel der Einzelblüten ganz geöffnet sind. Zu dem Zeitpunkt schickt der Holunderstrauch besonders viel Kraft und Aufmerksamkeit in seine Blütendolden, schließlich will er ja Hochzeit feiern! Blätter pflückst du am besten vor der Blüte, wenn du schon siehst, wo sich die Blüten entwickeln werden. Zu diesem Zeitpunkt arbeiten nämlich die Blattkraftwerke auf Hochtouren, um für die bevorstehende Blüte alles vorzubereiten.

Einzelne Blüten, Blütenstände und Blätter trockne ich am liebsten aufgebreitet auf Papier oder in flachen Körben.

Die günstigste Tageszeit ist für gewöhnlich der späte Vormittag, da haben die meisten Pflanzen ihre aktivste Zeit und die Nachtfeuchtigkeit ist ganz abgetrocknet. Hat es am Vortag geregnet, dann warte lieber einen Tag länger mit der Ernte. Es wäre schade um die Pflanzen und deine Arbeit, wenn sie noch zu feucht sind und deshalb verderben.

Sehr häufig findest du auch die Anweisung, das ganze blühende Kraut zu ernten. Da machst du es so wie bei den Blütendolden und pflückst oder schneidest einen ganzen blühenden Stängel ab. In dem Fall ist es besonders praktisch, mehrere Stängel zu bündeln und mit den Blüten nach unten an einem schattigen, luftigen Ort aufzuhängen.

Möchtest du hingegen von einer ausdauernden Pflanze die Wurzel ernten, dann überlege dir, wozu die Wurzel dient: ja genau, der Ernährung der Pflanze, der Verankerung im Erdreich und – ganz wichtig – der Vorratshaltung über den Winter. Praktisch alle Pflanzen, von denen wir die Wurzeln ernten, sind mehrjährige oder zweijährige Stauden (auch so wichtige Wurzelgemüse wie Karotten oder Sellerie), d.h. die oberirdischen Teile frieren im Winter zurück und erst im Frühling wachsen wieder junge Triebe nach oben ins Licht. Je mehr Nährstoffe und damit verfügbare Energie die Pflanze im Winter in den unterirdischen Teilen speichern kann, desto größer ist ihr Startvorteil im Frühling. Jetzt habe ich dir ja eigentlich schon alles erzählt, was du wissen musst, um den passenden Erntezeitpunkt zu bestimmen. Also entweder im späteren Herbst, bevor der Boden gefroren ist, oder im ganz zeitigen Frühjahr, wenn die allerersten Triebspitzen sichtbar werden, wenn wir die Wurzel also auch wieder leichter finden können, da hat sie die meiste Kraft. Und da dürfen wir sie ernten. Aber sei ein bisschen rücksichtsvoll mit der Pflanze, vielleicht genügt dir ja ein kleiner Teil der Wurzelmasse und du musst ihr nicht alle wegnehmen. Oder du kannst geschickt einen ohnehin zu dichten Pflanzenbestand ausdünnen und damit den Nachbarn wieder mehr Platz verschaffen! Wurzeln zu trocknen ist recht schwierig, um die Zeit ihrer Ernte ist es draußen schon oder noch kalt, für gewöhnlich enthalten sie als gespeicherte Energie viel Stärke, wenn sie dann auch noch feucht sind oder vom Graben ein wenig verletzt, dann musst du aufpassen, dass sie nicht zu schimmeln beginnen. Am besten trocknest du sie, geputzt und geschnitten, wahrscheinlich in der Nähe eines Ofens oder bei niedriger Temperatur in einem Dörrgerät.

Für die Herstellung der verschiedenen Kräuterauszüge für die Kosmetik verwende ich selber grundsätzlich lieber Frischpflanzenauszüge. Aber natürlich kommt es immer wieder einmal vor, dass ich mich in der benötigten Menge für den Winter ein bisschen verschätze, dann ist es fein, einen Vorrat getrockneter Pflanzen für alle Fälle zu haben. Und wenn ich bis zum nächsten Sommer nichts davon brauche, na dann trinken wir eben Tee oder ich mulche mit den getrockneten Blüten und Blättern die Blumenbeete!

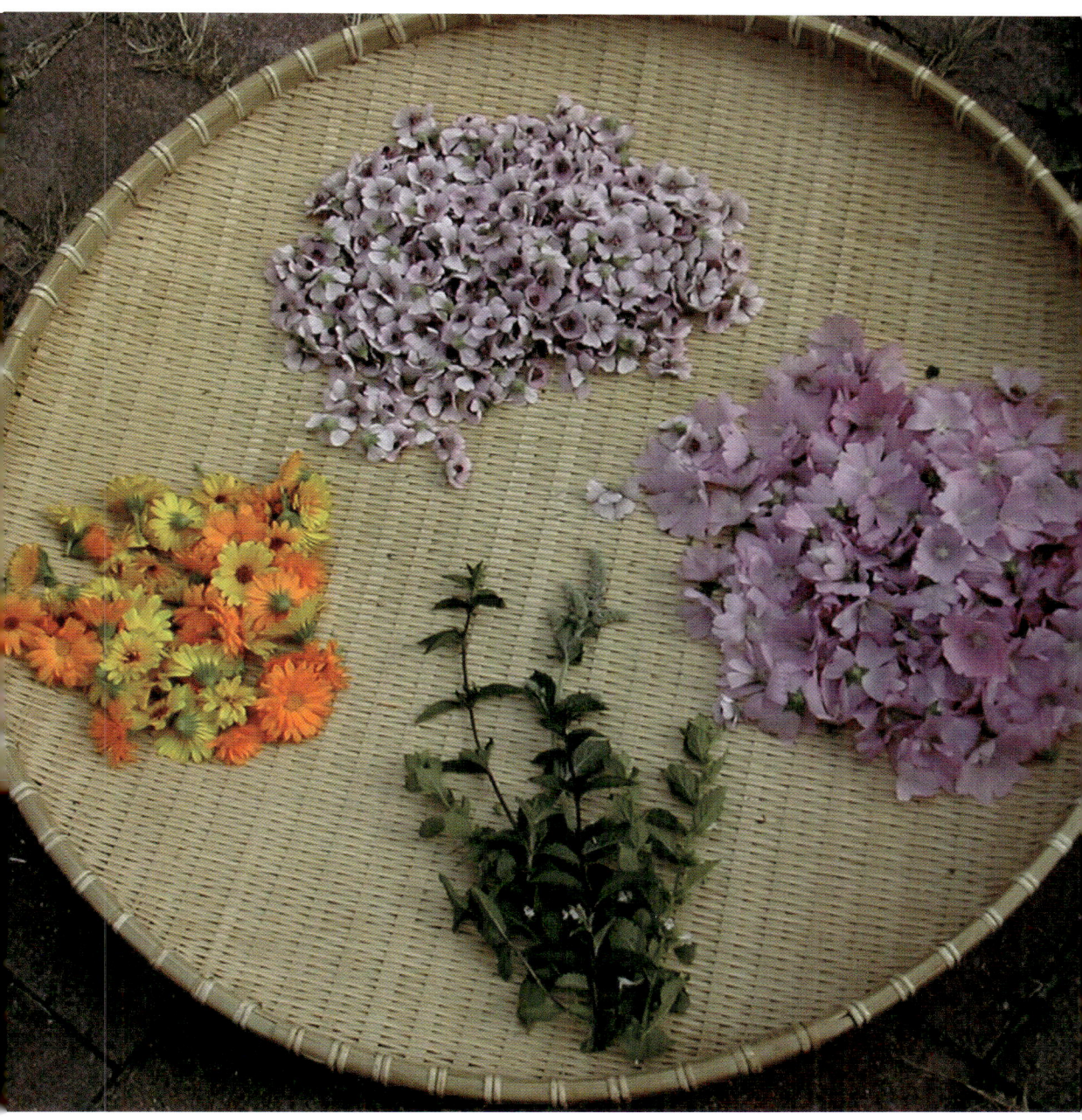

AUSZÜGE HERSTELLEN

Auszug ist die wörtliche Übersetzung des lateinischen Begriffes *extractum*, also Extrakt. Es bedeutet sehr allgemein, dass mit einem jeweils geeigneten Verfahren bestimmte wertbestimmende Wirkstoffe oder Wirkstoffgruppen aus einem Rohstoff für die weitere Verwendung herausgelöst werden. Das geschieht aus verschiedenen Gründen und auch mit sehr unterschiedlichen Zielen. Deshalb gibt es auch eine ganze Menge Möglichkeiten. Damit du dir praktisch etwas darunter vorstellen kannst, werde ich dir Beispiele geben.

Ein Beispiel habe ich sogar schon ein Stück weiter vorne erwähnt: Mamis angesetzter Nussschnaps entsteht auch durch so ein Auszugsverfahren. Extrakte, bei denen Früchte, Kräuter, Blüten und/oder Gewürze ohne Erwärmen eine Zeitlang im Auszugsmittel reifen, nennt man grundsätzlich Kaltauszüge oder Mazerate. Jeder angesetzte Schnaps, Likör oder Fruchtessig, ja z.B. auch Omas selbst gemachter Rumtopf oder dein eigener Holunderblütensirup sind Mazerate. Aromen und Wirkstoffe lösen sich im Laufe der Zeit in dem Auszugsmittel auf und vermischen sich damit. Wenn du so einen Kaltauszug mit reinem Wasser herstellst, bekommst du nach ein paar Stunden eine Art Tee, der ist natürlich nicht haltbar, in manchen Fällen aber exakt die richtige Zubereitungsform. Tee aus Pflanzen, die Schleimstoffe enthalten, wie Eibisch oder Isländisches Moos, sollst du z.B. so zubereiten, um diese Pflanzenschleime nicht durch zu große Hitze zu zerstören. Dann legt sich die Flüssigkeit wie ein beruhigender Film über die Schleimhäute in deinem kratzenden, trockenen Hals, wenn du sie lauwarm schluckweise trinkst! Du solltest so einen Tee allerdings nicht länger als einen Tag aufheben.

Möchten wir aber unseren Auszug länger aufbewahren oder weiterverarbeiten, müssen wir uns etwas anderes einfallen lassen.

Möchten wir aber unseren Auszug länger aufbewahren oder weiterverarbeiten, müssen wir uns etwas anderes einfallen lassen. Na ja, eigentlich müssen wir gar nicht mehr, es ist liegt schon sehr weit zurück in der Geschichte der Menschheit, dass irgendwelche Schlaumeier draufgekommen sind, wie Alkohol entsteht und dass Pflanzenauszüge in Alkohol sehr gut haltbar sind. Damit waren Tropfen oder Tinkturen geboren.

Eine Tinktur ist also ein Pflanzenextrakt in Alkohol. Interessanterweise steckt in der Bezeichnung „Tinktur" sozusagen schon die genaue Zubereitungsvorschrift: zehn Teile getrocknete, zerkleinerte Pflanzen werden in hundert Teilen 70%igem Alkohol in einem lichtgeschützten Glasgefäß angesetzt und bei Raumtemperatur mindestens zehn Tage lang mazeriert. Regelmäßiges Schütteln oder – bei großen Gefäßen – Umrühren (mit einem Holzlöffel) fördert die Vermischungsqualität. Dann wird die fertige Tinktur abgepresst und filtriert. So steht es jedenfalls im Arzneibuch. Das ist in der Praxis der Apotheke sehr praktisch, auch deshalb, weil man getrocknete Kräuter und Heilpflanzen – wie ich dir weiter oben schon erzählt habe – auch in größeren Mengen gut lagern kann.

Als ich so im Jahr 1995 ernsthaft begann, mich mit wirklich natürlicher Naturkosmetik zu beschäftigen, hatte ich das unbedingte Gefühl, die dafür benötigten Auszüge anders herzustellen. Mittlerweile habe ich mich schon daran gewöhnt,

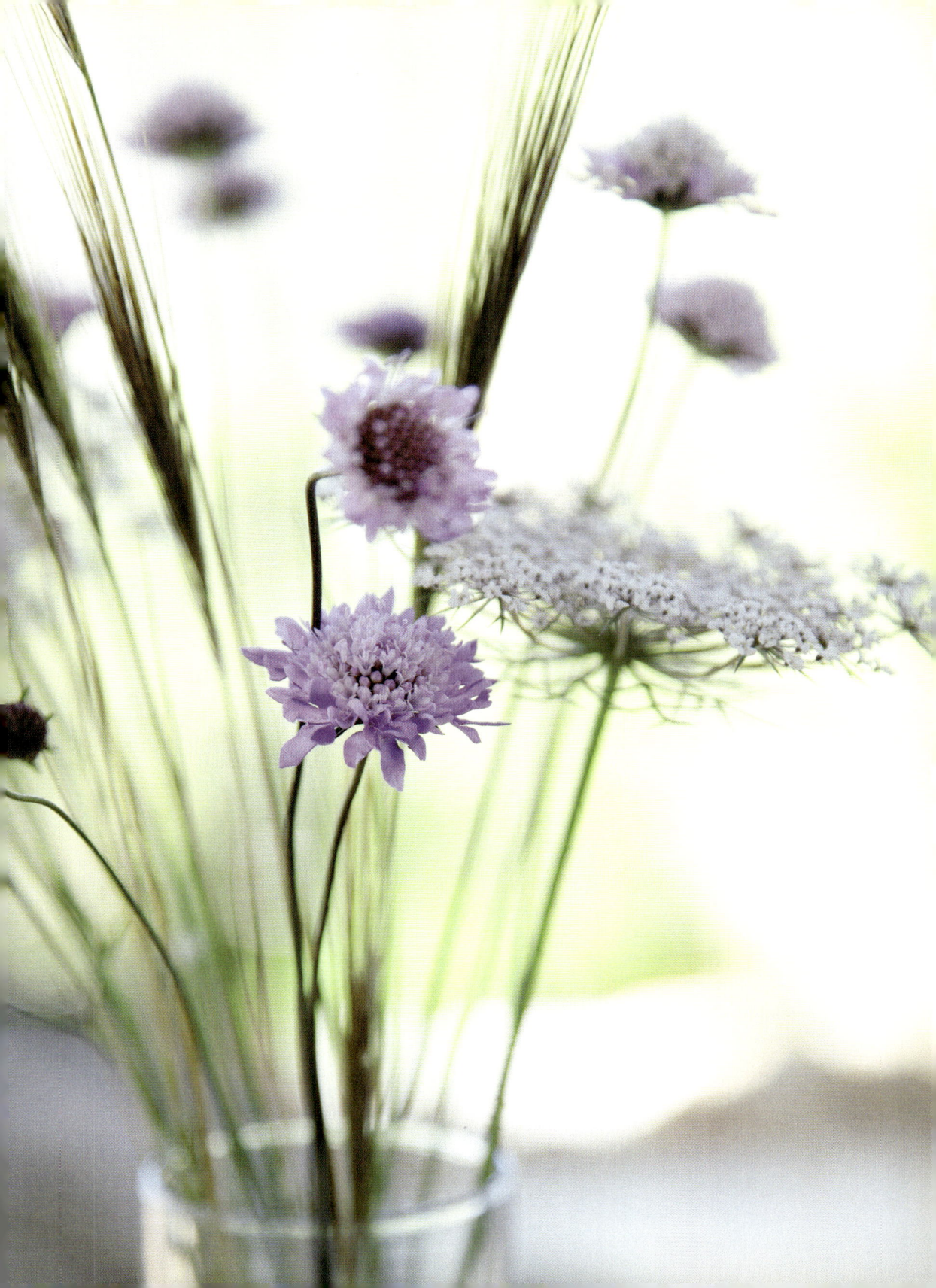

dass es für mich immer gut ist, neue Aufgaben zunächst einmal aus dem Bauch heraus zu beginnen. Erklärungen und Bestätigungen folgen immer erst nachher, nachdem ich schon eigene Erfahrungen gesammelt habe. Ich suchte also nach einer Methode, die möglichst unmittelbar im Einklang mit den Pflanzen selbst und der Natur stand, die mir qualitativ gute Auszüge versprach und möglichst wenig Arbeit machte. Die Quadratur des Kreises? Es war eigentlich äußerst einfach: Ich pflückte die Blüten direkt in ein durchsichtiges Marmeladeglas hinein, füllte das Glas mit Öl oder 70%igem Alkohol und stellte es verschlossen in die Sonne, an einen Platz, der sich für mich passend anfühlte. Damit hatte ich meine Methode gefunden, Sonnenauszüge herzustellen. Einige Zeit später fand ich heraus, dass auch bei anderen Naturkosmetikherstellern ähnliche Methoden eingesetzt werden. Offenbar ist es so, dass wir Menschen alle mehr oder weniger direkt mit demselben großen Wissenspool in Verbindung stehen, dass wir bewusst oder unbewusst aus derselben Quelle schöpfen.

Ich habe das angenehmste Gefühl also bei Frischpflanzenauszügen, die in der Natur reifen, im Rhythmus der Tageszeiten, in Verbindung mit der Erde, mit Sonne, Mond und den anderen himmlischen Kräften, auch in unmittelbarer Verbindung mit der Energie des Ortes und das bedeutet natürlich auch mit deiner oder meiner Energie, der unserer Familien und Tiere. Das fühlt sich rund und ganz an, in einem sehr tiefen Sinn heilig.

Ein paar Erfahrungen der unangenehmeren Art waren auch nötig, um zu lernen. Ich als geübte Apothekerin rechnete mir zuerst aus, wie viel von diesem oder jenem Auszug ich für meine geplante Creme brauchen würde und goss die entsprechende Menge Öl abgewogen mit ein bisschen Zugabe über die frisch gepflückten Blüten in das Glasgefäß. Das stellte ich dann voller Freude an den ausgewählten Platz, in dem Bewusstsein, dass die Natur die nächsten Arbeitsschritte ohne mein Zutun bestens erledigen würde. Dazu muss ich vielleicht auch erzählen, dass unser Garten ein paar Kilometer entfernt liegt von der Wohnung, in der wir im Alltag leben. Ich kann also nicht jeden Tag dort sein. An und für sich ist das gar kein Problem. In dem Fall war es aber eines. So bemerkte ich nämlich nicht gleich, dass die frisch gepflückten Blüten im Öl an die Oberfläche stiegen. Als ich ein paar Tage später mein Glas besuchte, war das ein recht trauriger Anblick. Die Blüten, die an der Oberfläche in den Luftraum im Glas hineinreichten, hatten sich in eine undefinierbare, bräunliche Masse verwandelt, die da und dort schon zu schimmeln begann! Schweren Herzens beförderte ich den Inhalt auf den Komposthaufen, wenigstens konnte er dort gebraucht werden.

Daraus lernte ich zwei einfache Grundregeln, die vor allem für das Herstellen von Ölauszügen aus Frischpflanzen wirklich unverzichtbar sind:
1) die gepflückten Pflanzenteile müssen ganz trocken sein, im Zweifelsfall warte lieber ein oder zwei Tage länger, wenn die Wetteraussichten gut sind, sonst ernte doch erst am Nachmittag.
2) je nachdem, wie viel du tatsächlich brauchst, wähle die Größe des Glasgefäßes so, dass sie näherungsweise zur benötigten Menge passt und fülle es immer bis

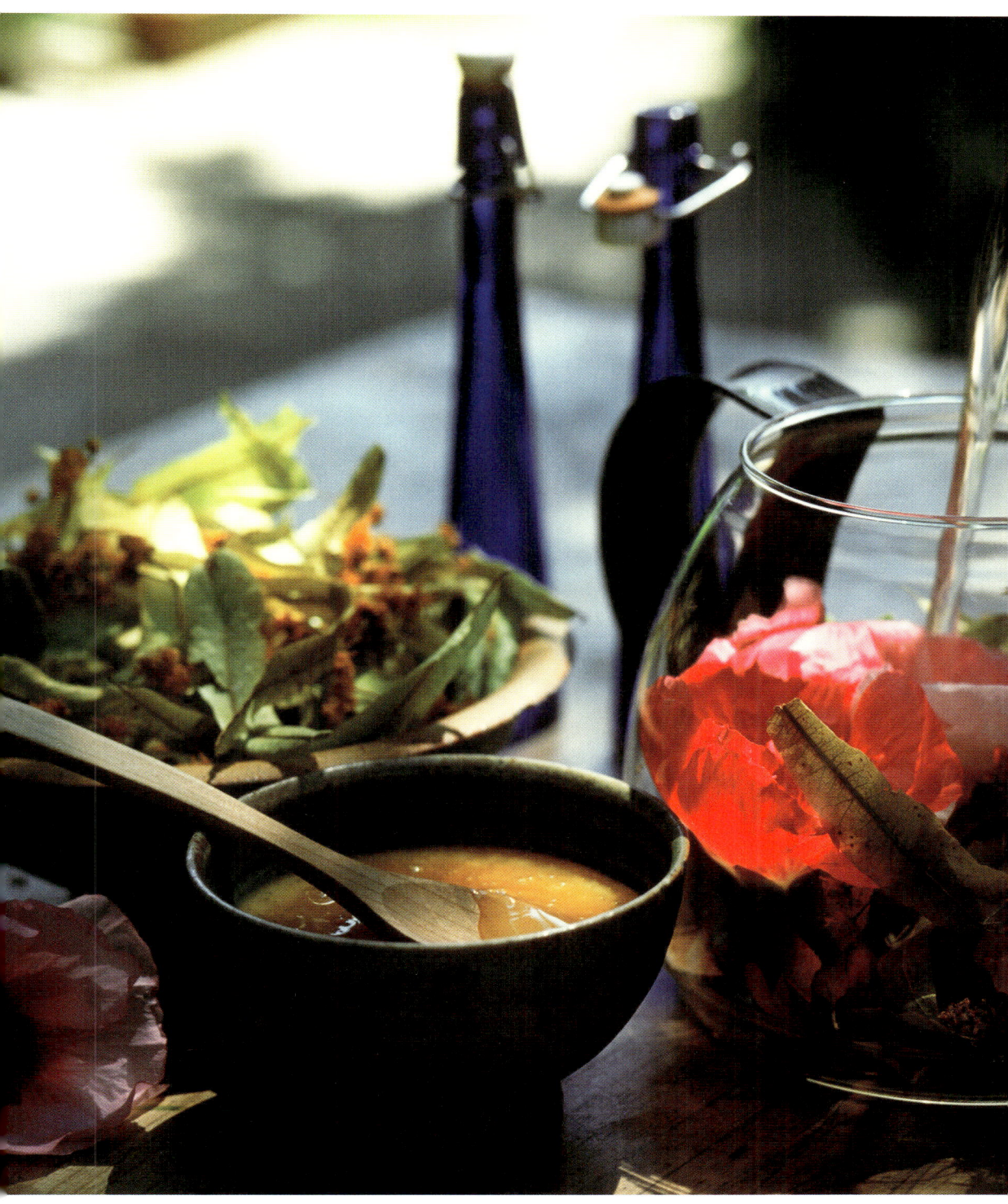

ganz an den Rand mit Öl an. Wenn das Öl sich in der Sonne erwärmt, kann es vorkommen, dass es ein wenig davon durch den Deckel drückt, das soll dir aber nur recht sein, dann gelangt nämlich ganz bestimmt keine Luft ins Glas hinein.

Bei Frischpflanzentinkturen, also alkoholischen Auszügen, fällt die erste Regel weg, weil im Alkohol sowieso Wasser enthalten ist. 70 %iger Alkohol ist die gebräuchlichste Stärke, wenn du allerdings guten eigenen Schnaps hast, kannst du natürlich den verwenden. Es gilt nur zu bedenken, dass Obstbrände einen recht ausgeprägten Geruch und Geschmack und natürlich auch Wirkungen haben, die mit Natur und Wesen des Baumes zusammenhängen. Fühlt sich das für dich passend an, dann nimm den Schnaps, er kommt ja auch aus deinem Garten. Wie ich dir schon in dem Teil über die Zutaten für die Naturkosmetik beschrieben habe, hat der Alkohol mehrere Aufgaben und Funktionen, auch in den fertigen Zubereitungen. Alle Rezepturen in diesem Buch sind mit 70 %igen Tinkturen erprobt, wenn du solche mit niedrigerem Alkoholgehalt verwendest, ist das kein Problem, du solltest nur die verwendeten Mengen anpassen, also auch den tatsächlichen Alkoholanteil im Schnaps kennen!

Aus einigen Pflanzen stelle ich auf dieselbe Art wie die Frischpflanzentinkturen auch Mazerate in Apfelessig her. In ihnen verbinden sich die Wirkungen der Pflanzen mit den ganz interessanten Eigenschaften des Apfelessigs.
Extrakte der ganz anderen Art stellen die duftenden ätherischen Öle dar und die Pflanzenwässer oder Hydrolate, die bei der Wasserdampfdestillation quasi nebenbei entstehen und über die ich an anderer Stelle schon etwas ausführlicher erzählt habe. Mit der entsprechenden Ausrüstung und Erfahrung könntest du natürlich selbst Duftöle destillieren. Was in der Praxis meist dagegen spricht, ist die benötigte Menge der gleichzeitig geernteten frischen Blüten. Pflanzenwässer herzustellen macht allerdings, glaube ich, sogar in Hausgartendimensionen nicht nur Spaß, sondern auch Sinn.

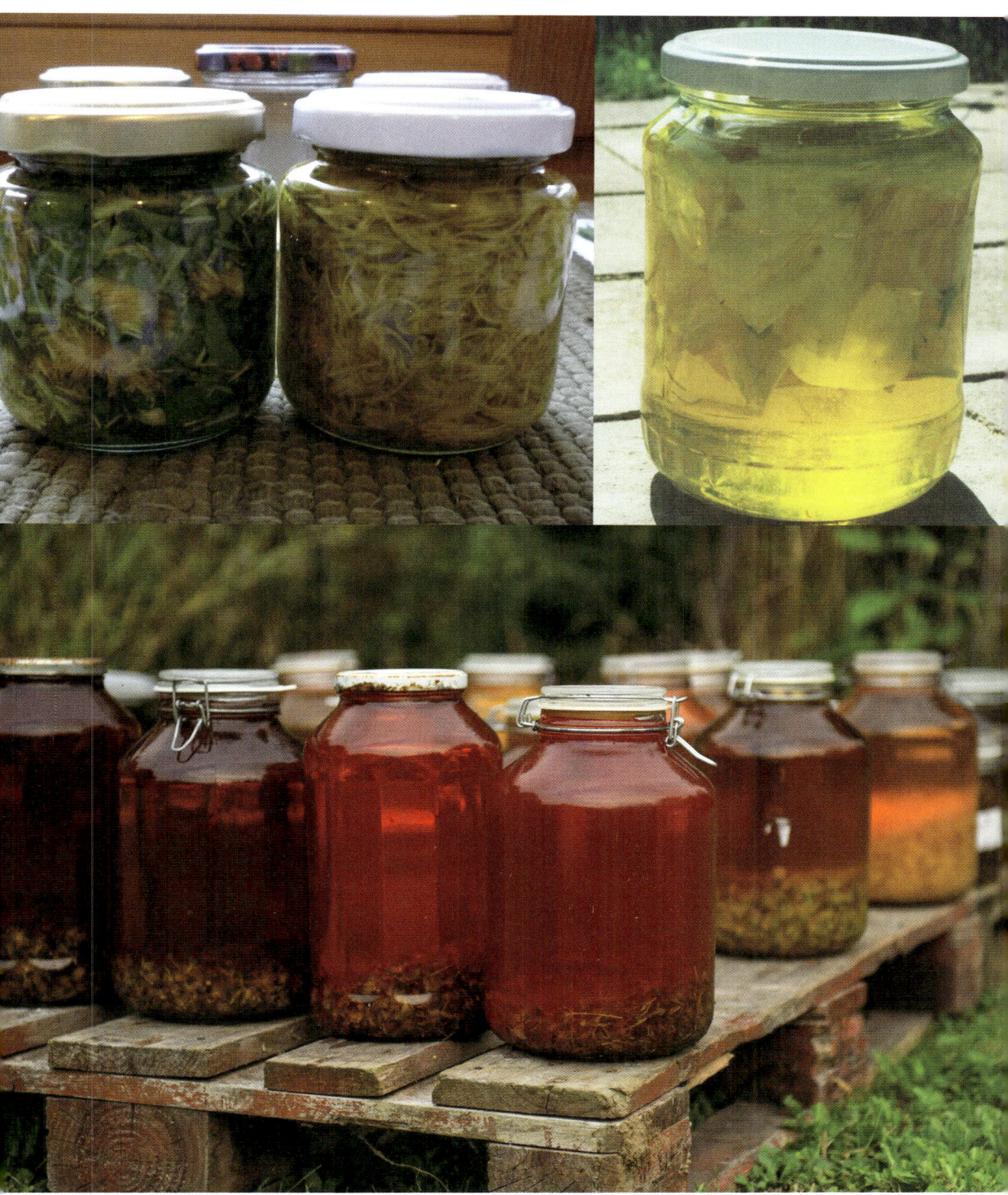

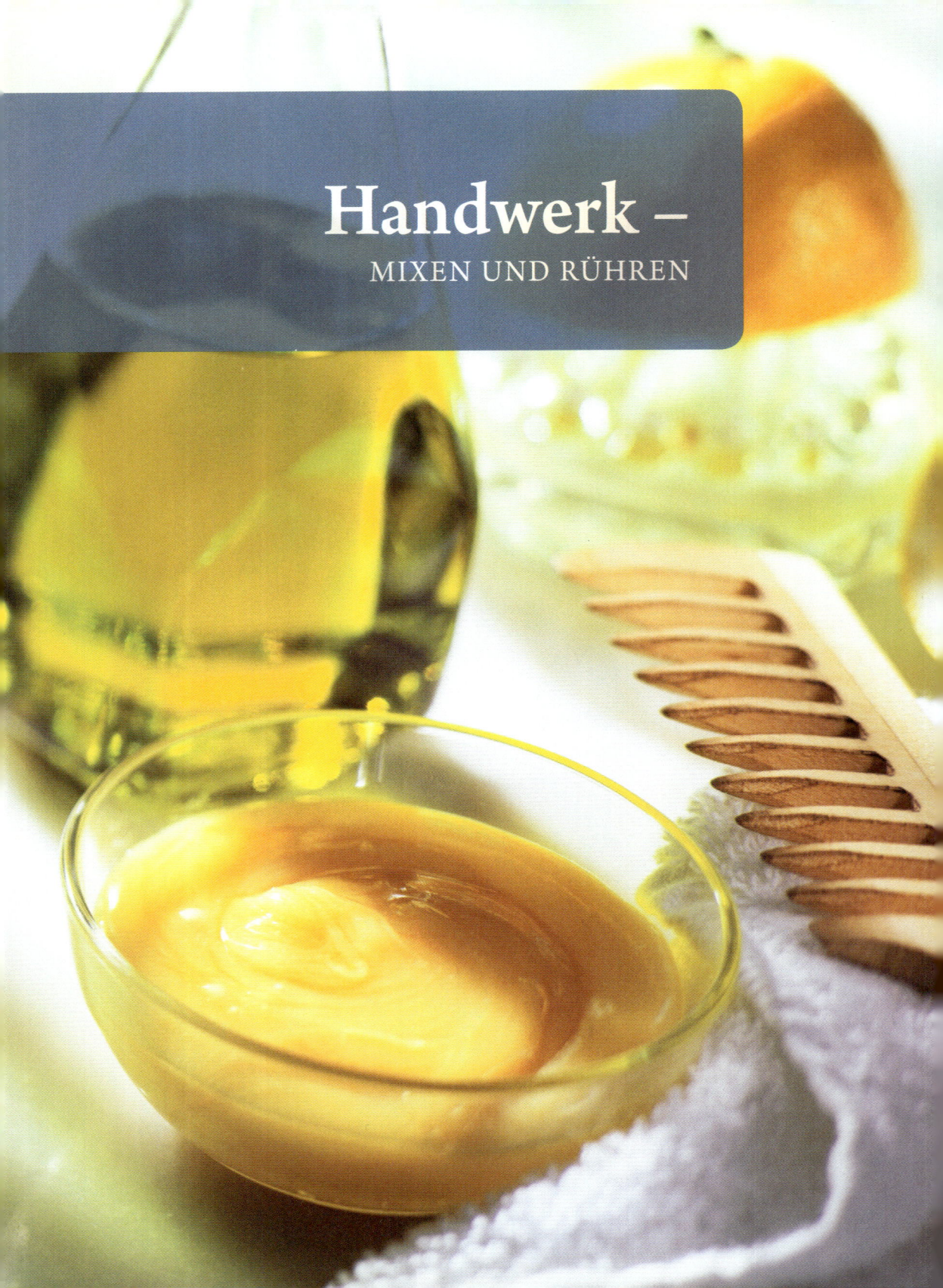

Handwerk –
MIXEN UND RÜHREN

In der *Naturkosmetik-Werkstatt*

VORBEREITUNGEN

Wenn Kinder in meine Naturkosmetikwerkstatt schauen, erkennen sie sofort: „Das ist ja eine Küche!" Ja natürlich ist es eine Küche, wir kochen dort zwar andere Spezialitäten als üblich und müssen vielleicht etwas konsequenter auf große Sauberkeit achten, aber das sind die einzigen wirklichen Unterschiede. Du kommst auch für deine Eigenproduktion tadellos mit haushaltsüblichen Werkzeugen und Geräten aus.

Schauen wir uns das jetzt einfach systematisch an. Du brauchst:
Kochplatte
Küchenwaage (gut ist, wenn sie 1 g genau anzeigen kann, praktisch, wenn sie sich auf Null stellen lässt = Tarafunktion)
Mixstab (eignet sich besser als ein Handmixer) oder
Mixbecher (=Blender), ist oft Teil der Küchenmaschine oder
Patene und Pistill
Messer zum Portionieren der Wachse
Teigschaber zum Verrühren, Abfüllen und Ausputzen
Küchenpapier
Untersetzer
Kochgefäß für das „Wasserbad", am angenehmsten mit Stiel
Glas- oder Keramik (eventuell Edelstahl-)Gefäß zum Schmelzen von Wachsen und Ölen
Tiegel oder Flaschen für deine erzeugten Schätze
Rezeptur (zum Schutz am besten in einer Klarsichthülle)
eventuell Notizblock zum Mitschreiben (spontane Änderungen, was musst du für nächstes Mal wieder besorgen …)
Etiketten und wasserfesten, lichtfesten Stift zum Beschriften

Und das Wichtigste: die benötigten Zutaten!
Am besten stellst du dir alles geordnet griffbereit auf die Arbeitsfläche. Ich mache das am liebsten so, dass ich die Flaschen und Vorratsbehälter in der Reihenfolge hinstelle, wie ich die Zutaten brauche, und nach dem Abwiegen stelle ich sie gleich an einen anderen Platz, dann weiß ich immer, was ich schon drinnen habe. Eine Schürze oder Ähnliches ist praktisch, meine T-Shirts haben jedenfalls dauernd Ölflecken, weil ich meistens nicht daran denke.

HALTBARKEIT

Die Rezepturen, die ich dir in diesem Buch weitergebe, sind seit vielen Jahren erprobt. Selbst wenn hin und wieder eine neue Kreation dazukommt, vom Prinzip her sind alle gleich aufgebaut und es gibt daher auch keine großen Unterschiede in der Haltbarkeit. Ich kann aus dieser Erfahrung heraus sagen, dass alle diese Zubereitungen, wenn du sie nach den Angaben herstellst, mindestens ein Jahr lang haltbar sind. Leinöl ist so empfindlich, dass ich Cremes, in denen es enthalten ist, auch wirklich nicht länger verwenden würde. Alle anderen Zubereitungen verändern sich meistens viel länger nicht. Wichtig sind, neben den erstklassigen Zutaten, Sauberkeit und Geschwindigkeit bei der Herstellung und gut verschließbare Gefäße aus Glas oder kosmetikgeeignetem Kunststoff. Wenn du ein wenig auf Vorrat produzierst, dann sollst du die ungebrauchten Tiegel nicht zwischendurch öffnen. Das ist so ähnlich wie mit Marmelade- oder Kompottgläsern.

Außerdem spielt interessanterweise gleichmäßige Temperatur eine Rolle. Viele heben zur Sicherheit ihre Kostbarkeiten im Kühlschrank auf. Ich habe die Erfahrung gemacht, dass das nicht wirklich günstig ist. Erstens könnte durchaus sein, dass deine Creme plötzlich nach Zwiebeln oder Ähnlichem riecht, aber vor allem ist es in den meisten Kühlschränken so kalt, dass Oliven- und Jojobaöl fest werden, Kokosöl sowieso. Wenn das geschieht, dann zerfällt die Emulsion, die wässrigen Bestandteile trennen sich von den öligen, die festen Bestandteile werden ganz hart und die schöne Creme ist unbrauchbar. Bemerkst du das sehr rasch, dann kannst du die Creme vorsichtig im Wasserbad erwärmen und verflüssigen und dann wieder sorgsam kaltrühren.

Die wichtigsten Zutaten überhaupt, zu allem, was du herstellst und tust, sind Freude an deinem Tun und Liebe mit und in und zu allem. Wir wissen mittlerweile, dass beispielsweise klassische Musik die Wasserstruktur harmonisiert, dass Pflanzen, Tiere, Kinder, alte Menschen oder solche mit besonderen Bedürfnissen positiv darauf reagieren. Lebensfreude und Liebe erzeugen keine Musik, die wir mit unseren Ohren hören können, ich bin aber sicher, dass sie ganz und gar himmlische Klänge verbreiten.

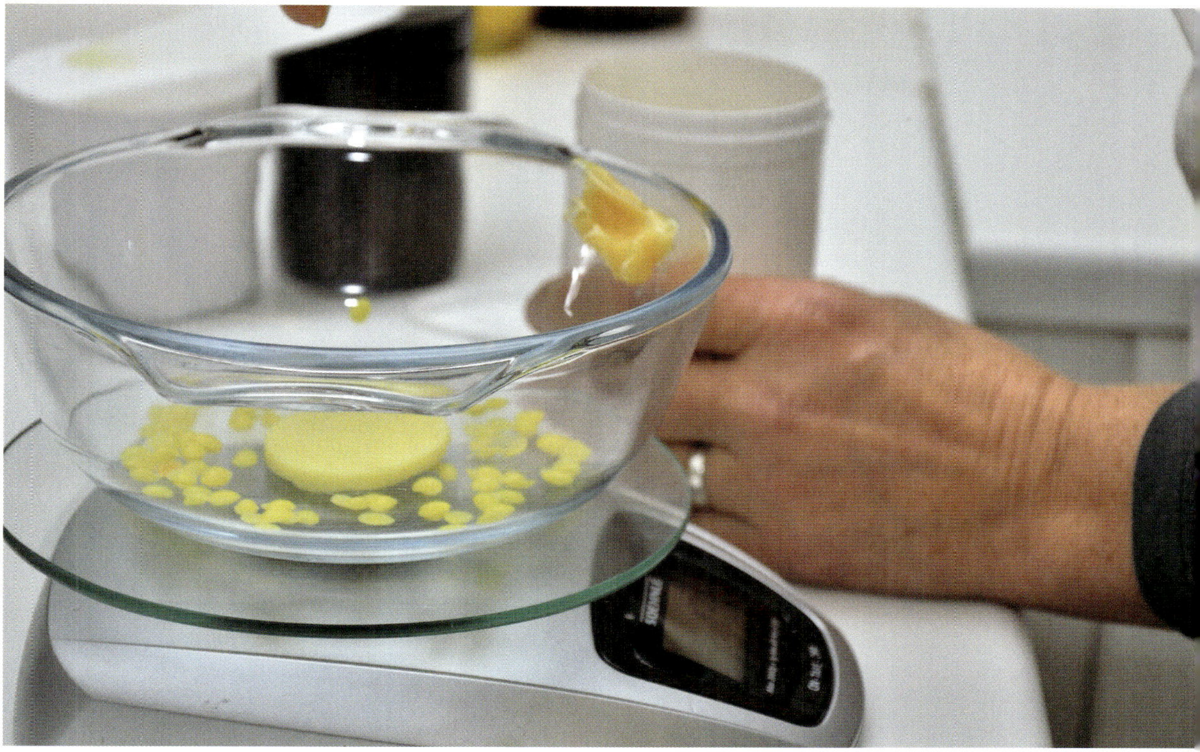

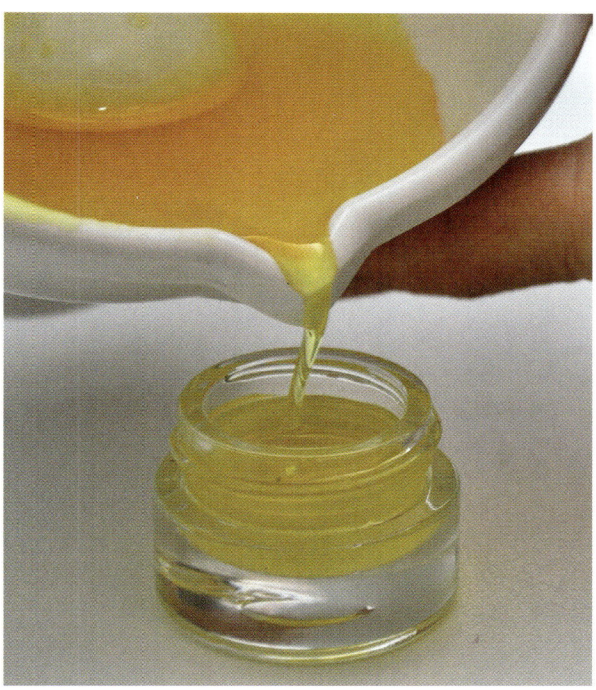

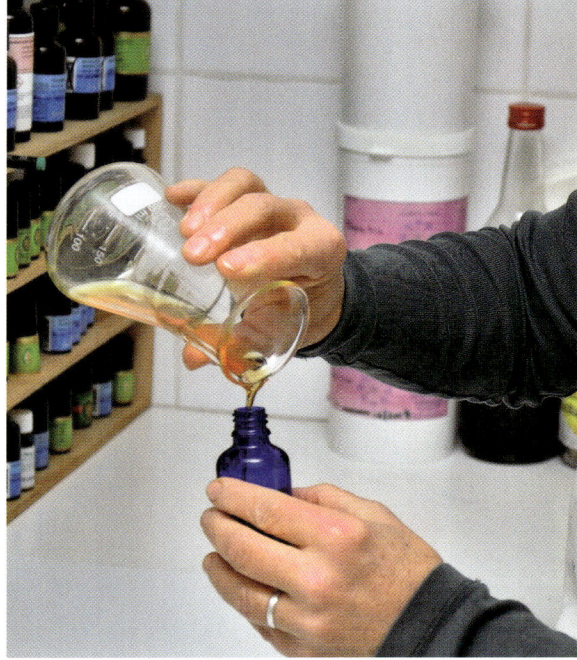

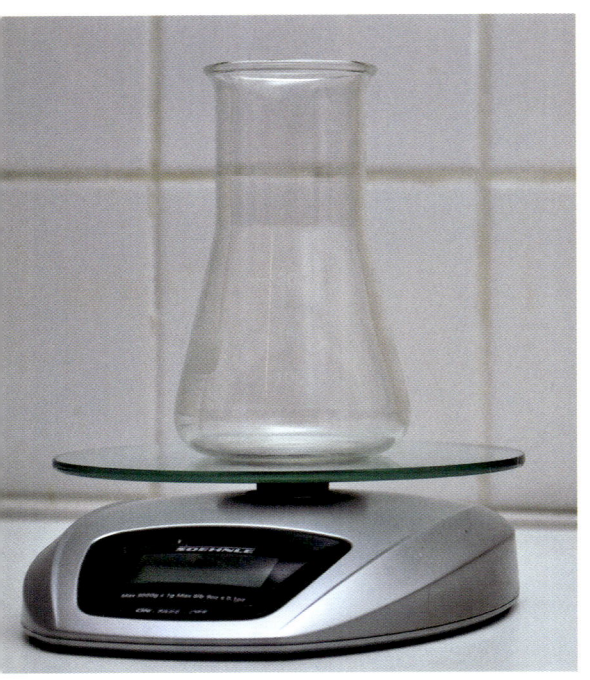
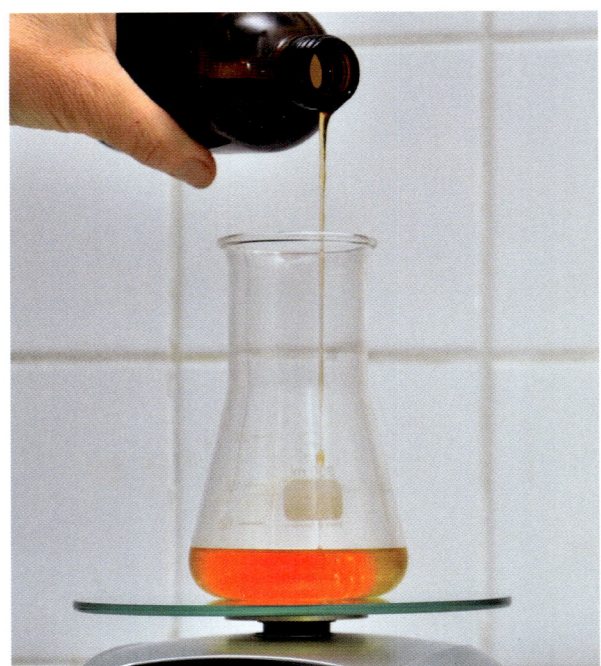

FLÜSSIGE ZUBEREITUNGEN

Die Herstellung aller flüssigen Pflegeprodukte ist vergleichsweise wenig arbeits-
aufwendig, mit ganz wenigen Ausnahmen brauchst du zum Beispiel gar keine
Kochgelegenheit (außer du hast in einer Mischung Kokosöl dabei). Wenn du für
dich selbst ein Massageöl oder Ähnliches mischen möchtest, brauchst du nicht einmal wirklich eine Waage. Willst du beispielsweise zwei Basisöle etwa zu gleichen
Teilen in deiner Flasche haben, reicht dein Augenmaß, da kommt es ja nicht darauf
an, genau gleich viel von jedem zu erwischen. Wenn du allerdings sicher sein möchtest, beim nächsten Mal genau dieselbe Mischung zu bekommen, dann wiege gut
ab und schreibe es auch auf. Mischt du gleich eine größere Menge, die du dann in
mehrere Flaschen aufteilst, hat es sich in meiner Praxis sehr bewährt, ätherische Öle
nicht schon zur Gesamtmenge dazuzumischen, sondern erst nach dem Abfüllen in
jede Flasche extra hineinzuzählen. Das liegt daran, dass wir in diesen natürlichen
Mischungen weder Emulgatoren noch Fixiermittel verwenden und die Duftöle sich
deshalb noch nicht gleich ganz vermischen, sondern an der Oberfläche schwim-
men. Dann kannst du sie kaum gleichmäßig auf mehrere Flaschen verteilen.

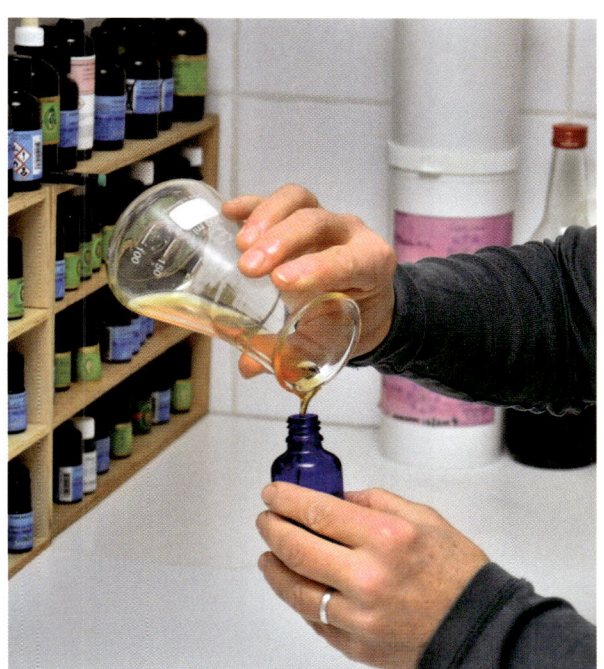
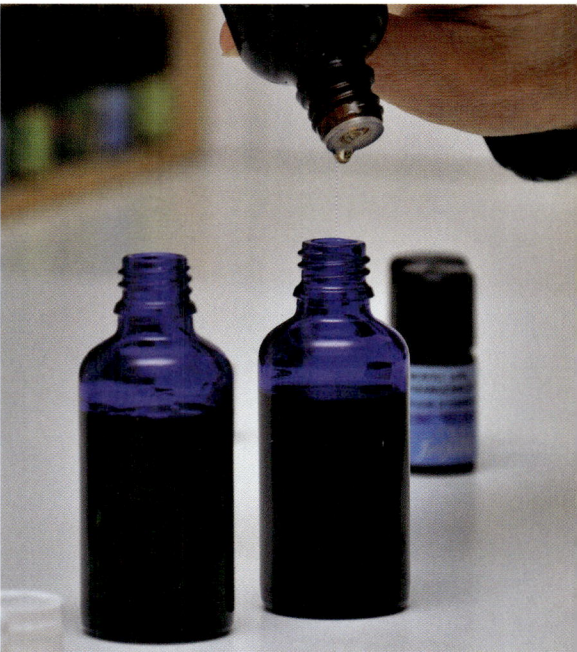

1 Du brauchst eine gute Waage, vorzugsweise mit Tarafunktion und ein Messgefäß, aus dem es sich gut ausgießen läßt.

2 Dann wiegst du alle Bestandteile zusammen in dieses Messgefäß …

3 … und verteilst die Mischung in die vorgesehene Anzahl an Flaschen.

4 Dann erst tropfst du in jede Flasche die gewünschte Tropfenzahl ätherischer Öle

Gesichtswasser/Tonic

Um ein Gefühl dafür zu bekommen, was für Zutaten du für ein angenehmes Gesichtswasser verwenden könntest, musst du dir zuerst überlegen, was es denn in deinem speziellen Fall überhaupt tun soll. Gesichtwasser ist immer auch eine klärende Nachreinigung, um eventuell noch vorhandene Reste von Reinigungsmilch oder Make-up zu entfernen. Hast du trockene, müde Haut, dann wird dir ein erfrischendes Tonikum guttun. Ich finde es in einem solchen Fall äußerst angenehm, mit dem Gesichtswasser eine lauwarme oder kühle Gesichtskompresse zu machen. Mach die Augen zu und leg dich ein paar Minuten mit der Kompresse über dem Gesicht entspannt nieder – das belebt kolossal.

Beispiele für Gesichtserfrischungen dieser Art sind der Blütenzauber, Rosenmalven-Gesichtswasser, Edelkastanien-Gesichtswasser und Lindenblütenwasser.

Blütenzauber

30 g Rosenhydrolat
30 g Melissenhydrolat
30 g Aloe-Vera-Saft
10 g Alkoh.-wässriger
Schlehenblütenauszug
Blütenessenzen:
je 2 Tr. Mallow, Olive, Angelica,
Lavender

Trockene Haut, müder Mensch – Blütenzauber hält, was der Name verspricht. Am besten in eine Sprühflasche füllen und dir die Ermunterung (auch mehrmals täglich) ins Gesicht sprühen!

Rosenmalven-Gesichtswasser

15 g Rosenmalventinktur
15 g Rotkleeblütentinktur
15 g Rosenblütenessig
55 g Belebtes Wasser
Ätherische Öle:
5 Tr. Rose, türkisch 10 %
2 Tr. Karottensamen

Der Rosenblütenessig in dieser Rezeptur ist zwar ein wenig verblüffend und ungewohnt, aber äußerst belebend, er macht dieses Gesichtswasser besonders gut geeignet für eine erfrischende lauwarme Kompresse.

Edelkastanien-Gesichtswasser

10 g Kastanienblättertinktur
10 g Kastanienblütentinktur
20 g Rosenblütenhydrolat
40 g Orangenblütenhydrolat
5 g Kastanienhonig
15 g Belebtes Wasser
Ätherische Öle:
5 Tr. Rosengeranie
2 Tr. Vanille
2 Tr. Neroli

Die belebende Wirkung dieses Gesichtswassers reicht sehr weit in die Tiefe, nicht nur der Haut, auch der Seele, wie bei dem Porträt der Edelkastanie beschrieben. Vielleicht möchtest du es dir noch einmal durchlesen.

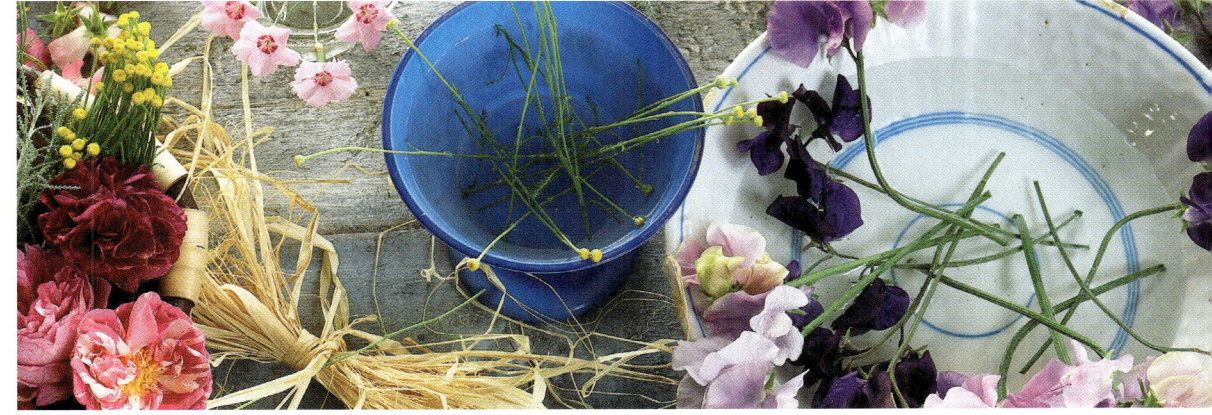

Lindenblüten-Wasser

10 g Lindenblütentinktur
20 g Orangenblütenhydrolat
20 g Melissenhydrolat
20 g Rosengeranienhydrolat
30 g Belebtes Wasser
Essenzen:
je 2 Tr. Pomegranate, Zimtrose,
Amethyst

Liebevoll und sanft ist dieses Gesichtswasser zu deiner zarten Haut!

Clear Care Gesichtswasser

10 g Echinaceatinktur
10 g Salbeitinktur
10 g Ringelblumentinktur
10 g Haselnussblättertinktur
10 g Lavendelessig
50 g Belebtes Wasser
Ätherisches Öl:
5 Tr. Bergamotte
Essenzen:
je 2 Tr. Star of Bethlehem, Crab Apple,
Bergkristall

Neigst du zu Hautunreinheiten und Entzündungen, dann sollte dein Gesichtswasser nicht nur beleben, sondern auch beruhigen, eventuell etwas zusammenziehen (adstringieren) und deine Selbstheilungskräfte unterstützen.

Haarwasser

Die erste Frage, bevor du irgendetwas zubereitest, ist immer die Frage „warum". Warum komme ich überhaupt auf den Gedanken, ein Haarwasser zu wollen, und was soll es tun? Ist meine Kopfhaut zu trocken oder zu fett, schuppt sie, reagiert sie sehr empfindlich auf diverse Pflege- oder vor allem Färbemittel? Was könnte sie denn überhaupt aus dem Gleichgewicht gebracht haben? Das können wir hier natürlich nicht im Einzelnen erörtern, aber ich gebe dir zwei Beispiele für zwei unterschiedliche Problemstellungen, damit du ein Gefühl dafür bekommst, wie das aussehen könnte. Wie der Name schon sagt, dient das erste Haarwasser der Regeneration nach einer Störung, eher bei zu trockener und deshalb schuppiger Kopfhaut, aber auch wenn die Balance in die andere Richtung kippt, kann es dir sehr angenehm sein. Ob das Problem akut und vorübergehend ist, oder sich die Unannehmlichkeiten schon länger hinziehen, spielt keine Rolle. Wenn du dich im Kapitel über die Pflanzen so richtig einlässt auf ihre Unverwechselbarkeiten, dann wird es dir wahrscheinlich gar nicht schwerfallen, die für dich persönlich passende Zusammenstellung zu finden.

Haarwasser Regeneration
40 g Melissenhydrolat
40 g Rosenhydrolat
10 g Eisenkrautessig
10 g Lindenblütentinktur
Ätherische Öle:
8 Tr. Clementine (oder Orange/Mandarine)
4 Tr. Sandelholz
3 Tr. Rosengeranie
3 Tr. YlangYlang

Das folgende Haarwasser ist eine passende Zusammenstellung, um die Kopfhaut einerseits zu beruhigen, andererseits aber auch zu aktivieren und zu erfrischen. Wir möchten sie dazu ermuntern, sich an ihre Aufgaben und Fähigkeiten zur Regulation zu erinnern. Probleme mit der Kopfhaut haben übrigens sehr häufig mit allgemeiner Übersäuerung zu tun.

Haarwasser Cool And Fresh
40 g Sandelholzhydrolat
40 g Melissenhydrolat
5 g Salbeitinktur
5 g Brennnesseltinktur
10 g Eisenkrautessig
Ätherische Öle:
4 Tr. Lavendel, fein
4 Tr. Zitrone
4 Tr. Grapefruit oder Bergamotte
2 Tr. Sandelholz
2 Tr. Teebaum

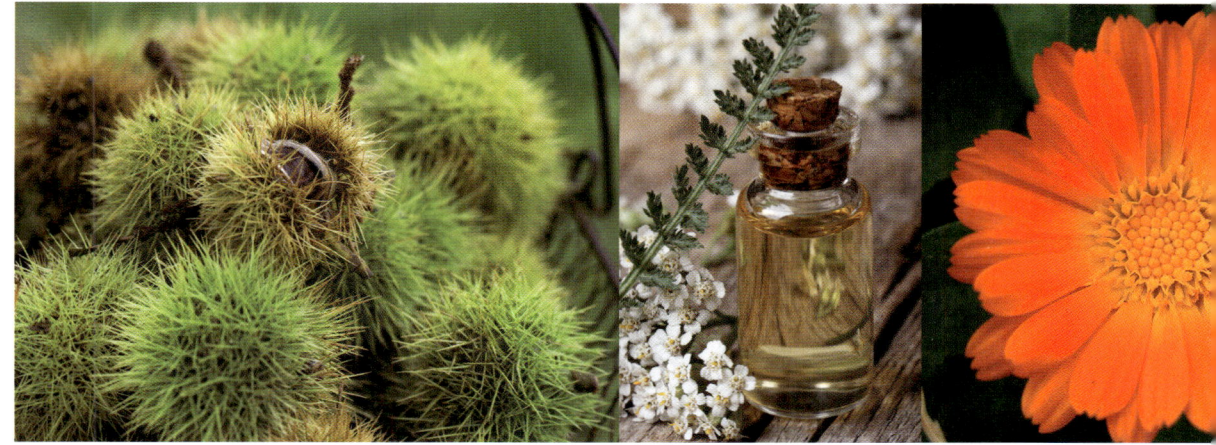

Rasierwasser

Die Rasur stellt schon ganz prinzipiell eine sehr massive Belastung der Haut dar, egal wo du dich rasierst. Und natürlich kommt es immer wieder vor, dass man sich dabei schneidet. Diese Verletzungen sind eigentlich Schürfwunden, die oft besonders stark bluten bzw. schlecht heilen. Also muss ein Rasierwasser in erster Linie zusammenziehend und heilungsfördernd wirken. Meistens erwarten wir allerdings, dass es wie ein Eau de Toilette auch stark und angenehm duftet. Auch hier erscheint es mir wieder sehr wichtig, neben den Tinkturen und Hydrolaten als Grundlage auch wirklich gute, biologische ätherische Öle zu verwenden, die im Idealfall selbst beruhigend und regenerierend wirken.
Mit den beiden folgenden Beispielen habe ich genau das versucht, sie sind auch gut erprobt.

Wegen der adstringierenden Wirkung eignet sich Kastanienblättertinktur, wiederum am besten in Kombination mit anderen besänftigenden Zutaten wie Ringelblumen, Sandelholzhydrolat und ätherischen Ölen, auch sehr gut als Bestandteil von Rasierwässern.

Sandelholz-Rasierwasser
20 g Sandelholzhydrolat
20 g Melissenhydrolat
10 g Schafgarbentinktur
10 g Ringelblumentinktur
40 g Belebtes Quellwasser
Ätherische Öle:
4 Tr. Bergamotte
2 Tr. Sandelholz
2 Tr. Zeder
1 Tr. Vetiver

Edelkastanien-Rasierwasser
20 g Kastanienblättertinktur
20 g Ringelblumentinktur
20 g Sandelholzhydrolat
20 g Melissenhydrolat
20 g Belebtes Quellwasser
Ätherische Öle:
4 Tr. Bergamotte
4 Tr. Zeder
4 Tr. Sandelholz

Mundwasser

Ein Mundwasser verwendet man für gewöhnlich, um den Atem zu erfrischen oder die aus irgendeinem Grund gereizte Mundschleimhaut zu beruhigen. Von der folgenden Mischung genügen etwa 20–25 Tropfen in etwas Wasser, du kannst sie aber zum Beispiel auf Druckstellen von Zahnregulierungen oder Prothesen auch pur auftupfen.

Mundwasser
15 g Melissentinktur
15 g Ringelblumentinktur
15 g Schafgarbentinktur
15 g Echinaceatinktur
40 g Salbeitee
Blütenessenzen:
5 Tr. Arnica
5 Tr. Calendula
5 Tr. Self Heal

Wenn du magst, kannst du auch ein paar Tropfen ätherisches Öl hinzufügen, z. B. 2–3 Tropfen Pfefferminze. Wenn du gerade homöopathische Arzneien einnimmst, dann nimm statt Pfefferminze lieber Salbei oder Zitrone!
Oder natürlich Propolistropfen! Da musst du nur darauf achten, dass genug Alkohol in der Flüssigkeit enthalten ist, sonst löst sich das Bienenkittharz nicht!

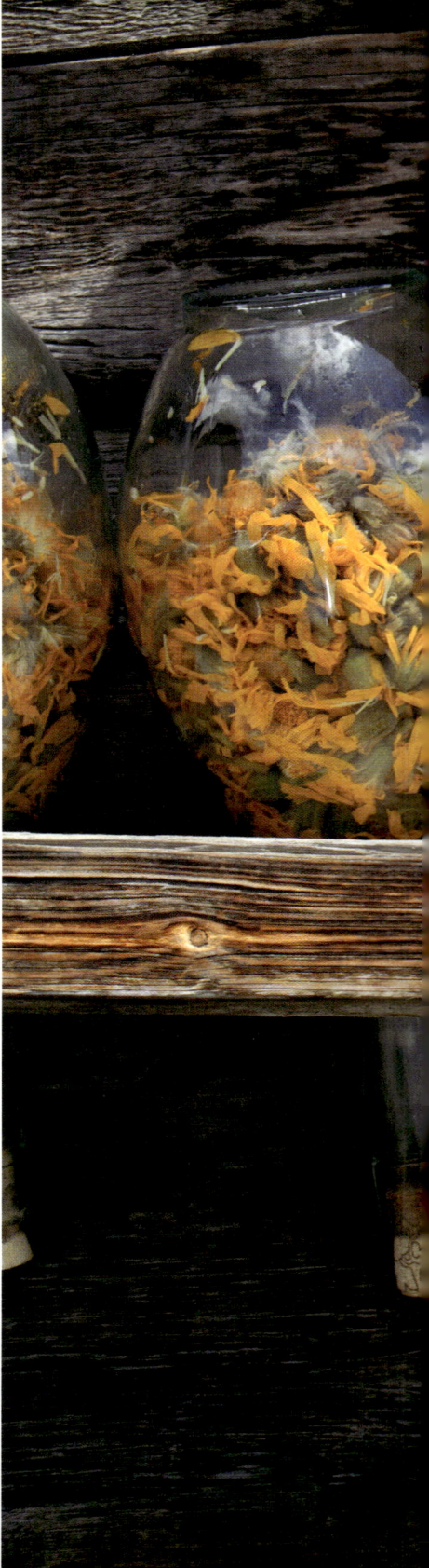

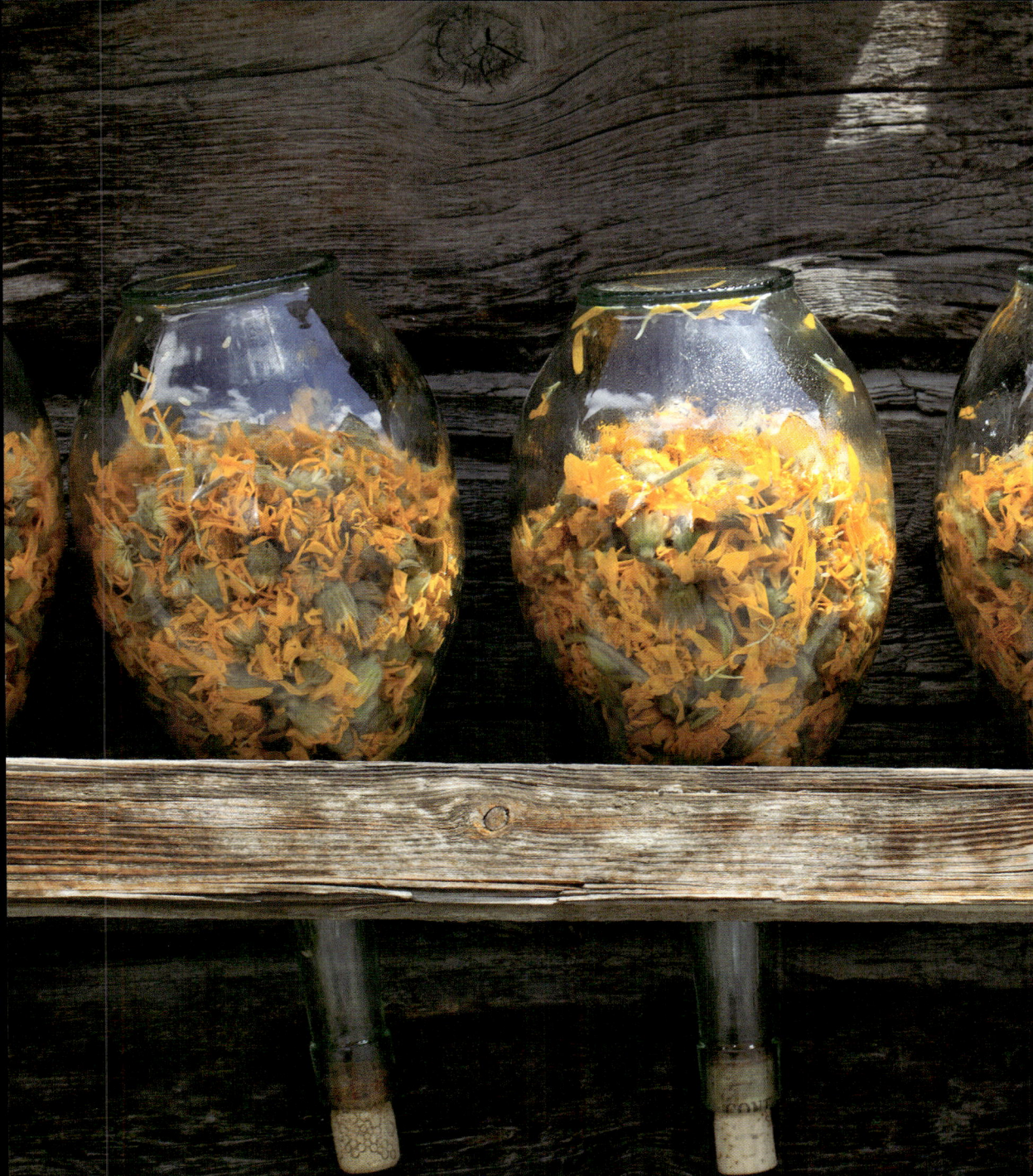

Duftwasser/Eau de Toilette

Es gab Zeiten, als in der feinen Gesellschaft gepuderte Perücken en vogue waren und Waschen die Intimsphäre verletzte, da waren Duftwässer oder die intensivere Variante, ein Parfum, in der Öffentlichkeit möglicherweise fast überlebenswichtig. Ich möchte mir die Geruchskombinationen lieber gar nicht vorstellen, die damals vorherrschend gewesen sein müssen. Andererseits kannten die Menschen voneinander den natürlichen Körpergeruch. Da war es wahrscheinlich einfacher festzustellen, wen man riechen konnte und wen nicht. Das ist immer noch, heute genauso, die unbedingte Voraussetzung für eine dauerhafte Beziehung. Dummerweise verändern zum Beispiel künstliche Hormone wie die Anti-Baby-Pille den Körpergeruch. Viele Paare lernen sich unter dieser Voraussetzung kennen und riechen. Wenn die Frauen dann die Pille absetzen, weil sie schwanger werden möchten, ändert sich plötzlich ihr Geruch. Das kann eine echte Belastungsprobe für die Beziehung werden. Mir kommt es so vor, als lebten wir heute überhaupt in einer Welt, die zumindest im öffentlichen Bereich, dort wo Menschen sich treffen, in erster Linie von künstlichen Gerüchen dominiert wird. Das kann nicht nur einfach unangenehm sein, es ist auch in einem unerhörten Maß ganz bewusst manipulativ, um Kaufentscheidungen zu lenken.

Gute Düfte sind aber natürlich etwas ganz und gar Sinnliches und Schönes. Mit natürlichen Duftölen und Hydrolaten können wir auch ganz feine Duftwässer kreiieren, die weder synthetisch noch aufdringlich sind. Je länger man sich mit Pflanzen und natürlichen Aromen beschäftigt, desto feiner werden auch die Nase und das Empfinden. Irgendwann spürst du für dich selbst ganz genau, ob ein Duft natürlich ist und für dich angenehm, bzw. erkennst du synthetische Düfte sofort. Meist dreht sich ihre Wirkung bei dir dann ins Gegenteil um, sie beginnen dich zu stören und damit funktioniert auch die Manipulation nicht mehr. Das tut dir und der Mitwelt wohl.

Im Folgenden ein Beispiel, in dem ich auf ein ausgewogenes Verhältnis von sogenannten Kopf-, Herz- und Basisnoten achte:

Duftwasser
30 g Melissenhydrolat
30 g Sandelholzhydrolat
40 g Weingeist (96 %iger Alkohol)
Ätherische Öle:
14 Tr. Litsea
7 Tr. Bergamotte
7 Tr. Geranie
12 Tr. Orange
7 Tr. Benzoe
3 Tr. Patchouli
5 Tr. Sandelholz
7 Tr. Zeder

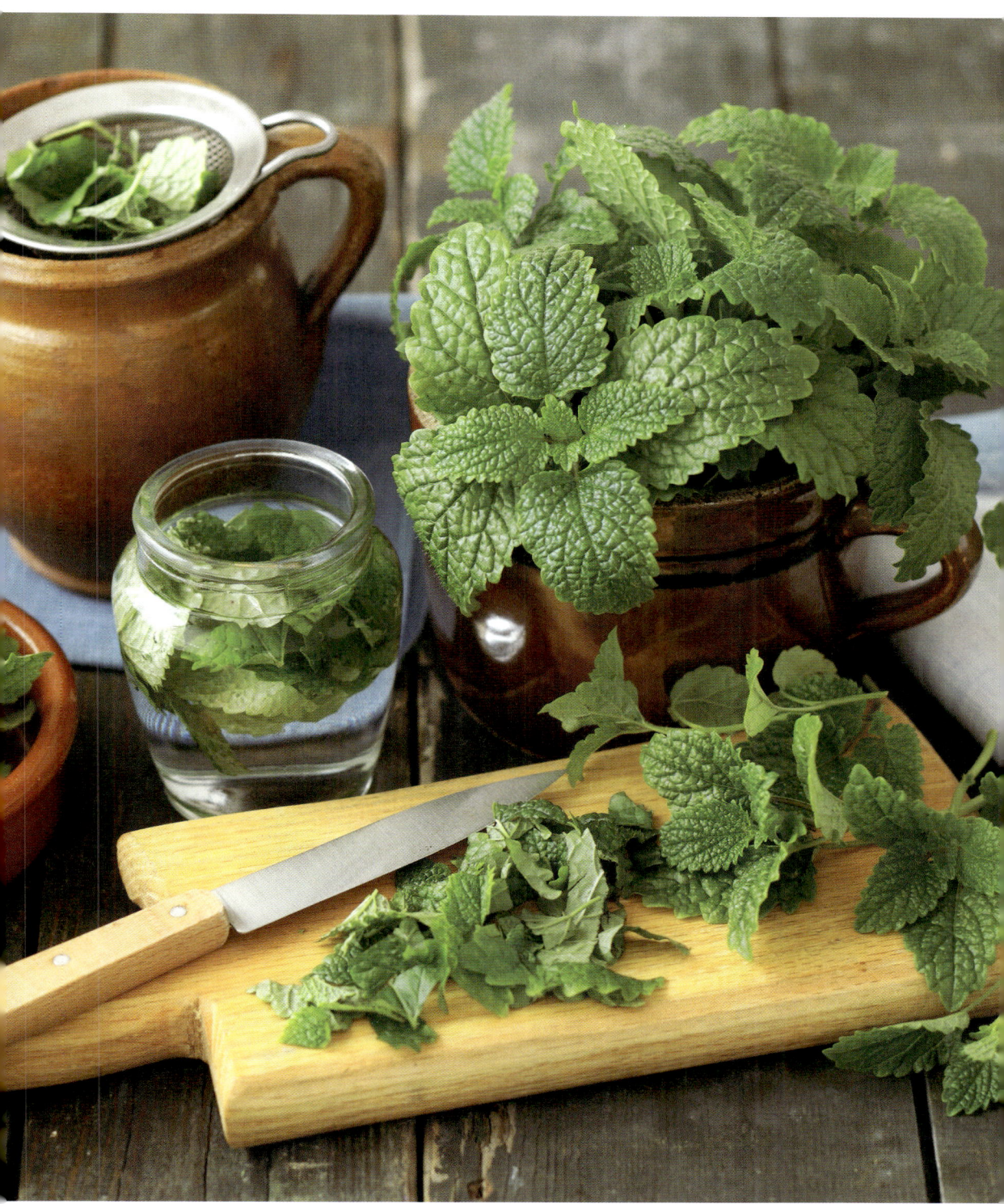

Körper- und Massageöle

Körperöle eröffnen dir ganz viele Möglichkeiten, sie zu benutzen. Sie sind eine sehr pure und sehr schöne Form, mit selbst hergestellter Körperpflege zu beginnen. Und du kannst ihnen so viel Bedeutung und Absicht geben, wie du möchtest.

Das folgende Öl ist eines mit großer Bedeutung, auch für mich persönlich, weil sowohl der Hintergrund für seine Entstehung mich zum Staunen gebracht hat, als auch die Erfahrungen in der Anwendung es nach wie vor tun. Probiere es einfach aus.

Shambhala – Energiebalance Massageöl

30 g Johanniskraut-Olivenöl	Für die Variante „Willkommen" (in
15 g Rosen-Olivenöl	einer neuen Lebenswirklichkeit) fügst
15 g Schafgarben-Olivenöl	du noch Blütenessenzen dazu:
15 g Lindenblüten-Jojobaöl	4 Tr. Arnica
15 g Rosen-Jojobaöl	4 Tr. Star of Bethlehem
Ätherische Öle:	4 Tr. Elestial-Kristall
10 Tr. Zeder	4 Tr. Shooting Star
5 Tr. Rose, türkisch 10 %ig	

Diese Shambhala-Mischungen sind ganz besondere Geschenke für uns. Außer den üblichen Anwendungen für Körperpflege und Massage gibt es für sie einen sehr feinen Hinweis: Gib dir je einen Tropfen von dem Öl auf deine Handgelenke und verteile es, indem du die Gelenke aneinander reibst, massiere wenig Öl in beide Fußsohlen und in die Brust auf Höhe der Thymusdrüse (etwa in der Mitte des Brustbeins). Diese liebevolle Einreibung genießen unruhige Säuglinge oder Kleinkinder, gestresste Mütter und Manager ebenso wie kranke und alte Menschen. Du kannst es natürlich genauso gut nach einem anstrengenden Tag für die entspannende Partnermassage verwenden (wir massieren uns am liebsten gegenseitig den Rücken damit) und es zur Massage mitnehmen. Auch Profi-MasseureInnen arbeiten sehr gerne damit. Für mich fühlt es sich rund und ganz an, das heißt, ich selbst fühle mich ganz damit.

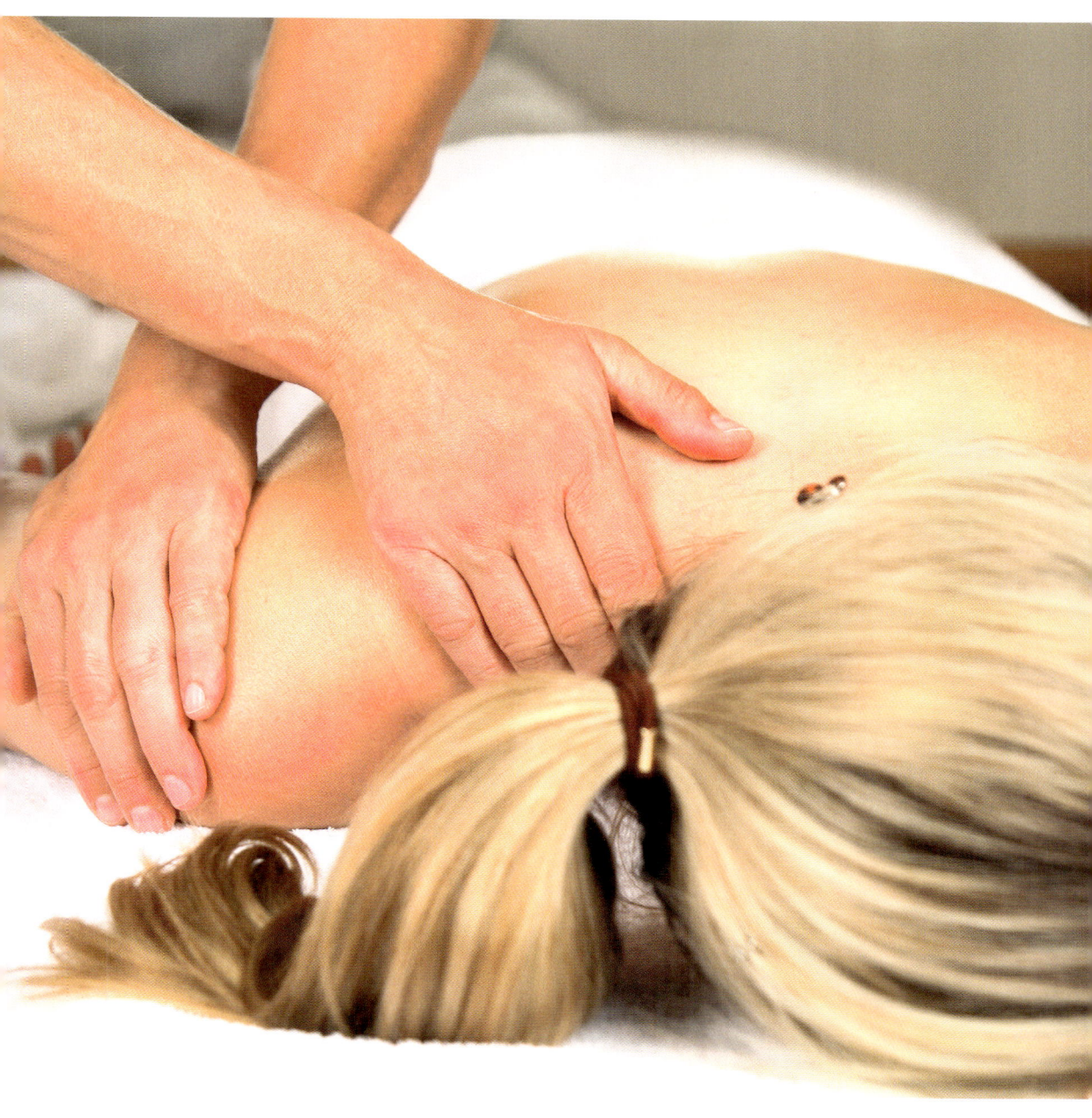

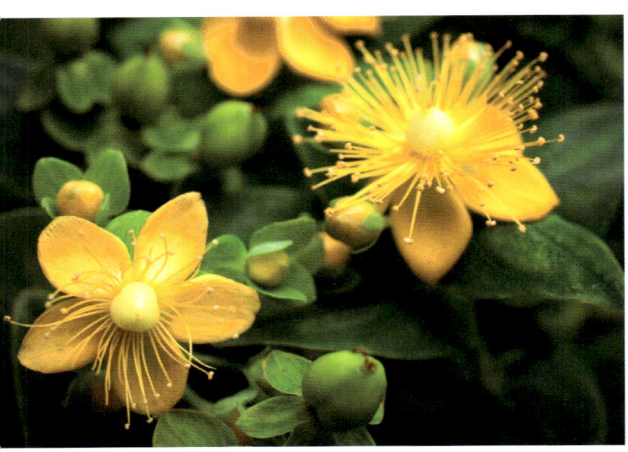
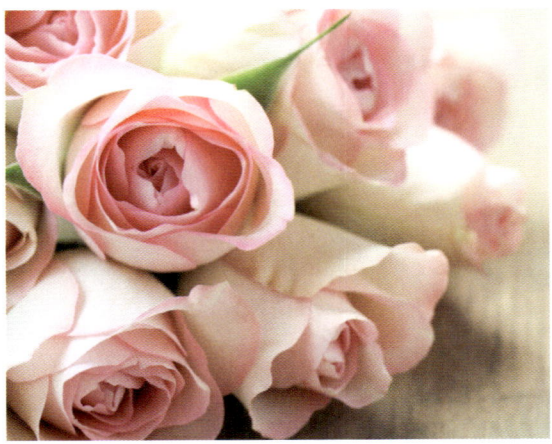

Massageöl Yin Yang

60 g Rosen-Olivenöl

23 g Sesamöl

5 g Aprikosenkernöl

2 g Wildrosenöl (Hagebuttenkernöl)

Ätherische Öle:

3 Tr. Lavendel, fein

3 Tr. Rosengeranie

5 Tr. Grapefruit oder Bergamotte

5 Tr. Mandarine, rot

2 Tr. Sandelholz

2 Tr. Vanille

Auch das Massageöl Yin Yang ist ein Balanceöl, wobei ich in diesem Fall die Pflege und Regeneration der Haut selbst im Blick hatte, beziehungsweise die Balance zwischen männlichen und weiblichen Energien in uns, auf die diese spezielle Mischung von ätherischen Ölen abgestimmt ist.

Gute Laune Öl

40 g Johanniskraut-Olivenöl

35 g Jojobaöl

10 g Avocadoöl

5 g Weizenkeimöl

Ätherische Öle:

3 Tr. Vanille

5 Tr. Rosengeranie

10 Tr. Grapefruit oder Bitterorange

Dieses Öl erklärt sich eigentlich selbst, was ich dazu nur anmerken möchte, ist, dass es sich ganz besonders gut für die dunkle Jahreszeit eignet, wenn die Haut trocken und die Stimmung möglicherweise düster ist.

Rose Pur Hautpflegeöl

70 g Rosen-Olivenöl

27 g Rosen-Jojobaöl

3 g Wildrosenöl (Hagebuttenkernöl)

Ätherisches Öl:

10 Tr. Rose, türkisch 10 %

Wenn du Rosen sehr liebst, dann ist dieses dein Körperöl! Es ist auch ein tolles Geschenk, mit dem du wahrscheinlich immer Freude bringst.

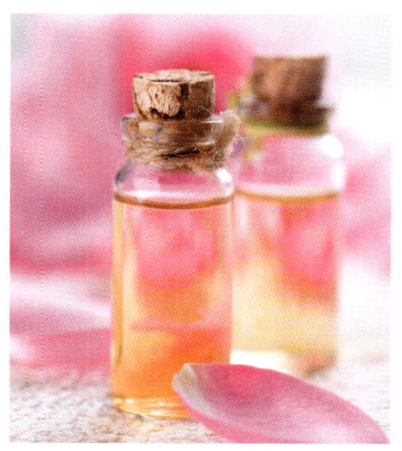
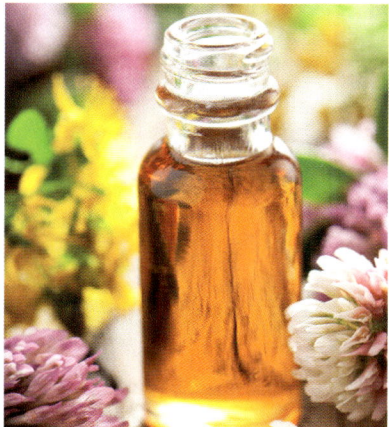
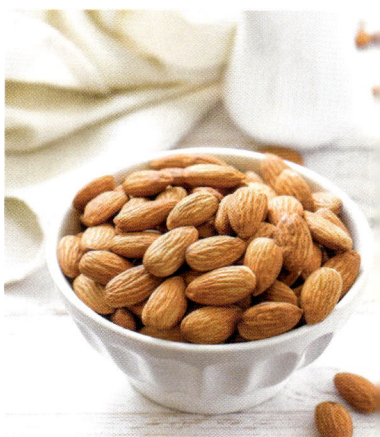

Sonnenpflegeöl

42 g Sesamöl
42 g Jojobaöl
15 g Haselnussöl
1 g Sanddornöl
Ätherische Öle:
7 Tr. Linaloeholz
5 Tr. Karottensamen
5 Tr. Lemongrass

Das ist jetzt nicht mehr die Rezeptur, die nach Vanillekipferl duftet! Ich liebe diese Mischung, sie stärkt und pflegt die Haut, macht sie samtweich und gleich von vornherein ein bisschen getönt durch das Sanddornöl. Wenn ich in der insektenreichen Jahreszeit schweißtreibende Tätigkeiten im Garten vorhabe, öle ich mich ganz ordentlich damit ein. Bremsen und Co. mögen offenbar den Geruch (im Gegensatz zu mir) nicht, außerdem haben sie Landeprobleme, ich bin einfach zu rutschig. Nun, Spaß beiseite, ich glaube, es hat noch einen anderen Grund, das Öl verklebt wahrscheinlich ihre Atmungsorgane.

Gesichtsöl

25 g Rosenmalven-Olivenöl
40 g Mandelöl
20 g Rosen-Jojobaöl
10 g Nachtkerzenöl
Ätherische Öle:
5 Tr. Neroli
2 Tr. Karottensamen
Blütenessenzen:
2 Tr. Zimtrose
2 Tr. Borage
2 Tr. Wilde Erdbeere

Dieses Gesichtsöl ist ein tolles Öl für die Gesichtsmassage, du kannst es als Intensivbehandlung anwenden (zum Beispiel mit einem feuchtwarmen Tuch darüber), und obendrein eignet es sich auch gut zum Abschminken (ein paar Tropfen auf ein feuchtes Wattepad).

Haaröl

10 g Kokosöl
45 g Sesamöl
39,5 g Jojobaöl
5 g Nachtkerzenöl
0,5 g Sanddornöl
Ätherische Öle:
2 Tr. YlangYlang
2 Tr. Sandelholz
5 Tr. Clementine oder Orange

Dieses Öl kannst du deinen Haaren gönnen, wenn sie müde und matt sind: entweder als intensive Ölpackung über Nacht, oder einfach zum Einkneten in die Haarspitzen.

Schwangerschaftsöl

40 g Rosen-Jojobaöl
30 g Mandelöl
20 g Haselnussöl
10 g Weizenkeimöl
Ätherische Öle:
4 Tr. Mandarine, rot
2 Tr. Zeder
2 Tr. Neroli
2 Tr. Vanille
2 Tr. Rose, türkisch 10 %

Ein feines pflegendes, einhüllendes Öl, das du natürlich auch verwenden kannst, wenn du nicht schwanger bist. So wie jedes der angeführten Beispiele für Körperöl kannst du auch dieses als Badezusatz verwenden, entweder mit einer Tasse Honigmilch vermischt oder mit Salz oder Wasch-/Heilerde. Das gibt auch ein wunderbares Kinderbad, ebenso wie das folgende Öl, das im Übrigen eine Ausnahme unter den Körperölen darstellt: Kokosöl ist bei Zimmertemperatur für gewöhnlich fest und muss daher im Wasserbad geschmolzen werden.

Babyöl

10 g Kokosöl
40 g Mandelöl
25 g Johanniskraut-Olivenöl
25 g Ringelblumen-Olivenöl
Ätherische Öle:
5 Tr. Rose, türkisch 10 %
5 Tr. Mandarine, rot
2 Tr. Vanille

In diesem Fall der umgekehrte Hinweis: ist auch gut für erwachsene Babys und Kinder!

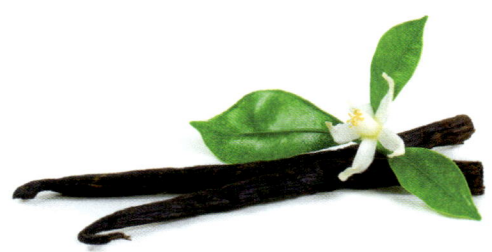

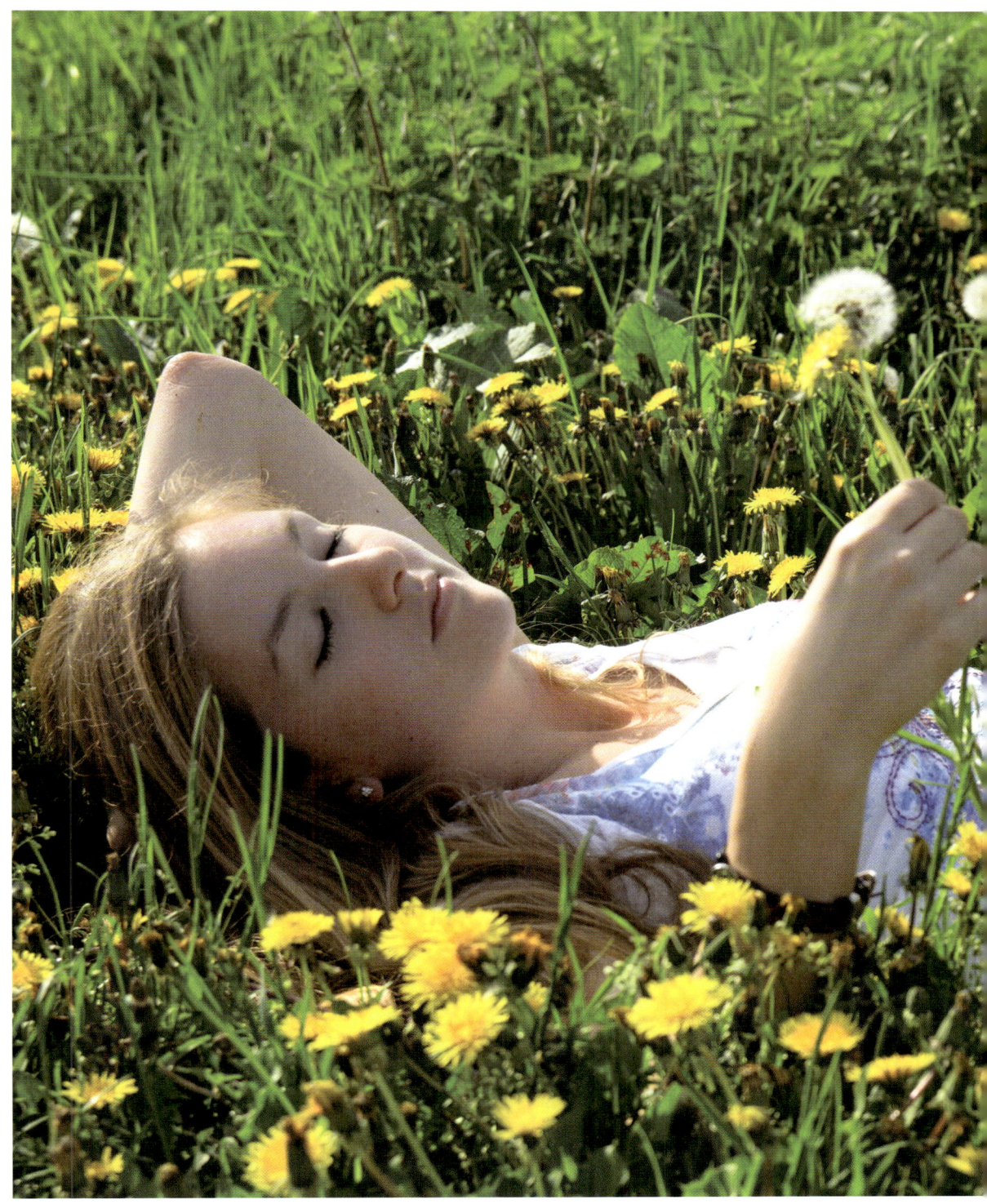

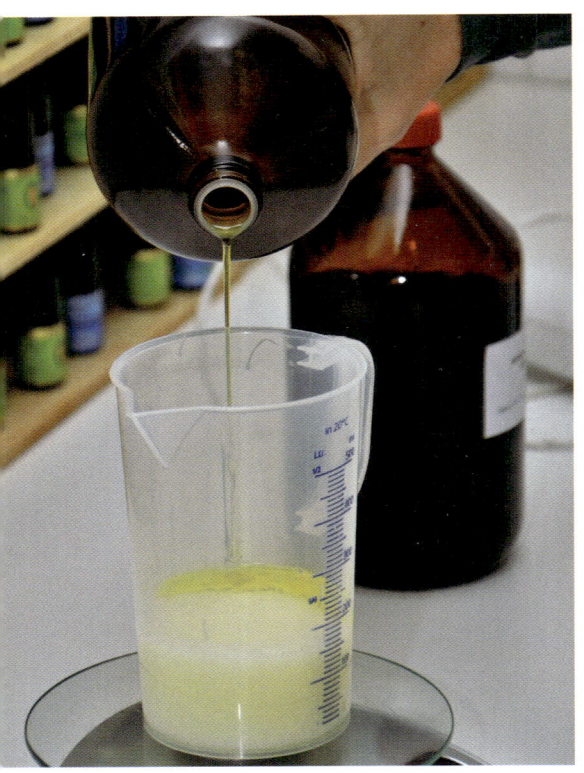
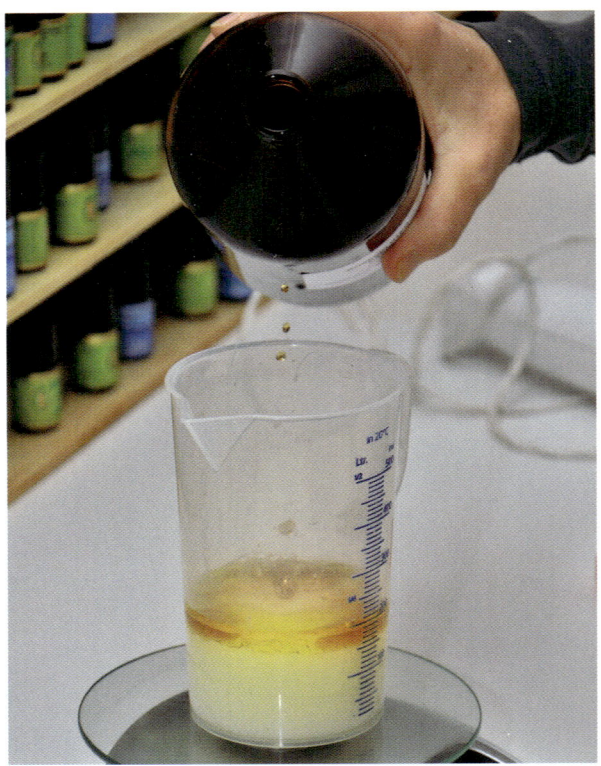

Für Dusche und Bad

In diesem Punkt war ich lange auf der Suche und lange unzufrieden. Bis ich irgendwo auf die Idee mit dem Zuckertensid gestoßen bin. Und dann war meine Freude groß, bei meinem lieben Freund Martin Sanoll eine Shampoogrundlage zu finden, die er genau auf dieser Basis komponiert hatte. Mittlerweile gehört es sozusagen zum naturkosmetischen guten Ton, Shampoos und andere Reinigungsmittel und Badezusätze mit Zuckertensid als waschaktiver Grundlage herzustellen. Theoretisch wäre es natürlich möglich, wirklich die komplette Grundlage aus den einzelnen Bestandteilen zusammenzubasteln, für den Hausgebrauch macht das aber nicht viel Sinn, noch dazu, da es diese Shampoo-Basis-Mischungen von einigen Herstellern fertig zu kaufen gibt. Die angeführten Beispiele und Vorschläge in diesem Buch sind mit der Grundlage von Sanoll erprobt und bewährt.

In den letzten Jahren ist es immer einfacher geworden, Zuckertensid auch in kleinen Mengen im Naturkosmetik-Fachhandel zu beziehen. Solltest Du also, so wie ich, doch gerne selbst eine Shampoobasis herstellen wollen, schenke ich Dir zu diesem Zweck gerne meine eigene Rezeptur:

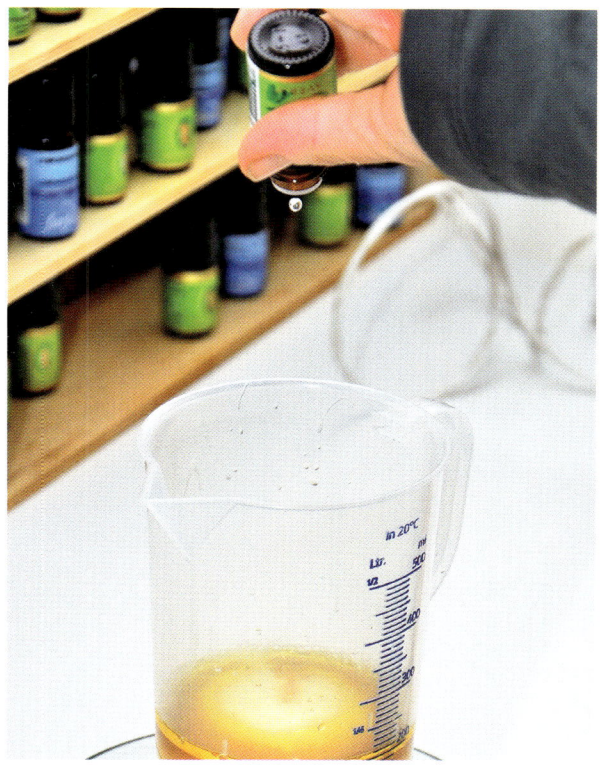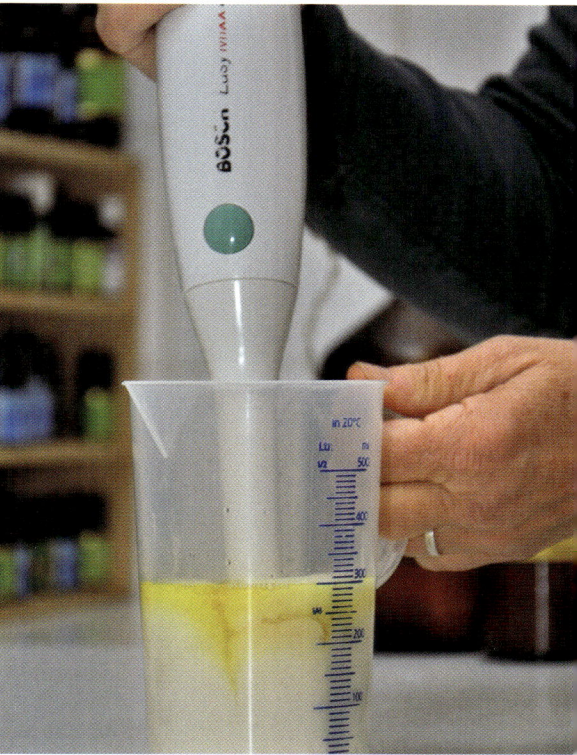

1 Shampoobasis, ...
2 ... fette Öle und Essigauszüge ...
3 ... und ätherische Öle zusammenwiegen, ...

4 ... dann vorsichtig vermischen,
  dabei immer unter der Oberfläche
  bleiben – es schäumt sonst!

Shampoobasis

330 g Zuckertensid
525 g Belebtes Wasser
3 g Zitronensäure gentechnikfrei
100 g Alkohol 70 %ig
12 g Xanthan
30 g Jojobaöl

Zuckertensid, Wasser, Zitronensäure und Alkohol zusammen einwiegen. Xanthan mit Jojobaöl in eigenem Gefäß wiegen und verrühren, dann zu den Flüssigkeiten hinzufügen und mit dem Mixstab rühren. Dabei darauf achten, dass der Mixstab möglichst unter der Oberfläche bleibt, um so wenig Luft wie möglich einzurühren. Vor der Weiterverarbeitung kurz nachquellen lassen.

Duschshampoo

Als ich damit anfing – zunächst einmal in erster Linie für mich, weil ich herkömmliche Shampoos überhaupt nicht vertragen konnte – nannte ich die Kreationen zuerst einfach Shampoo. Die meisten Leute, die ich kenne, und ich selbst auch waschen sich die Haare unter der Dusche. Wenn der feine Schaum an mir hinunterrinnt, wasche ich mir natürlich auch den Körper damit. Also für mich war das natürlich. Dann kam ich drauf, dass viele Menschen glauben, ein Shampoo dürfe man nur zum Haarewaschen verwenden. Darum heißen meine Shampoos Duschshampoo, damit klar ist, dass du sie für den ganzen Körper verwenden kannst.

Mit dem Folgenden habe ich meine trockene, juckende, schuppende Kopfhaut dauerhaft regeneriert. Seither weiß ich, dass für mich vor allem das Natrium-Laurylsulfat problematisch ist, das nach wie vor am häufigsten als Tensid verwendet wird, in den meisten Shampoos und auch Duschgels. Es trocknet grundsätzlich die Haut stark aus.

Duschshampoo Regeneration
85 g Shampoogrundlage
10 g Eisenkrautblüten-Apfelessig
4 g Rosen-Jojobaöl
1 g Nachtkerzenöl
5 Tr. Balsampappelextrakt
Ätherische Öle:
5 Tr. Clementine
2 Tr. Rosengeranie
2 Tr. Ylang Ylang extra
Wenn Clementine in Bioqualität ausverkauft ist, stattdessen:
2–3 Tr. Orange
2–3 Tr. Mandarine, rot

Das Regenerationsshampoo ist regenerierend, erholsam und fokussiert mit dem Eisenkrautessig die Regenerationskräfte auf die energiemäßig eher unterversorgte Kopfhaut.

Duschshampoo Rose-Johannisbeere
85g Shampoobasis
5 g Rosenblüten-Apfelessig
4 g Johannisbeer-Muttersaft
3 g Johannisbeerknospen-Mazerat in Glycerin (Gemmotherapie)
3 g Rosenblüten-Olivenöl

ätherische Öle:
5 Tr. Grapefruit bio oder demeter
3 Tr. Palmarosa

Dieses Duschshampoo ist ein verblüffender Lebenswecker für müde, trockene, juckende und erschöpfte Kopfhaut, und natürlich tut es auch dem ganzen Körper gut!

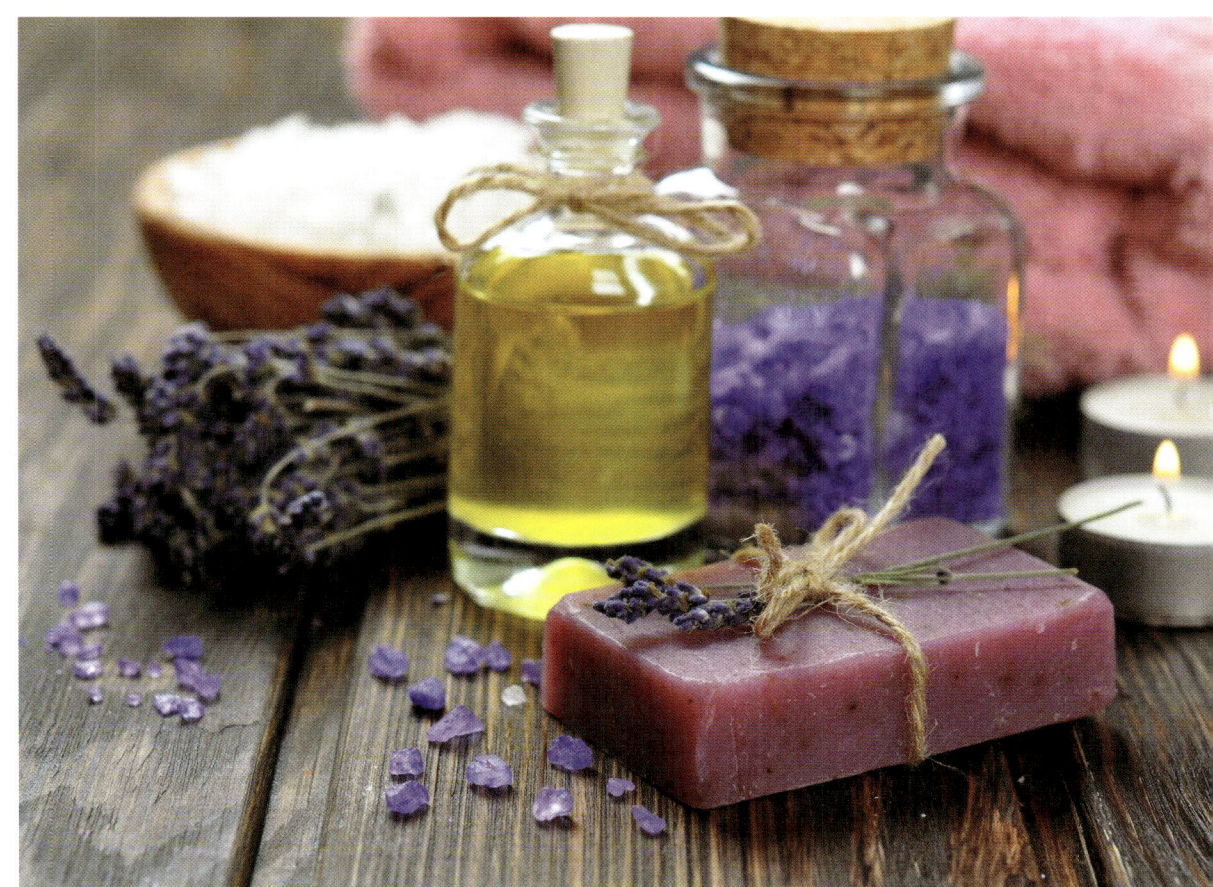

Das folgende Duschshampoo ist besonders dann hilfreich, wenn die Energiever-teilung eher so läuft, dass sie sich immer wieder im Kopf sammelt, wenn du also sehr viel mit dem Kopf arbeitest, bzw. immer wieder versuchst, durch intensives Nachdenken und Grübeln Klarheit zu finden. Der Lavendelessig ist hierbei die we-sentliche Unterstützung. Der Lavendel ist beruhigend, aber nicht im Sinne von dämpfend, sondern klärend und harmonisierend.

Duschshampoo Cool and Fresh
85 g Shampoogrundlage
12 g Lavendelessig
1 g Schwarzkümmelöl oder Hanföl
2 g Salbei-Jojobaöl
5 Tr. Balsampappelextrakt
Ätherische Öle:
3 Tr. Grapefruit
3 Tr. Zitrone
3 Tr. Lavendel (Berglavendel)

Das nächste Beispiel hat seinen Namen deswegen bekommen, weil ich es so konzipiert habe, dass du es auch während einer Behandlung mit tief wirkenden homöopathischen Arzneien bedenkenlos verwenden kannst, weil es die homöopathische Wirkung sicher nicht stört.

Homöocare Duschshampoo
65 g Shampoogrundlage
13 g Molke/Stutenmilch/Milch
7 g Alkohol 70 %ig
10 g Lavendelessig
4 g Jojobaöl
1 g Schwarzkümmelöl
Ätherisches Öl:
10 Tr. Lavendel, fein

Babyshampoo hat eine ganz feine, milde Zusammensetzung, aber natürlich ist es nicht nur für Babys verwendbar. Das Baby, das in meinem Bekanntenkreis am häufigsten dieses Shampoo verwendet, befindet sich, wie man so sagt, im besten Mannesalter.

Babyshampoo
73 g Shampoogrundlage
13 g Molke/Stutenmilch/Milch
7 g Alkohol 70 %ig
5 g Mandelöl
2 g Holunderblütenessig
Ätherisches Öl:
2 Tr. Rose, türkisch 10 %

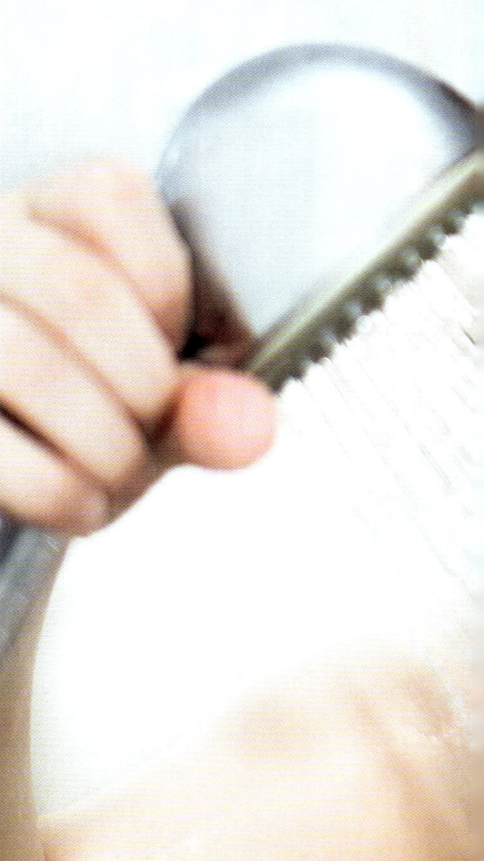

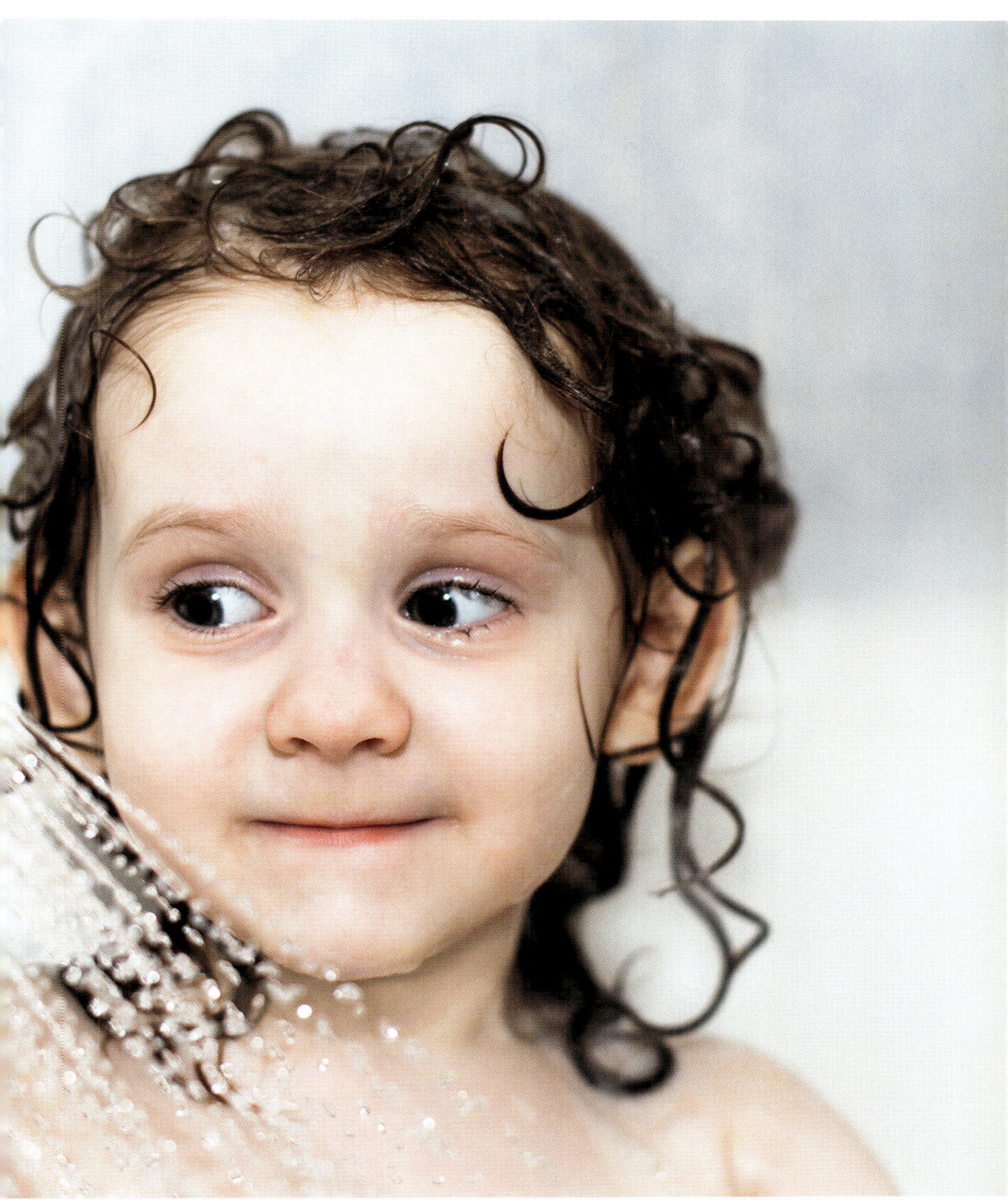

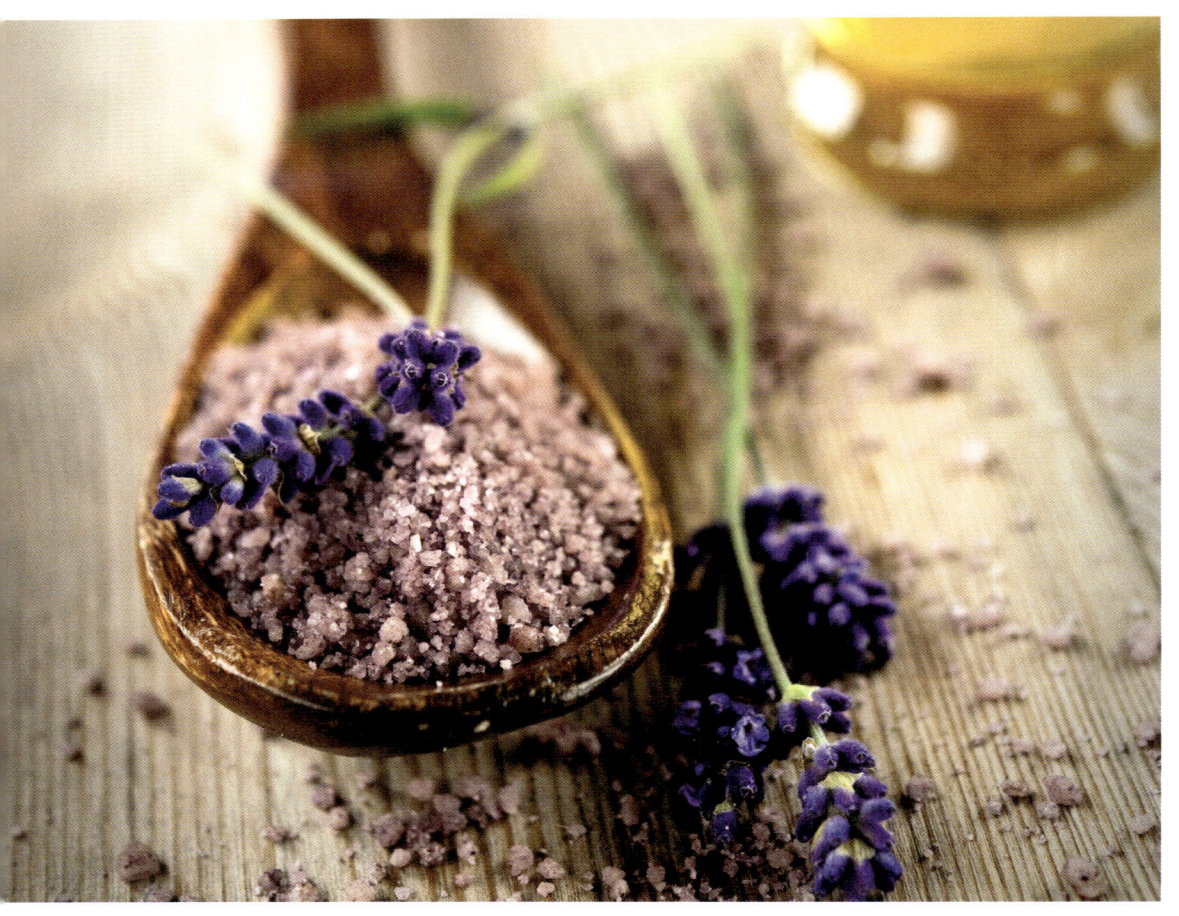

Badezusätze

Ich mag die Molke oder Milch in diesen Ölbädern, sie macht das Badeerlebnis besonders weich und pflegend. Du sollst dich auch gar nicht wild abreiben, wenn du aus der Badewanne wieder herauskommst, nur ganz sachte trocken tupfen, dann bleibst du herrlich eingecremt. Die jeweiligen Pflanzen tragen das Ihrige zum Gesamtgefühl bei, wähle sie nach deinen momentanen Bedürfnissen aus. So ein Duschshampoo oder eine Bademilch ist ganz schnell zusammengemischt. Wenn du die Shampoogrundlage zu Hause hast, kannst du einfach die ausgewählten Zutaten in einem hohen, eher schmalen Rührgefäß zusammenwiegen, die ätherischen Öle gleich dazu hineintropfen und zum Beispiel mit einem Mixstab fein vermischen. Wenn du nur eine kleine Menge mischt, dann nimm lieber keinen Mixstab, das schäumt nämlich zu stark. In dem Fall ist ein einfacher kleiner Schneebesen besser geeignet. Und wenn du keine Milchprodukte dabei haben möchtest, dann ersetzt du einfach den angegebenen Anteil durch Shampoogrundlage.

Shambhala Energiebalance Badeemulsion

50 g Shampoogrundlage
13 g Molke/Stutenmilch/Milch
7 g Alkohol 70 %ig
10 g Johanniskraut-Olivenöl
5 g Schafgarben-Olivenöl
5 g Rosen-Olivenöl
5 g Rosen-Jojobaöl
5 g Lindenblüten-Jojobaöl
Ätherische Öle:
10 Tr. Zeder
5 Tr. Rose, türkisch 10 %

Ein herrlich ausgleichendes Bad in anstrengenden, aufwühlenden Zeiten, auch für Kinder.

Homöocare Pflegebad

50 g Shampoogrundlage
13 g Molke/Stutenmilch/Milch
7 g Alkohol 70 %ig
14 g Olivenöl
10 g Mandelöl
3 g Schwarzkümmelöl
3 g Aloe-Vera-Canolaöl
Ätherisches Öl:
7–10 Tr. Lavendel, fein

Das ist wieder die homöopathieverträgliche Variante. Alle Homöocare-Mischungen haben aber noch weitergehende Absichten. Wenn du nämlich wegen Hautproblemen zum Homöopathen gehst, brauchst du ja auch besonders gut balancierende und regenerierende Produkte. Sie sind alle auch z.B. bei Neurodermitis oder Psoriasis angenehme Basispflege.

Belebendes Bad für die Beine

75 g Shampoogrundlage
13 g Molke
7 g Alkohol 70 %ig
5 g Eisenkrautessig
Ätherische Öle:
7 Tr. Lavendel, extra
7 Tr. Rosmarin
2 Tr. Manuka
3 Tr. Thymian Thymol
Blüten-/Steinessenzen:
2 Tr. Rosenquarz
2 Tr. Sage (Salbei)

Nach einem langen Tag auf den Beinen, wenn du dir vielleicht sowieso die Füße waschen möchtest, dann tu es damit. Ich nehme mir (leider) selten die Zeit, mir wirklich ein längeres Fußbad zu gönnen. Aber auch wenn ich mir vor dem Schlafengehen nur im Waschbecken Wasser einlasse und mir die Füße schrubbe (was im Sommer meist nötig ist, weil ich viel barfuß gehe), ist es eine wahre Wohltat, es mit diesem Bad zu tun.

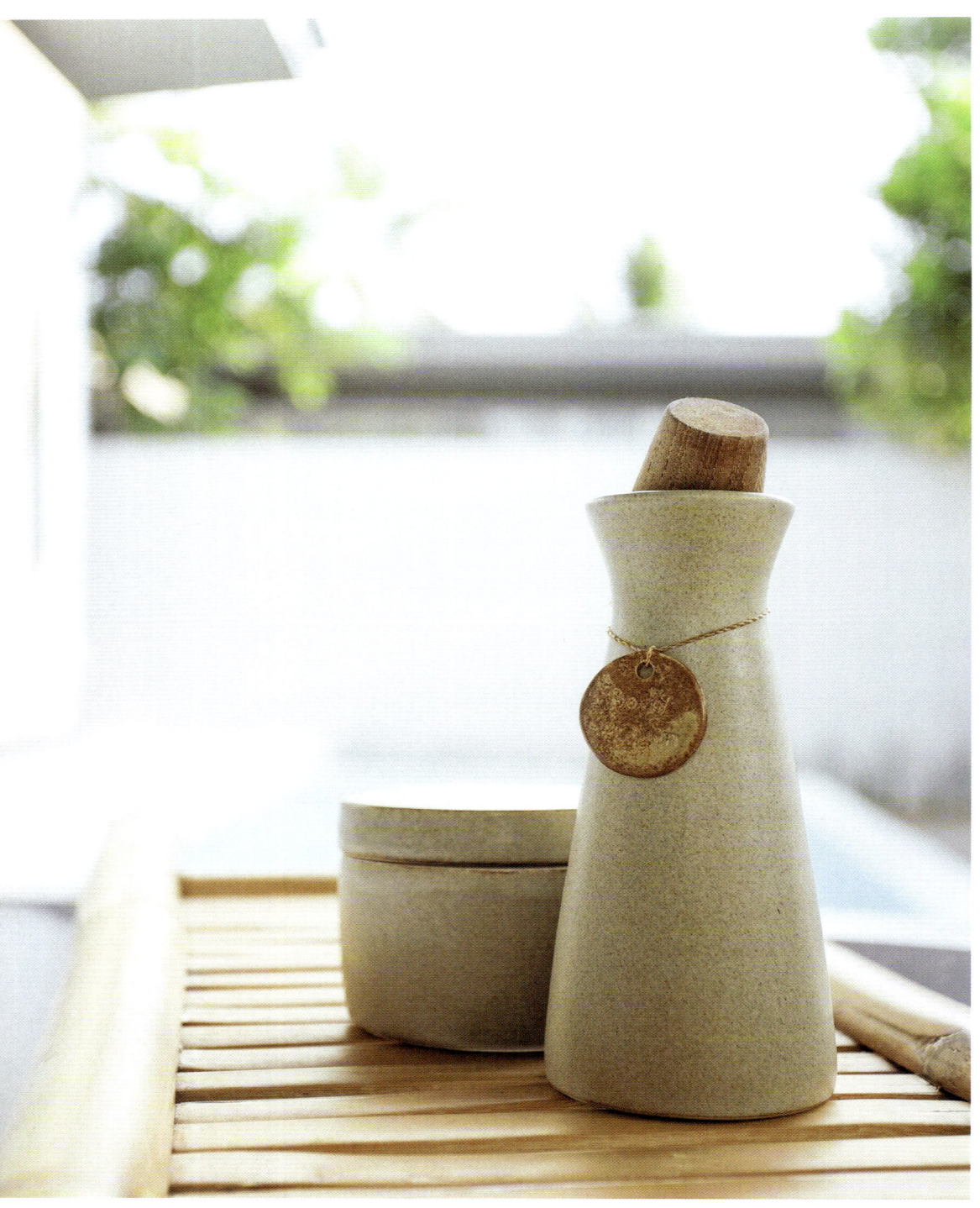

Gesichtsreinigung

Auch die folgenden Gesichtsreinigungen, die so etwas wie Bademilch für das Gesicht sind, entspringen meiner eigenen Ungeduld, vielleicht muss ich sogar sagen Faulheit. Außerdem wasche ich mich einfach am liebsten mit Wasser. Nur, beispielsweise nach einem Tag in der Stadt oder dem Aufenthalt in einem verrauchten Lokal genügt reines Wasser nicht mehr für die Reinigung. Die Gesichtsreinigungen sind eine schnelle und wirkungsvolle Lösung, um auch fettlösliche Dinge, wie zum Beispiel Make-up, sehr gut entfernen zu können. Ich schminke mich zwar äußerst selten, mit dieser Gesichtsreinigung habe ich das Abschminken aber selbst ausprobiert und weiß deshalb, dass es ganz gut funktioniert. Die Herstellung ist genauso einfach wie bei Shampoo.

Rosenmalven-Gesichtsreinigung
50 g Shampoobasis
20 g Rosenmalven-Olivenöl
13 g Molke
7 g Alkohol 70 %ig
5 g Melissenhydrolat
5 g Rosenessig
Ätherische Öle:
1 Tr. Rosengeranie
2 Tr. Linaloeholz
3 Tr. Petit Grain Bigaradier

Rosenmalve ist ausgleichend und für jeden gut geeignet, Clear Care ist vor allem klärend. Deshalb ist es besonders angenehm und passend, wenn du zu unreiner Haut neigst oder zum Beispiel während Entschlackungskuren manches über die Gesichtshaut ausscheidest.

Clear Care Gesichtsreinigung
50 g Shampoobasis
20 g Johanniskraut-Olivenöl
13 g Molke
7 g Alkohol 70 %ig
5 g Sandelholzhydrolat
5 g Lavendelessig
Ätherische Öle:
5 Tr. Lavendel extra
2 Tr. Benzoe Siam
Blüten-/Steinessenzen:
2 Tr. Bergkristall
2 Tr. Crab Apple
2 Tr. Self Heal

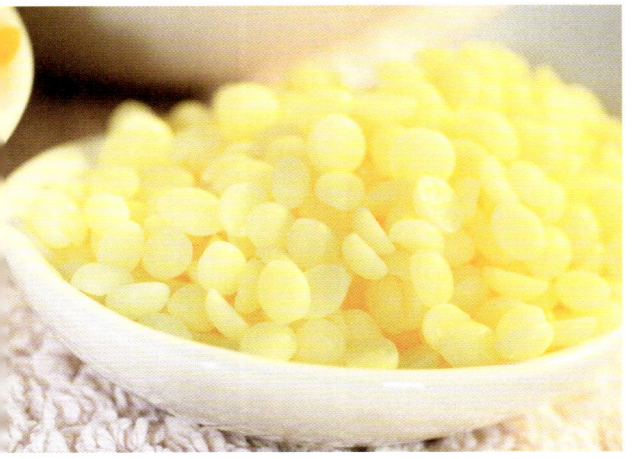
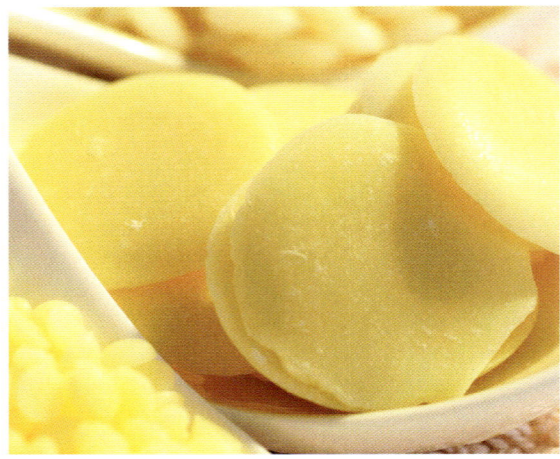

WASSERFREIE BALSAME

Mit diesen Balsamrezepturen nähern wir uns schön langsam den Aufgaben für fortgeschrittenere NaturkosmetikerInnen. Für ihre Herstellung halte bitte folgende Reihenfolge ein:

Du wiegst die festen Zutaten (so wie im folgenden Beispiel Kokosöl, Bienenwachs und Wollwachs) in einem geeigneten Schmelzgefäß ab und stellst dieses in dein Wasserbad. Zum Schmelzen eignen sich besonders Gefäße aus feuersicherem Glas oder Glaskeramik, als Wasserbad nimmst du eine Kasserolle, die gerade so viel größer ist als das Schmelzgefäß, dass du dieses praktisch hineinhängen kannst. Es ist besser, wenn das Schmelzgefäß nicht am Boden des Wassergefäßes anstößt, dann wird nämlich der zu schmelzende Inhalt sicher nicht zu heiß.

Die Schritt-für-Schritt-Bilder findest du auf der nächsten Seite.

Während die Wachse und Fette schmelzen, wiegst du in einem Messgefäß die laut deiner Rezeptur benötigten Öle und die Sheabutter ab und gießt sie gemeinsam zu den geschmolzenen Wachsen usw. in dein Schmelzgefäß, nur die ätherischen Öle und Essenzen nicht! Sonst verduften diese schon während des Schmelzens, dann riecht zwar deine Küche ganz super, aber im fertigen Balsam ist davon nichts mehr übrig!
Sind alle Zutaten mit Ausnahme der ätherischen Öle klar geschmolzen, dann nimm das Gefäß sofort aus dem Wasserbad. Je kürzer wir die Erhitzungszeit halten können, desto besser ist das für die Bestandteile. Dann soll dein Balsam langsam auskühlen, dabei sollst du regelmäßig mit einem Pistill oder einer elastischen Teigspatel umrühren, damit der ganze Balsam gleichmäßig abkühlt und keine Knödel bekommt.

Ist er vollständig ausgekühlt und gleichmäßig gerührt, kannst du die gewünschten ätherischen Öle hineintropfen und gut verrühren. Anschließend füllst du dein Kunstwerk möglichst rasch in kleine, gut verschließbare Tiegel ab. Es ist gut, die Tiegel zuvor mit Alkohol auszuwischen, damit sie ganz sauber sind.

Babybalsam

10 g Kokosöl, ungehärtet
6 g Sheabutter
12 g Bienenwachs
4 g Wollwachs (*Adeps lanae*)
32 g Johanniskraut-Olivenöl
31 g Ringelblumen-Olivenöl
5 g Nachtkerzenöl
Ätherische Öle:
1 Tr. Rose, türkisch 10 %
1 Tr. Manuka
1 Tr. Lavendel, fein
1 Tr. Teebaum
Blütenessenzen:
4 Tr. Calendula (Ringelblume)
4 Tr. Self Heal (Braunelle)
4 Tr. Yarrow (weiße Schafgarbe)

Dieser Balsam unterstützt Babys dabei, mit ungewohnten Einflüssen von außen besser klar zu kommen. Es ist ja doch eine riesige Umstellung, aus der Geborgenheit in Mamas Bauch plötzlich in so einer großen neuen Welt anzukommen. Sie müssen lernen, mit Substanzen umzugehen, vor denen sie zuvor abgeschirmt waren. Wenn sie dann von ungewohntem Essen oder beim Zahnen einen roten Popo bekommen, ist der Babybalsam im wahrsten Sinn des Wortes Balsam. Du kannst ihn aber auch im Winter gut als Kälteschutzcreme verwenden, nur nicht in der prallen Sonne, das Johanniskrautöl könnte die Lichtempfindlichkeit zu stark erhöhen.

Aromabalsam
Engelwurz-Johanniskraut

10 g Bienenwachs
10 g Wollwachs (*Adeps lanae*)
5 g Sheabutter
75 g Johanniskraut-Olivenöl
Ätherische Öle:
10 Tr. Angelikawurzel
10 Tr. Majoran
10 Tr. Thymian Linalol

Wenn wir schon beim Winter sind: Hin und wieder erwischt uns ein Schnupfen, der uns nicht nur eine verstopfte, sondern auch eine rote Nase beschert. Natürlich kann so ein Balsam nicht den Schnupfen wegzaubern, soll er auch gar nicht, denn wer weiß schon immer, was wir auf die Art loszuwerden versuchen, wovon wir die Nase voll haben. Aber er besänftigt die vom Schnäuzen geschundene Haut ganz ungemein. Erwachsene können sich auch in der Nase einschmieren, Säuglinge bekommen den Balsam außen auf die Nasenflügel. Die enthaltenen ätherischen Öle stören auch homöopathische Behandlungen nicht!

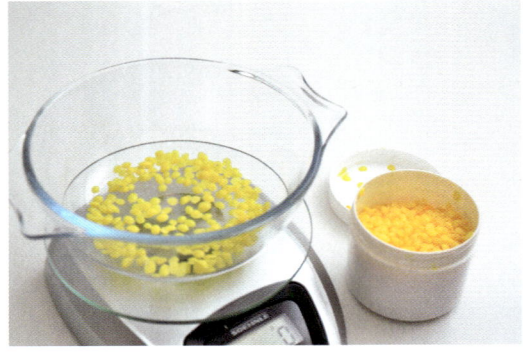

1

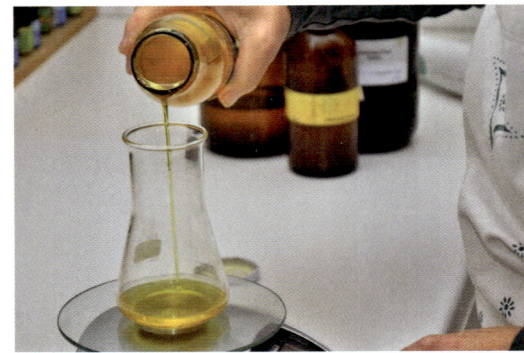

2

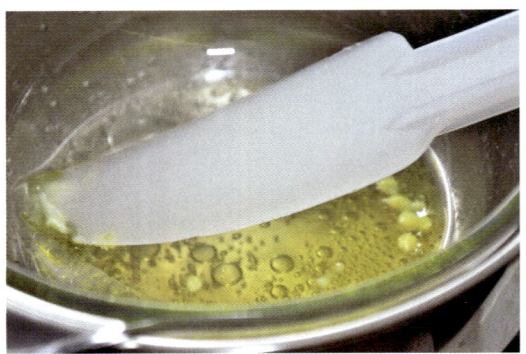

3

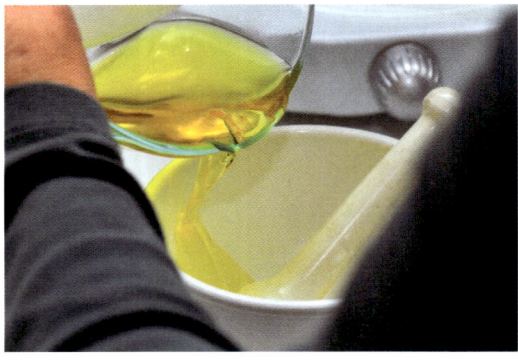

4

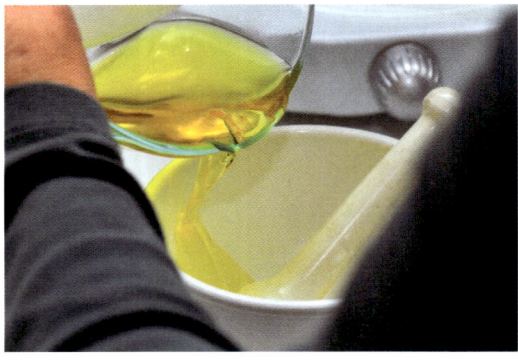

5

6

1 Bienenwachs ins Schmelzgefäß einwiegen.
2 Gewünschte Öle in Messgefäß einwiegen.
3 Bienenwachs im Wasserbad schmelzen.
4 Öle zum geschmolzenen Wachs hinzufügen.

5 Bei Bedarf klare Wachs-Öl-Schmelze in ein
   Gießgefäß umfüllen.
6 In vorbereitete, saubere Tiegel abfüllen und
   verschließen

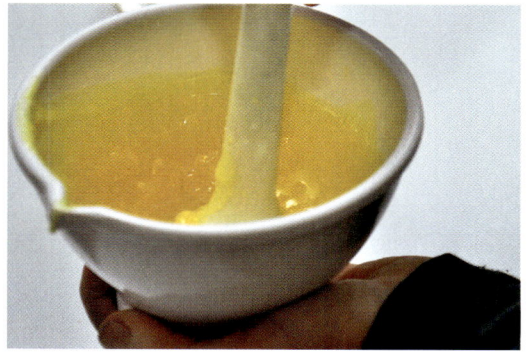

1

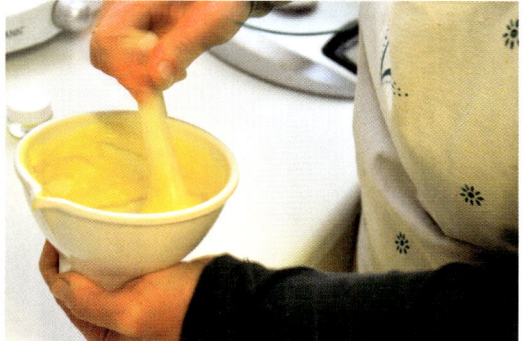

2

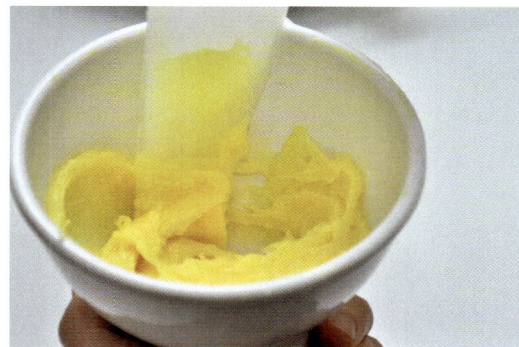

3

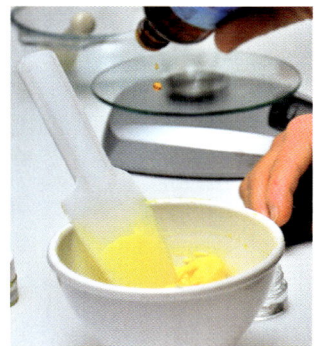

4

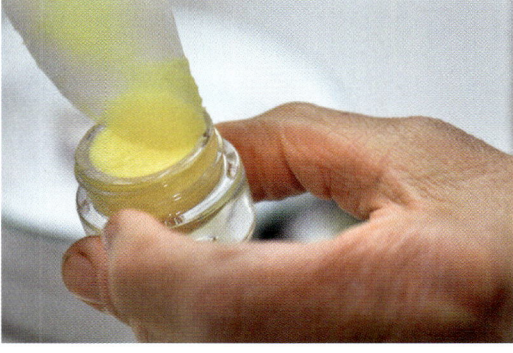

5

6

1 Die Wachs-Öl-Schmelze schnell kalt rühren ...
2 ... damit keine Bröckchen entstehen.
3 Dabei immer wieder vom Rand abkratzen.
4 Nach dem vollständigen Abkühlen ätherische
  Öle/Essenzen zufügen und gut einrühren.

5 Mit dem Spatel in die vorbereiteten Tiegel füllen, Rand sauber abwischen und verschließen.
6 Gegossen wird der Balsam durchscheinend
  und fest, gerührt cremig und weicher.

Thymian-Lavendel-Balsam

10 g Bienenwachs
10 g Kokosöl, ungehärtet
10 g Sheabutter
10 g Wollwachs (*Adeps lanae*)
40 g Lavendel-Olivenöl
20 g Leinöl
Ätherische Öle:
10 Tr. Thymian Linalol
5 Tr. Lavendel, fein
5 Tr. Majoran
5 Tr. Myrte, türkisch
5 Tr. Niauli

Entspannende Pflege, am besten mit warmen Händen auf Brust und Rücken aufgetragen, wenn du jemandem etwas hustest. Babys und Kleinkinder lieben den sanften Duft der ausgewählten ätherischen Öle, die auch in diesem Fall homöopathische Behandlungen nicht beeinflussen.

Liptip

25 g Bienenwachs
5 g Wollwachs (*Adeps lanae*)
5 g Kokosöl, ungehärtet
10 g Salbei-Jojobaöl
20 g Melissen-Olivenöl
20 g Ringelblumen-Sonnenblumenöl
5 g Aloe vera-Canola-Öl
5 g Alkoh.-wässriger
Echinaceablütenauszug
5 g Alkoh.-wässriger
Melissenblätterauszug
Ätherische Öle:
10 Tr. Mandarine, rot
3 Tr. Vanille

Zum Lippenbalsam gibt es nichts weiter zu sagen als: Der ist einfach gut! Wie du siehst, enthält dieser Balsam geringe Mengen von alkoholisch-wässrigen Auszügen. Er wird trotzdem so hergestellt wie die ganz wasserfreien Balsame, nur dass du die Tinkturen auch besser erst dazu rührst, wenn er schon ziemlich abgekühlt ist. Beim Lippenbalsam ist es besonders wichtig, immer wieder umzurühren, er wird sonst garantiert bröckelig, weil ziemlich viel Bienenwachs drinnen ist, um deine Lippen gut zu schützen.

Propolis-Balsam

10 g Bienenwachs
10 g Kokosöl, ungehärtet
10 g Sheabutter
30 g Johanniskraut-Olivenöl
20 g Ringelblumen-Olivenöl
15 g Schafgarben-Olivenöl
5 g Propolistinktur

Wenn du Propolis magst und seine vielseitigen Fähigkeiten nützen willst, dann magst du auch diesen Balsam. Die Herstellung funktioniert wie beim Lippenbalsam.

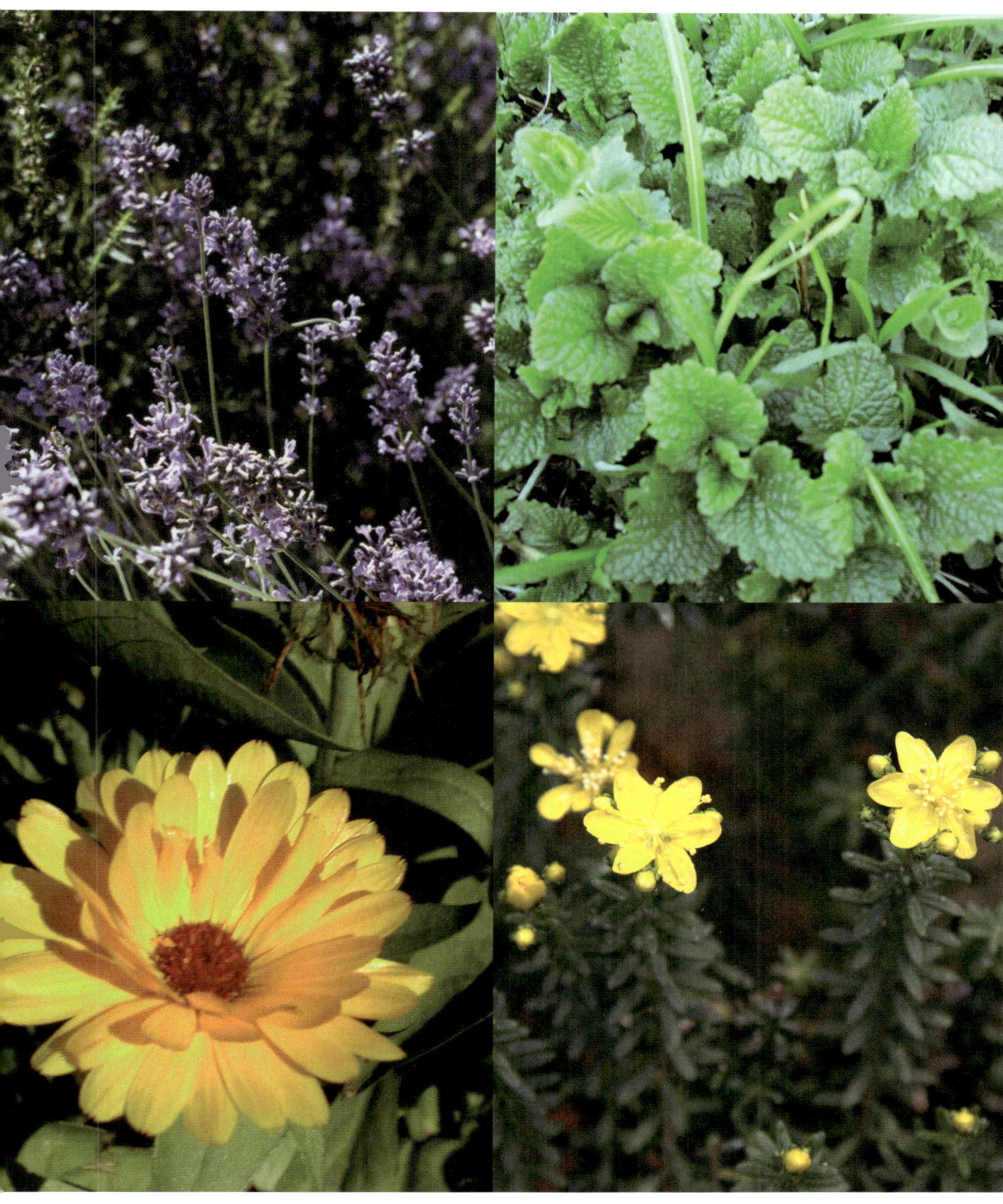

EMULSIONEN

Emulsionen sind ganz allgemein Mischungen von öligen und wässrigen Bestandteilen, die sich mehr oder weniger innig und dauerhaft miteinander verbinden. Meistens nimmt man dazu einen Emulgator zu Hilfe. Ein Emulgator ist sozusagen ein Verbindungsvermittler, er hat jedenfalls die Fähigkeit, die Oberflächenspannung so zu verändern, dass sich die wässrige und die ölige Schicht miteinander vermischen können, ohne sich gleich wieder voneinander zu trennen. Emulgatoren sind in zweierlei Hinsicht problematisch. Erstens sind die meisten von ihnen synthetisch hergestellt, das heißt, sie passen mit uns nicht so wirklich gut zusammen. Zweitens verändern sie aber auch die Oberflächenspannung auf unserer Haut, das gilt genauso für die natürlichen Emulgatoren wie Wollwachs. Teilweise ist das durchaus erwünscht, weil sich dadurch Cremes und vor allem Wirkstoffe schneller auf der Haut verteilen. Aber es führt unter anderem auch zu dem durchaus unerwünschten Phänomen, dass zum Beispiel bestimmte Cremes, die sehr effektive Emulgatoren enthalten, dir in die Augen kriechen und dort brennen, wenn du sie zu nahe an den Augen aufträgst. Das passiert mit Wollwachs sicherlich nicht, trotzdem habe ich bei allen Rezepturen grundsätzlich darauf geachtet, die Anteile von Wachsen und Konsistenzgebern möglichst gering zu halten. (Außer für die jeweilige Verwendung ist ein stärker schützender Effekt angebracht.)

Durch den Anteil an wässrigen Bestandteilen in einer Emulsion ergibt sich noch eine weitere Schwierigkeit, allerdings können wir der so wirkungsvoll begegnen, dass sie kein wirkliches Hindernis darstellt, man muss nur darauf achten. Du weißt, dass zum Beispiel ein fertig zubereiteter Tee nach recht kurzer Zeit zu schimmeln oder zu gären beginnt. Das sind ganz normale und aus Sicht der Natur sinnvolle und notwendige Prozesse. Logischerweise wünschen wir uns aber, dass unsere mit viel Liebe und Mühe hergestellte Creme nicht schon nach ein paar Tagen unbrauchbar wird. Manche Naturkosmetikhersteller verzichten deshalb ganz auf Emulsionen und stellen nur wasserfreie Balsame her, die man dann erst auf der Haut zum Beispiel mit einem Hydrolat vermischt. Das ist natürlich eine gute Möglichkeit und ich dachte ernsthaft darüber nach, es ihnen gleichzutun. Es gibt aber gute Gründe, es doch mit Emulsionen zu versuchen. Erstens bekommen wir in einen Ölauszug nur die fettlöslichen Bestandteile einer Pflanze hinein, das heißt, alles was wasserlöslich ist, verbleibt im Pflanzenmaterial und landet bestenfalls auf dem Kompost. Dem sei das vergönnt, aber ich wollte diese Anteile doch lieber auch in der Creme oder Milch haben. Zweitens ist auch unsere körpereigene „Creme" eine Emulsion, und zwar in einem ziemlich ausgewogenen Verhältnis von öligen und wässrigen Anteilen. Daran wollte ich mich so gut wie möglich orientieren. Und jetzt kommt so ein typisches Beispiel von „zwei Fliegen mit einer Klappe": Wenn wir unserer Komposition einen geringen Anteil eines alkoholisch-wässrigen Auszugs (einer Frischpflanzentinktur) beifügen, enthält die Emulsion auch wasserlösliche Bestandteile der Pflanzen und ihre Haltbarkeit wird gleichzeitig entscheidend verbessert. Ein Anteil von 10 Prozent einer Frischpflanzentinktur in 70 %igem Alkohol hat sich sehr bewährt.

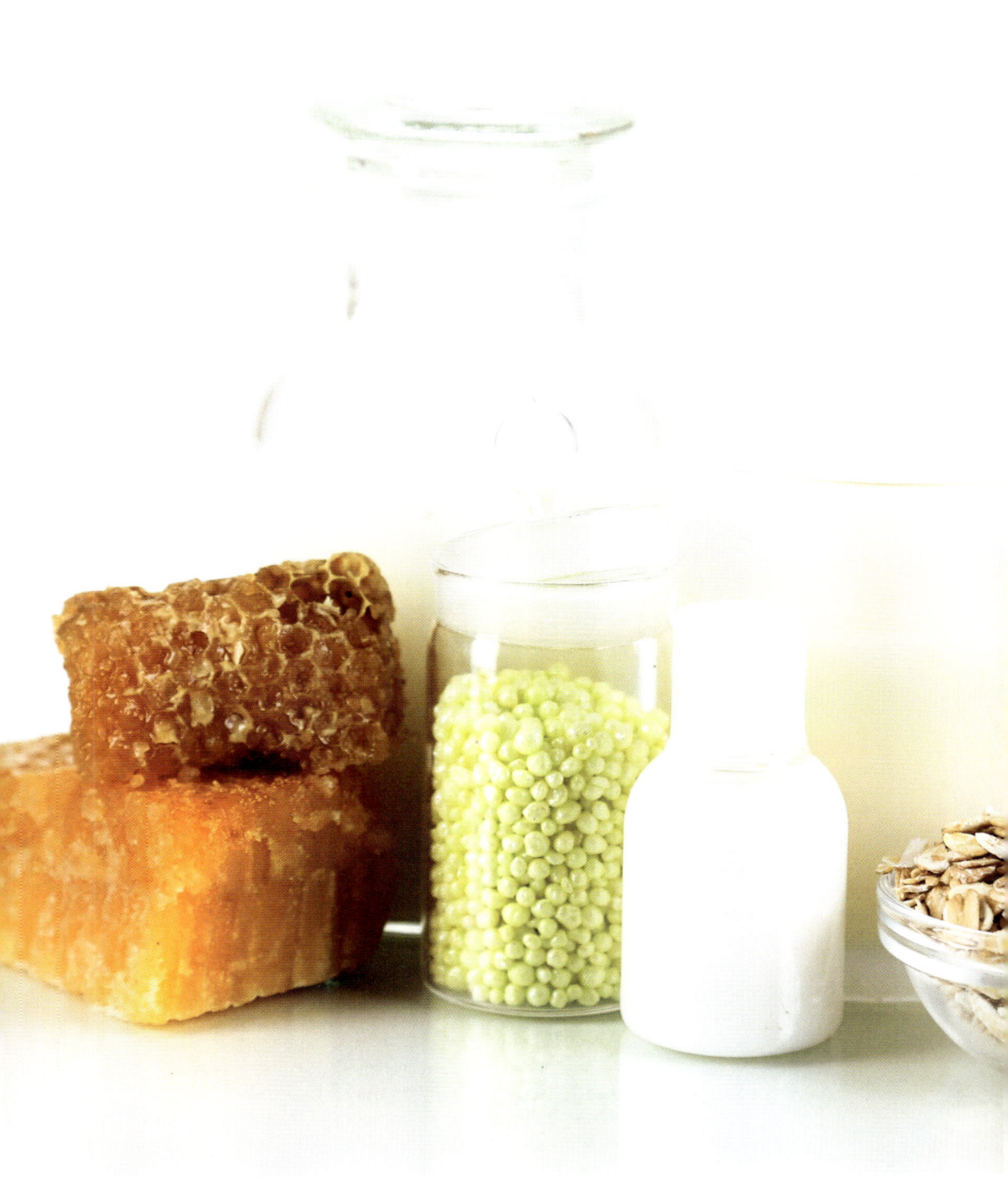

Milch

Die folgende Rezeptur ist ein Grundrezept, das du ganz beliebig abändern kannst (wie dir auch die anderen Beispiele zeigen werden), das einzige, was du nicht verändern sollst, sind der Anteil an Jojobaöl und die Menge und das Verhältnis von Bienenwachs und Kokosöl. Diese herrlichen, milchigen Emulsionen sind höchst verwunderliche Zubereitungen, sie enthalten nämlich gar keinen Emulgator und funktionieren trotzdem (es hat aber sicher etwas damit zu tun, dass Jojobaöl eben eigentlich kein Öl, sondern ein flüssiges Wachs ist). Ich betrachte sie als Geschenk von höherer Stelle.

Step by step-Bilder findest du bei den Gesichtscremes S. 132/133 Alle Emulsionen funktionieren nach dem selben Prinzip.

Wenn du Schritt für Schritt vorgehst, sollte es kein Problem sein, dir selbst ein solches Geschenk zu fabrizieren: Du wiegst die Wachse und festen Fette ab und bringst sie zum Schmelzen, wie ich es schon bei den wasserfreien Balsamen beschrieben habe; währenddessen kannst du schon alle Öle in einem Messgefäß zusammenwiegen und am besten in einem zweiten Gefäß auch gleich alle wässrigen, saftigen und alkoholischen Zutaten, nur die ätherischen Öle und Essenzen müssen noch warten. Sind die Wachse und Fette klar geschmolzen, fügst du die Öle hinzu und wartest, bis beides zusammen eine klare Schmelze ergibt (das geht sehr schnell), dann nimmst du dein Schmelzgefäß aus dem Wasserbad und lässt es ganz kurz abkühlen, damit du es gut angreifen kannst.

Nun füllst du die Wachs-Öl-Schmelze in ein schmales, hohes Rührgefäß, nimmst den bereitgelegten Mixstab zur Hand und fügst in kleinen Portionen – während du immer wieder alles durchmixt – die wässrige Phase dazu. Wenn dir jemand helfen kann, ist das besonders praktisch: Eine/r leert ganz langsam und die/der andere mixt.

Dann brauchst du nur mehr warten, bis die Mischung ausgekühlt ist, (wobei ich dabei den Mixstab einfach darin stehen lasse und von Zeit zu Zeit noch einmal mixe, weil so die Emulsion besonders fein wird), dann kannst du die ätherischen Öle zufügen und die fertige Kostbarkeit abfüllen. Beim ersten Mal vielleicht besser mit einem Trichter! Wenn du größere Mengen (etwa ab 500 g) auf einmal herstellen möchtest, kannst du auch den Mixbecher deiner Küchenmaschine verwenden, dann brauchst du nicht einmal Hilfe, weil du die wässrigen Zutaten selbst langsam dazurühren kannst, während die Maschine mixt. Aber bitte durch die Öffnung im geschlossenen Deckel!! Sonst gibt das eine ganz gehörige Schweinerei! (Das habe ich schon unabsichtlich ausprobiert.) Ich habe natürlich auch versucht, solche Emulsionen ganz mit der Hand zu rühren, klassisch wie in der Apotheke mit einem Pistill und einer Patene. Das geht schon, aber erstens musst du wirklich zumindest anfangs praktisch ohne Unterbrechung rühren und zweitens verwenden wir ja in diesen Rezepturen keine synthetischen Emulgatoren, das heißt, die Mischungs- und Verteilungsbereitschaft ist nicht so besonders groß und die Emulsion wird nie so fein und stabil wie mit dem Mixstab. Da habe ich dann für mich beschlossen, dass mir das bisschen Strom lieber ist als ein Emulgator.

Du siehst, es ist gar nicht kompliziert! Ganz im Gegenteil, es verblüfft mich selbst immer noch jedes Mal, wie plötzlich aus zwei Flüssigkeiten so ein cremiges Miteinander wird. Es ist fast wie Zauberei, aber dieser Zauber liegt ganz und gar in der Natur selbst.

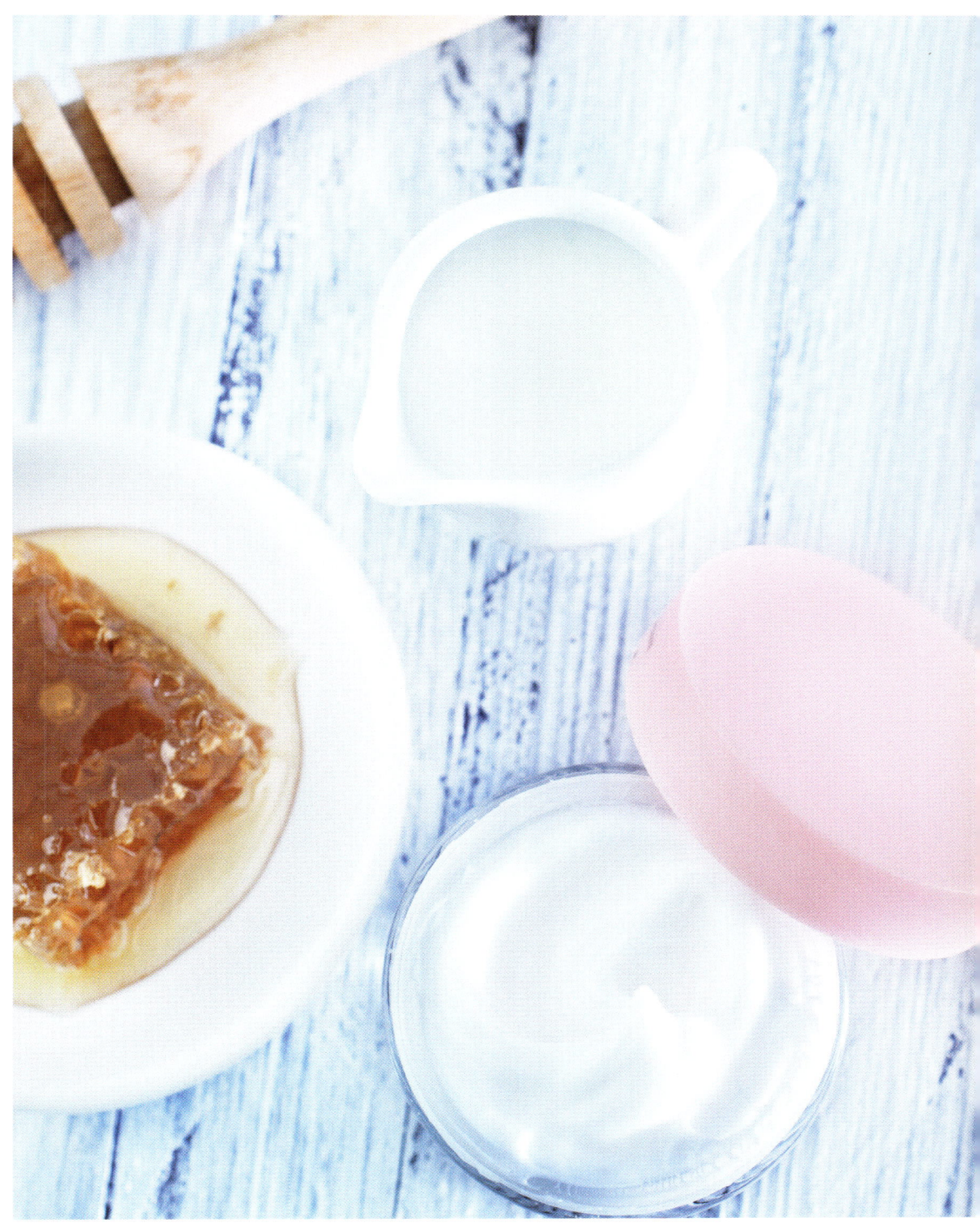

Basis-Milch

2 g Bienenwachs
5 g Kokosöl, ungehärtet
10 g Sonnenblumenöl
20 g Olivenöl
13 g Jojobaöl
10 g Blütentinktur deiner Wahl
40 g Belebtes Wasser (oder frischer Teeaufguss)

Du kannst nach dieser Basisrezeptur zusammenmischen, was du möchtest, nur wie gesagt, den Anteil an Jojoba-öl solltest du belassen (du kannst ihn auf ein Minimum von 10 g/100 g redu-zieren) und Bienenwachs und Kokosöl sollen auch so bleiben, wie angegeben.

Aktivierende Massagemilch

2 g Bienenwachs
5 g Kokosöl, ungehärtet
10 g Rosen-Olivenöl
10 g Sesamöl
10 g Salbei-Jojobaöl
5 g Haselnussöl
5 g Traubenkernöl
3 g Avocadoöl
10 g Himbeerblätter-Tinktur
40 g Belebtes Wasser
Ätherische Öle:
5 Tr. Grapefruit oder Bitterorange
2 Tr. Orange
2 Tr. Wacholderbeere
2 Tr. Zeder
1 Tr. Patchouli

Blüten-/Steinessenzen:
2 Tr. Crab Apple
2 Tr. Hornbeam
2 Tr. Mondstein

Diese Milch ist speziell für Frauen ge-dacht (das hängt mit den verwendeten Pflanzen und ätherischen Ölen zusam-men). Sie aktiviert den Stoffwechsel im Gewebe, das macht sie zu einer an-genehmen Begleiterin während Ent-schlackungskuren, aber natürlich auch sonst.

Apfelblütenmilch

2 g Bienenwachs
5 g Kokosöl, ungehärtet
33 g Apfelblüten-Olivenöl
10 g Jojobaöl
10 g Apfelblüten-Tinktur
40 g Belebtes Wasser
Ätherische Öle:
2 Tr. Rosengeranie
2 Tr. Bergamotteminze
3 Tr. Zitrone
Blüten-/Steinessenzen:
2 Tr. Crab Apple
2 Tr. Larch
2 Tr. Blackberry (Brombeere)
2 Tr. Bergkristall

Wenn du dich an die Beschreibung der Apfelblüte erinnerst: Auch sie fördert die Reinigung in allen Situationen, in denen du den Eindruck hast, dass dein Körper über die Haut etwas loswerden möchte.

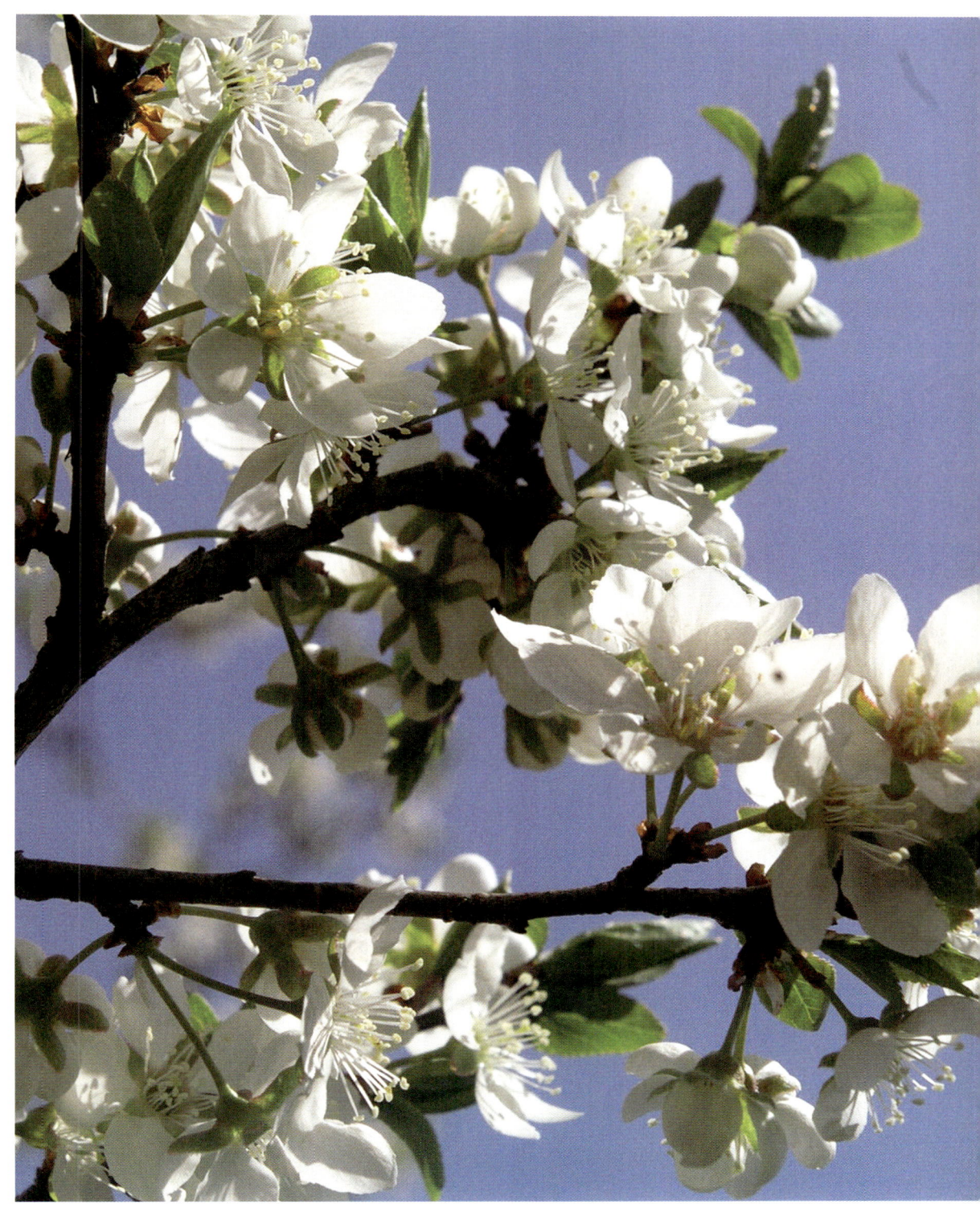

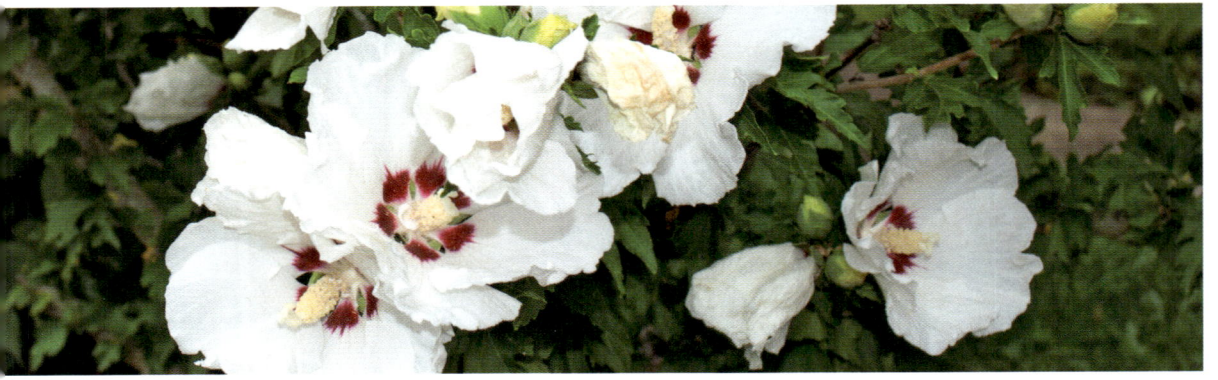

Après Sun Milch

2 g Bienenwachs
5 g Kokosöl, ungehärtet
25 g Eibisch-Olivenöl
8 g Johanniskraut-Olivenöl
10 g Jojobaöl
10 g Eibischblüten-Tinktur
40 g Belebtes Wasser
Ätherische Öle:
3 Tr. Mandarine, rot
2 Tr. Lavendel, fein
Blütenessenzen:
4 Tr. Olive
4 Tr. Mimulus
4 Tr. Elm

Die Après Sun Milch ist einer meiner absoluten Lieblinge, sie ist so besänftigend, kühlend und entstressend, dass sich auch zu lang erhitzte und gegrillte menschliche Krebse wieder rasch regenerieren. Das hat in dem Fall auch sehr viel mit den verwendeten Blütenessenzen und dem Lavendelöl zu tun.

Babymilch

2 g Bienenwachs
5 g Kokosöl, ungehärtet
10 g Ringelblumen-Olivenöl
10 g Johanniskraut-Olivenöl
10 g Mandelöl
10 g Jojobaöl
3 g Aprikosenkernöl (Pfirsichkernöl)
5 g Schlehenblüten-Tinktur
5 g Pfirsichblüten-Tinktur
40 g Belebtes Wasser
Ätherische Öle:
3 Tr. Mandarine, rot
2 Tr. Vanille

Kuschelige Basispflege für Babys, wenn es draußen nicht extrem kalt ist, auch für das Gesicht. Ich möchte an dieser Stelle auch dringend anmerken, dass du dein Baby prinzipiell nicht zu viel eincremen sollst, nur hin und wieder, wenn die Haut besonders trocken ist oder Streicheleinheiten einfach guttun. Je mehr die Haut selber üben darf, desto schneller und besser lernt sie, ohne Hilfe auszukommen.

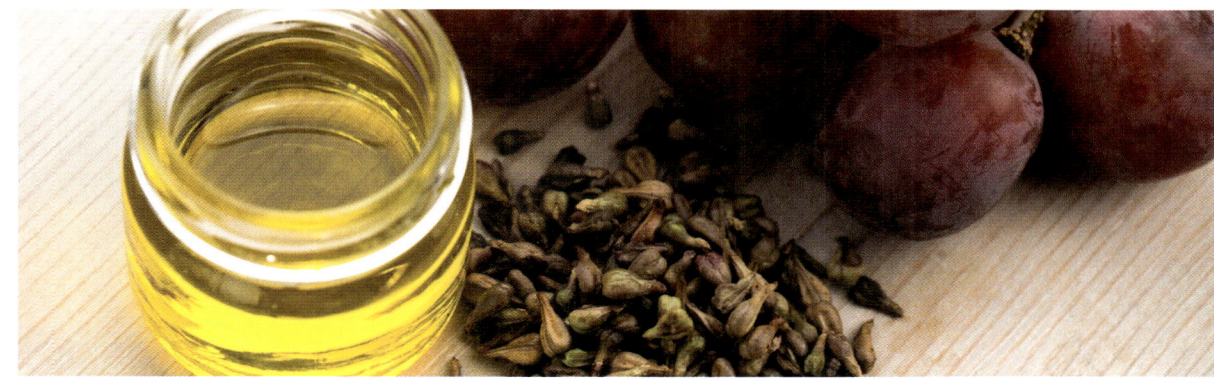

Belebende Milch für die Beine

2 g Bienenwachs
5 g Kokosöl, ungehärtet
20 g Eibischblüten-Olivenöl
10 g Jojobaöl
8 g Aloe-Vera-Canolaöl
5 g Traubenkernöl, rot
20 g Hamamelishydrolat
10 g Aloe-Vera-Saft
8 g Rote-Weinlaub-Tinktur
1 g Natursalz
11 g Belebtes Wasser
Ätherische Öle:
2 Tr. Rosmarin
2 Tr. Teebaum
2 Tr. Lavendel, extra

Eine wahre Wohltat für müde Beine!
Vor allem im Sommer und/oder wenn
du Venenprobleme hast.

Birkenmilch

2 g Bienenwachs
5 g Kokosöl, ungehärtet
21 g Rosen-Olivenöl
22 g Jojobaöl
6 g Birkenknospen-Mazerat
(Phytopharma)
44 g Birkenblättertee
Ätherische Öle:
5 Tr. Zitrone
3 Tr. Wacholder
1 Tr. Neroli
Essenzen:
4 Tr. Bergkristall

Der botanische Name der Birke (*Betu-la*) bedeutet hell, leuchtend, glänzend.
Diese Rezeptur ist genau auf der Suche
nach dieser strahlenden Klarheit entstanden, sie ist etwas Besonderes.

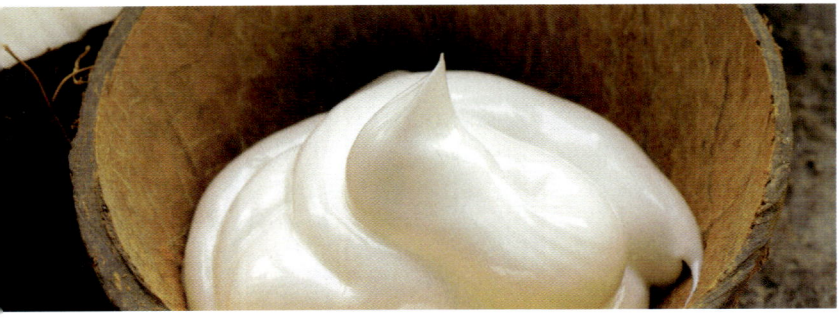
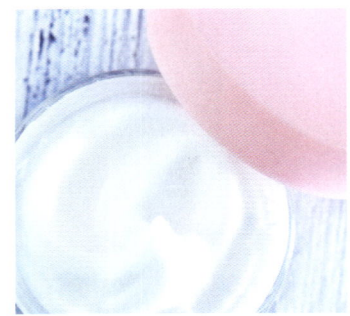

Clear Care Milch

2 g Bienenwachs
5 g Kokosöl, ungehärtet
15 g Kamillen-Olivenöl
15 g Ringelblumen-Olivenöl
3 g Aloe-Vera-Canolaöl
3 g Salbei-Jojobaöl
7 g Jojobaöl
10 g Stiefmütterchen-Tinktur
40 g Belebtes Wasser
Ätherische Öle:
2 Tr. Benzoe Siam
2 Tr. Bergamotte
2 Tr. Lavendel, fein
Blütenessenzen:
2 Tr. Crab Apple
2 Tr. Walnut

In dem Fall spricht der Name eigentlich für sich. Auch hier geht es also um Klarheit, aber mehr um die Suche nach klarer Sicht auf meinem Weg, vor allem in der Pubertät.

Guten Abend Milch

2 g Bienenwachs
5 g Kokosöl, ungehärtet
23 g Rosen-Olivenöl
10 g Lavendel-Olivenöl
10 g Jojobaöl
5 g Rosen-Tinktur
5 g Lavendel-Tinktur
40 g Belebtes Wasser
Ätherische Öle:
5 Tr. Rose, türkisch 10 %
Blütenessenzen:
4 Tr. Olive
4 Tr. Oak
4 Tr. Elm

Die „Guten Abend Milch" ist entstanden, weil ich vom dauernden Öffnen und Schließen von hoch oben befindlichen Laden in der Apotheke Verspannungen im Schulterbereich hatte und mich das oft beim Einschlafen störte. Das Ergebnis war so angenehm und zufriedenstellend, dass ich es dir gerne weitergeben möchte.

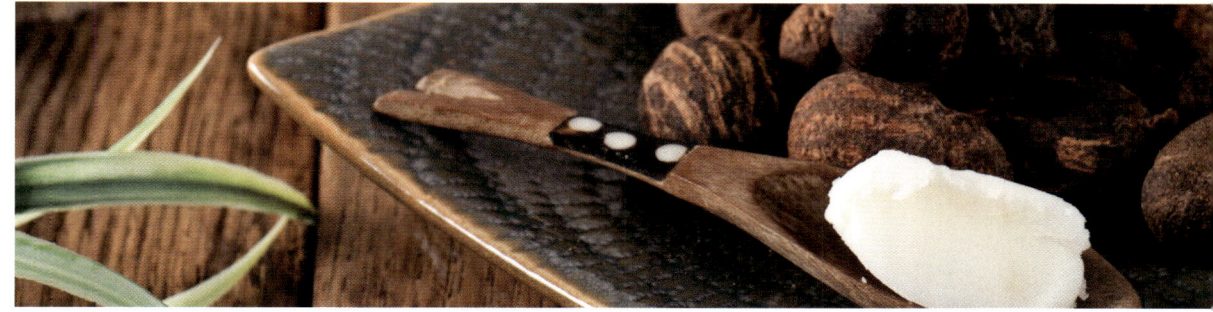

Haselnussmilch

2 g Bienenwachs
5 g Kokosöl, ungehärtet
25 g Haselnussöl
7 g Weizenkeimöl
1 g Sanddornöl
10 g Jojobaöl
10 g Rotkleeblüten-Tinktur
40 g Belebtes Wasser
Ätherisches Öl:
5 Tr. Muskatellersalbei
Blütenessenzen:
2 Tr. Olive
2 Tr. Pomegranate

Das ist eine tolle, nährende Emulsion für Busen und Dekollete und den Po.

Jojobamilch Yin Yang

2 g Bienenwachs
5 g Kokosöl, ungehärtet
43 g Jojobaöl
10 g Rosen-Tinktur
10 g Rosenhydrolat
30 g Belebtes Wasser
Ätherische Öle:
3 Tr. Grapefruit oder Bitterorange
3 Tr. Mandarine, rot
2 Tr. Lavendel, fein
2 Tr. Rosengeranie
2 Tr. Sandelholz
2 Tr. Vanille

Wie das Massageöl YinYang ein wunderbares Geschenk, auch für dich selbst.

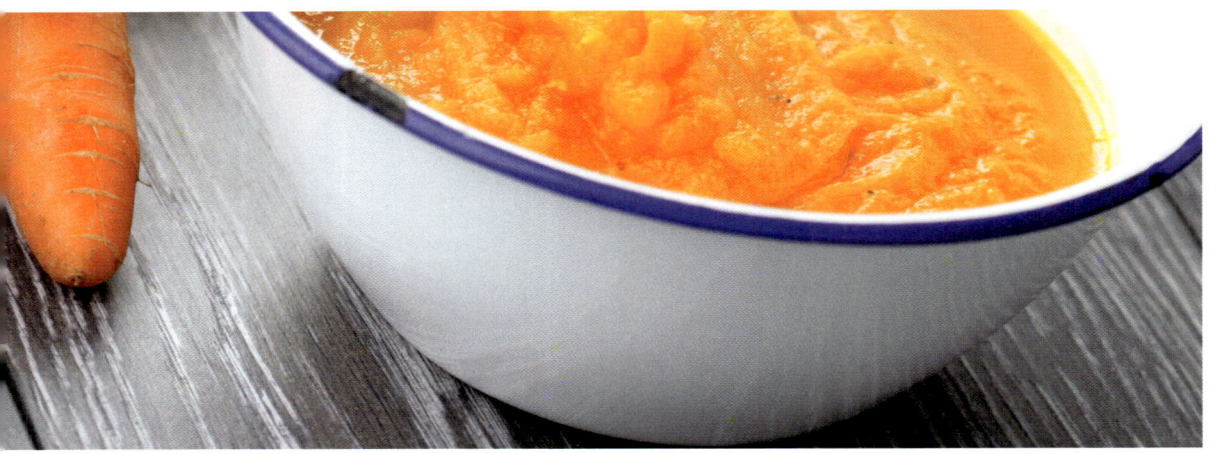

Karottenmilch

2 g Bienenwachs
5 g Kokosöl, ungehärtet
18 g Sesamöl
10 g Rosenmalven-Olivenöl
5 g Haselnussöl
10 g Jojobaöl
10 g Kamillenblüten-Tinktur
10 g Karotten-Sanddorn-Saft
30 g Belebtes Wasser
Ätherische Öle:
3 Tr. Bergamotte
3 Tr. Benzoe Siam
1 Tr. Karottensamen

Die Karottenmilch wurde innerhalb kurzer Zeit zur beliebtesten Familien-Rundumpflege. Probier sie aus, vielleicht findest du heraus, warum.

Lindenblütenmilch

2 g Bienenwachs
5 g Kokosöl, ungehärtet
30 g Lindenblüten-Jojobaöl
12 g Melissen-Olivenöl
1 g Granatapfelsamenöl
10 g Lindenblüten-Tinktur
20 g Orangenblütenhydrolat
20 g Belebtes Wasser
Ätherisches Öl:
2 Tr. Jasmin 4½ %
Blüten-/Steinessenzen:
2 Tr. Pomegranate
2 Tr. Zimtrose
2 Tr. Amethyst

Fein, sanft, liebevoll – Linde eben. Sie ist auch eine exquisite Reinigungsmilch.

Melissen-Kürbiskern-Milch

2 g Bienenwachs
5 g Kokosöl, ungehärtet
16 g Melissen-Olivenöl
10 g Macadamianussöl
10 g Jojobaöl
7 g Kürbiskernöl
10 g Melissen-Tinktur
20 g Melissenhydrolat
20 g Belebtes Wasser
Ätherische Öle:
3 Tr. Lavendel, fein
4 Tr. Zitrone

Der grüne, fröhliche Pflegespaß aus der Steiermark mit sehr ernst zu nehmenden Fähigkeiten: tolle Öle mit viel Vitamin E, ausgleichender Melisse und erfrischenden Aromaölen!

Rose pur Milch

2 g Bienenwachs
5 g Kokosöl, ungehärtet
30 g Rosen-Olivenöl
10 g Rosen-Jojobaöl
3 g Wildrosenöl (Hagebuttenkernöl)
10 g Rosen-Tinktur
10 g Rosenhydrolat
30 g Belebtes Wasser
Ätherische Öle:
7 Tr. Rose, türkisch 10 %
4 Tr. Weihrauch

Rose pur ist purer, sinnlicher Rosengenuss, dazu ist nichts weiter zu sagen – außer dem Hinweis auf die Anmerkungen der Rose im Kapitel der Pflanzen.

Rosenmalvenmilch

2 g Bienenwachs
5 g Kokosöl, ungehärtet
28 g Rosenmalven-Olivenöl
10 g Jojobaöl
5 g Aloe-Vera-Canolaöl
10 g Rosenblüten-Tinktur
40 g Belebtes Wasser
Ätherische Öle:
2 Tr. Vanille
2 Tr. Rosengeranie
4 Tr. Mandarine, rot

Diese Emulsion ist auch so ein Multitalent: Gesichtspflege und Körpermilch (sehr bewährt bei trockenen Unterarmen und Schienbeinen), genauso aber auch milde Reinigungsmilch. Sozusagen die Milch für alle Gelegenheiten.

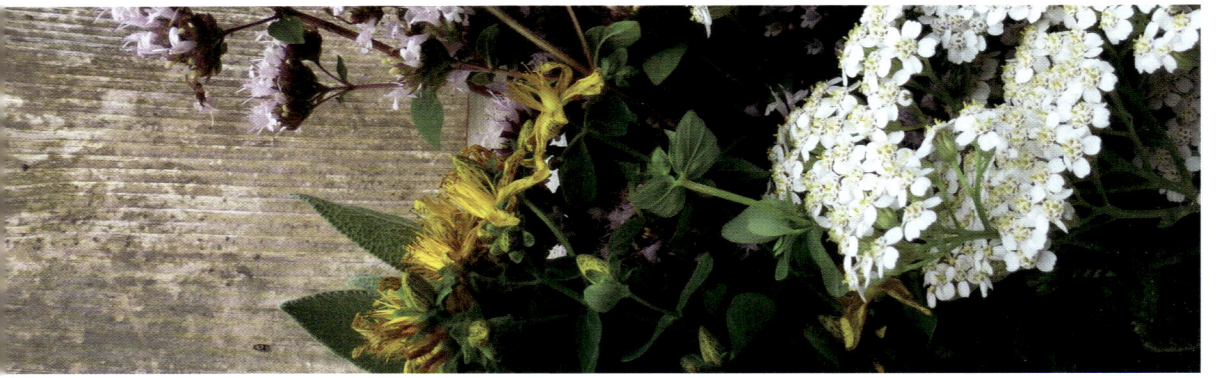

Shambhala Energiebalance Milch

2 g Bienenwachs
5 g Kokosöl, ungehärtet
17 g Johanniskraut-Olivenöl
10 g Rosen-Jojobaöl
9 g Schafgarben-Olivenöl
7 g Rosen-Olivenöl
10 g Lindenblüten-Tinktur
10 g Rosenhydrolat
30 g Belebtes Wasser
Ätherische Öle:
10 Tr. Zeder
5 Tr. Rose, türkisch 10 %

Für die Mischung „Willkommen" fügst du noch je 2 Tr. Blütenessenzen wie beim Shambhala Energiebalance Massageöl hinzu.

Wintermilch

2 g Bienenwachs
5 g Kokosöl, ungehärtet
23 g Johanniskraut-Olivenöl
10 g Jojobaöl
5 g Mandelöl
5 g Haselnussöl
5 g Borretschblüten-Tinktur
5 g Rosen-Tinktur
40 g Belebtes Wasser
Ätherische Öle:
5 Tr. Orange
2 Tr. Rose, türkisch 10 %
2 Tr. Ingwer

Blütenessenzen:
2 Tr. Elm
2 Tr. Mimulus
2 Tr. Wild Rose
2 Tr. Borage
2 Tr. St. John's Wort

Im Winter trocknet die Haut sehr leicht aus. Im Freien ist es kalt und trocken, in den Wohnungen oder Büros ist es meist (zu) warm und trocken. Wenn dann auch noch die Stimmung eher düster wird, dann ist es eindeutig Zeit für die Wintermilch.

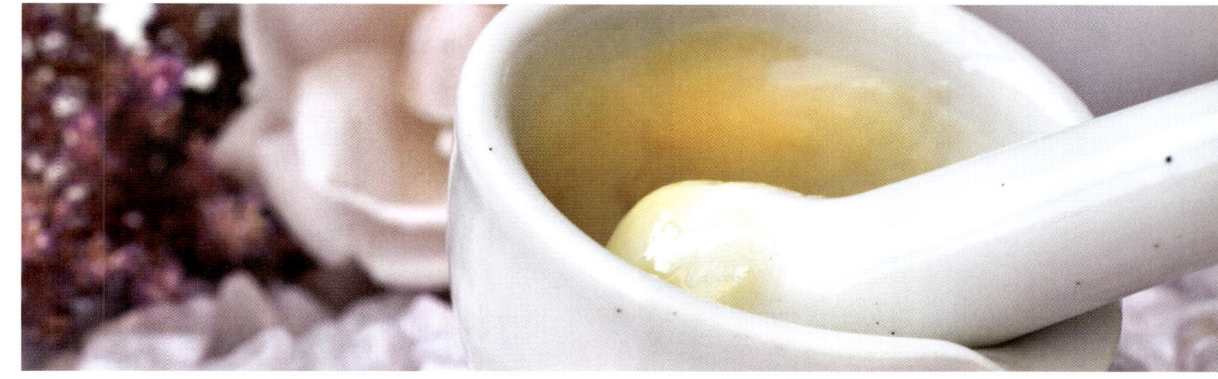

Cremes mit Wollwachs

Alle folgenden Rezepturen sind sehr fein ausgewogene, stabile Mischungen, die dir mit ein bisschen Fingerspitzengefühl eigentlich auf Anhieb gelingen müssten. Die Vorgehensweise ist ganz gleich wie bei den Körpermilch-Rezepturen. Die folgende Basiscreme kannst du einerseits zu Übungszwecken ausprobieren, andererseits könnte es ja auch sein, dass du mitten im Winter Lust bekommst, deine erste Creme zu rühren, wenn es einfach keine Frisch-Pflanzen zu ernten gibt.

Basis Creme

5 g Bienenwachs
5 g Wollwachs (*Adeps lanae*)
45 g Olivenöl
10 g Blütentinktur deiner Wahl
35 g Belebtes Wasser

Clear Care Creme

4 g Bienenwachs
4 g Kakaobutter
3 g Wollwachs (*Adeps lanae*)
15 g Lavendel-Olivenöl
10 g Schafgarben-Olivenöl
10 g Hanföl
8 g Aloe-Vera-Canolaöl
1 g Sanddornöl
1 g Heilerde Argiletz, grün
1 g Heilerde Argiletz, rosa
7 g Ackerstiefmütterchen-Tinktur
7 g Haselnussblätter-Tinktur
29 g Belebtes Wasser

Ätherische Öle:
je 3 Tr. Benzoe Siam, Lavendel, fein

Clear Care schafft Klarheit und Balance, besonders in Zeiten von Veränderung wie in der Pubertät, aber auch wenn du über diesen Lebensabschnitt schon etwas hinaus bist, gibt es immer wieder solche Phasen von Neustrukturierung, deren Schwierigkeiten vielleicht auch in deinem Gesicht in dem einen oder anderen Pickel zum Ausdruck kommen.

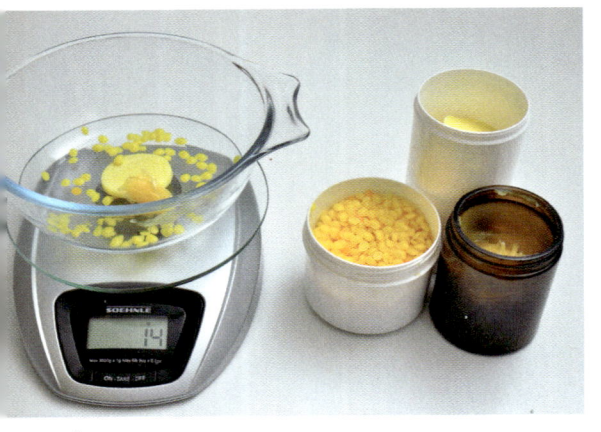

1

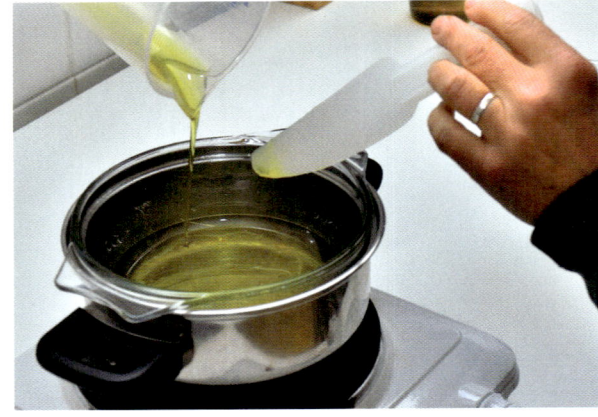

2

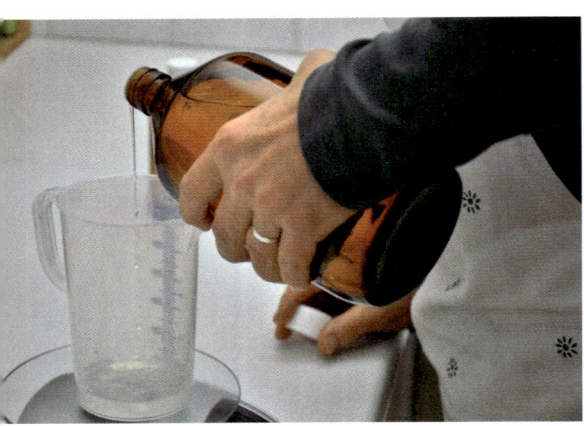

3

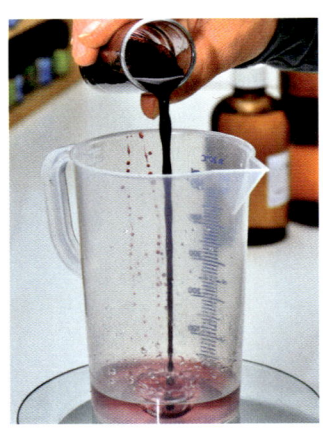

4

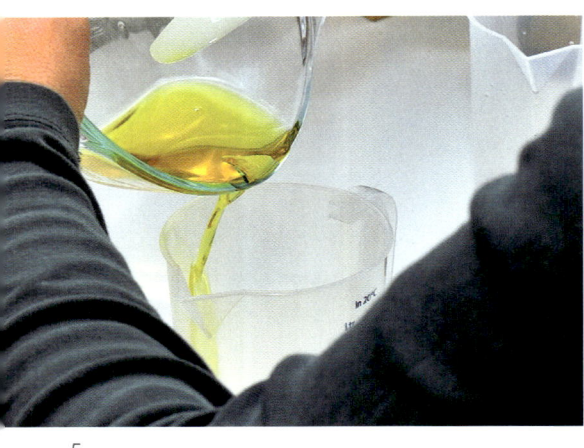

5

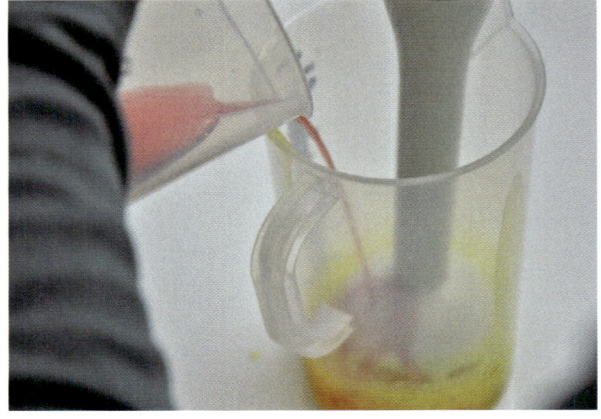

6

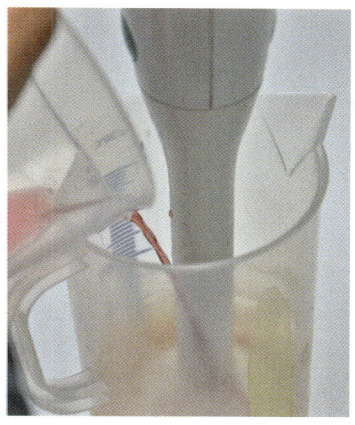
7

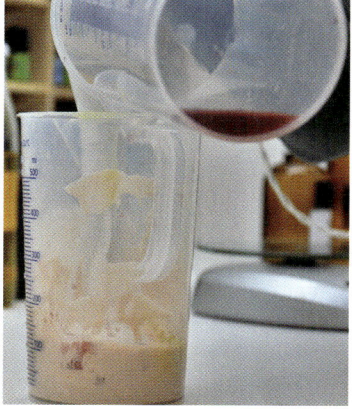
8

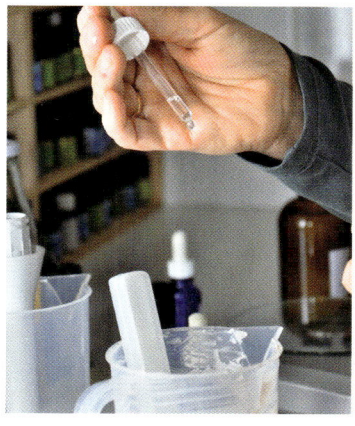
9

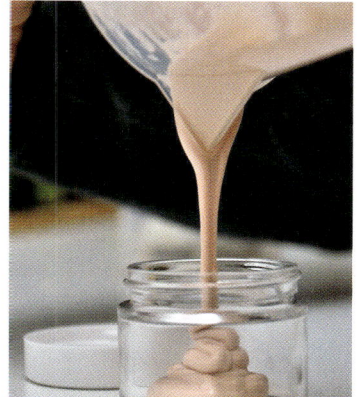
10

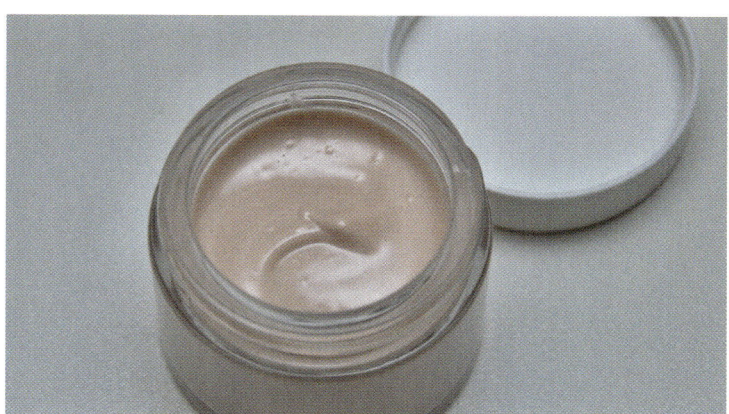
11

1 Die festen Bestandteile – hier Bienenwachs, Kakaobutter und Wollwachs – einwiegen.

2 Die zusammengewogenen Öle zur klaren Wachsschmelze gießen.

3 Hydrolate, Wasser …

4 … und eventuell Säfte (hier Aroniasaft) in Messgefäß zusammenwiegen.

5 Die inzwischen geschmolzene Wachs-Öl-Schmelze in ein schmales hohes Rührgefäß gießen …

6 … und langsam unter ständigem Rühren …

7 … die wässrige Mischung einmischen …

8 … bis alles sich zur sahnigen Creme verbunden hat!

9 Zur vollständig abgekühlten Creme ätherische Öle und Essenzen hinzufügen.

10 Die gut gerührte fertige Creme in die vorbereiteten Tiegel füllen, vorsichtig eventuell vorhandene Luftbläschen herausklopfen.

11 Und fertig! Ist sie nicht wunderschön?!

Creme Sensitive C

5 g Bienenwachs
5 g Wollwachs (*Adeps lanae*)
15 g Mandelöl
15 g Aprikosenkernöl
10 g Rosen-Jojobaöl
5 g Wildrosenöl (Hagebuttenkernöl)
5 g Pfirsichblüten-Tinktur
5 g Veilchenblüten-Tinktur
20 g Melissenhydrolat
15 g Belebtes Wasser
Ätherische Öle:
2 Tr. Immortelle
2 Tr. Neroli
Blütenessenzen:
je 2 Tr. Centaury, Vervein, Saguaro,
Red Clover

Bei dieser Rezeptur dachte ich vor allem über das Phänomen der Couperose nach, bei der die ganz feinen Kapillargefäße sich ausdehnen, sozusagen ihre Grenzen überschreiten, vor allem auf den Wangen. Ich versuchte, durch genaues Wahrnehmen der betroffenen Personen irgendein verbindendes Merkmal herauszufinden. Und siehe da, ich fand es: Alle Frauen – und es betrifft fast nur Frauen – sorgten in besonders liebevoller, um nicht zu sagen aufopfernder Weise für andere Menschen (eigene Familie, Schüler, Kranke …). Und genau das ist der Haken an der Geschichte, wenn ich mich aufopfere, bedeutet das, dass ich die Grenzen meiner Belastbarkeit nicht immer beachte. Deshalb ist in dieser Creme u.a. die Blütenessenz Centaury enthalten, die uns in unserer Selbstachtung und Selbstliebe unterstützt.

Fussbalsam

6 g Bienenwachs
7 g Kokosöl, ungehärtet
3 g Wollwachs (*Adeps lanae*)
10 g Ringelblumen-Olivenöl
10 g Eibischblüten-Olivenöl
9 g Aloe-Vera-Canolaöl
5 g Jojobaöl
10 g Rote-Weinlaub-Tinktur
10 g Hamamelishydrolat
10 g Aloe-Vera-Saft
20 g Belebtes Wasser
Ätherische Öle:
4 Tr. Rosmarin
4 Tr. Teebaum
1 Tr. Vetiver
2 Tr. Kümmel

Für diesen Balsam brauchte ich ungefähr zwei Jahre, bis ich damit zufrieden war. Er riecht angenehm, lässt sich gut verteilen, zieht recht schnell ein und klebt vor allem nicht. Und es passiert etwas ganz Unverhofftes: Wenn ich viel Hornhaut produziere, weil ich zum Beispiel viel barfuß gehe, und ich creme mir die Füße wirklich einige Wochen regelmäßig mit diesem Balsam ein, dann beginnt die Hornhaut von selbst ganz leicht herunterzubröseln.

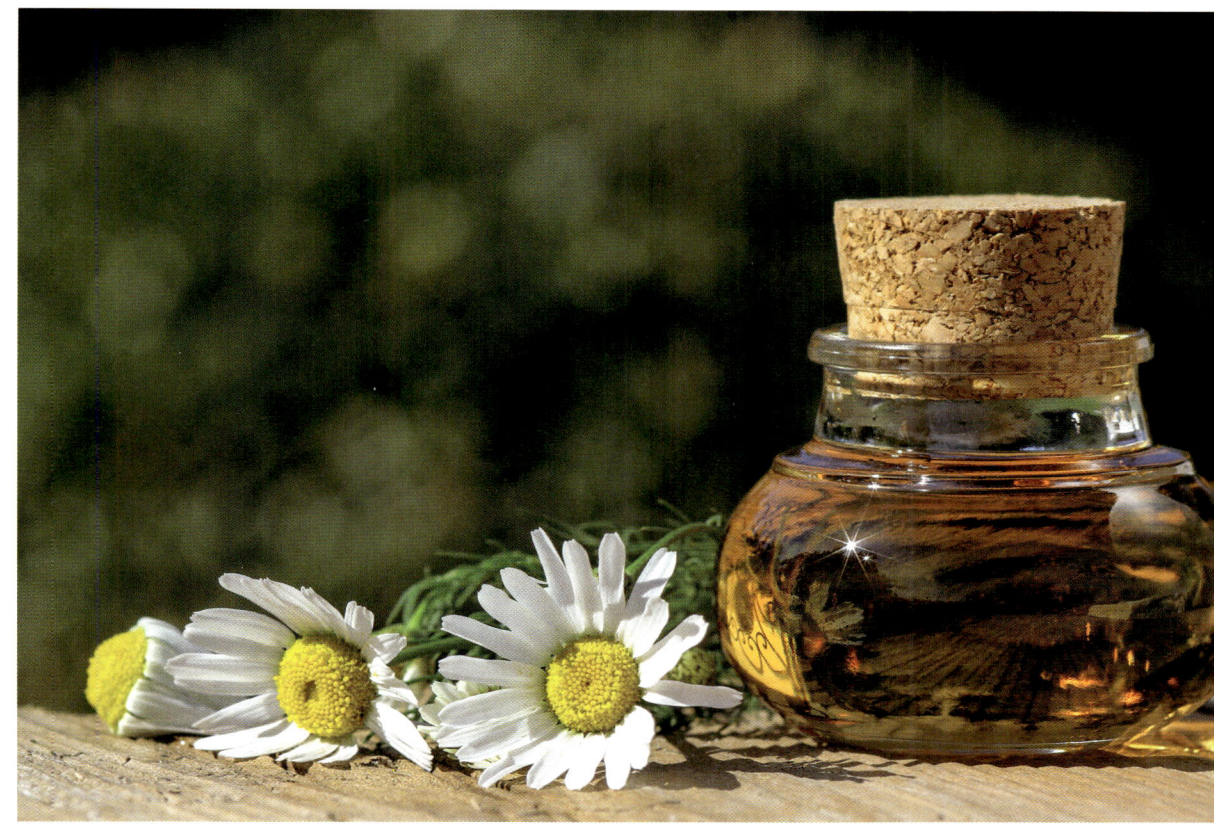

Handbalsam

10 g Bienenwachs
10 g Kokosöl, ungehärtet
2 g Wollwachs (*Adeps lanae*)
25 g Kamillen-Olivenöl
10 g Sesamöl
8 g Aloe-Vera-Canolaöl
10 g Kamillenblüten-Tinktur
25 g Belebtes Wasser
Ätherisches Öl:
2–3 Tr. Karottensamen

Durch den relativ hohen Anteil an Bienenwachs legt sich der Handbalsam fast wie ein unsichtbarer Handschuh über deine Hände, und die Kamille besänftigt die überreizte Haut. Trotzdem möchte ich an dieser Stelle noch einmal darauf hinweisen: Die wirkliche Versorgung der Haut kann nicht von außen geschehen, und gerade wenn du viel mit aggressiven Stoffen in Berührung kommst, sind eine ausgewogene vollwertige Ernährung (in dem Fall vor allem die hochwertigen Pflanzenöle), ausreichendes Wassertrinken und eine innere Entschleunigung und Entgiftung wichtiger und wirkungsvoller als jede Creme.

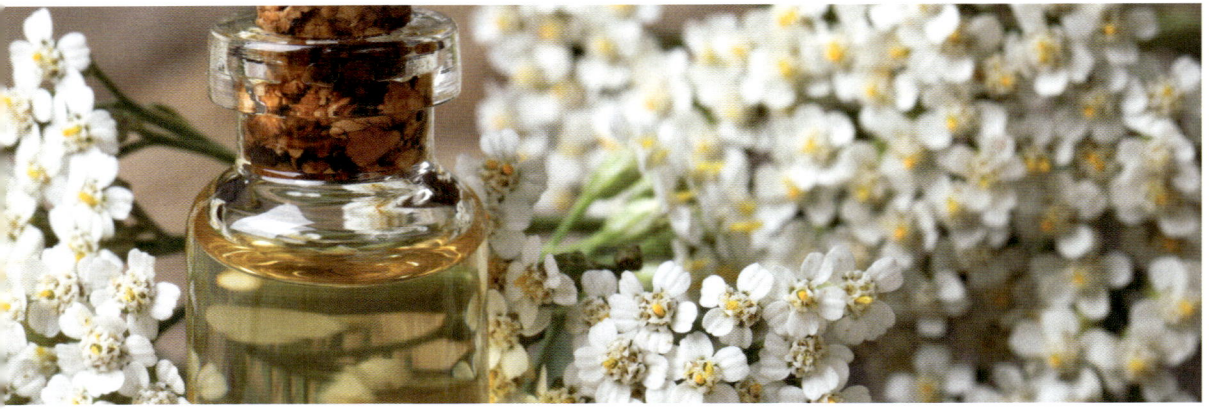

Homöocare Pflegebalsam

10 g Bienenwachs
4 g Kokosöl, ungehärtet
4 g Kakaobutter
2 g Wollwachs (*Adeps lanae*)
20 g Olivenöl
15 g Mandelöl
10 g Aloe-Vera-Canolaöl
5 g Schwarzkümmelöl
10 g Rosen-Tinktur
20 g Belebtes Wasser
Ätherisches Öl:
4 Tr. Lavendel, fein

Das ist nun wieder die Basispflege für besonders trockene, besonders empfindliche Haut, auch bei chronischen Problemen. Sie kommt mit ihren Bestandteilen keiner homöopathischen Behandlung in die Quere. Wir verwenden sie aber auch ganz einfach gerne als Kälteschutzcreme im Winter!

Jojobacreme Yinyang

4 g Bienenwachs
4 g Sheabutter
4 g Kokosöl, ungehärtet
2 g Kakaobutter
2 g Wollwachs (*Adeps lanae*)
14 g Jojobaöl
10 g Schafgarben-Olivenöl
4 g Traubenkernöl rot
2 g Heilerde Argiletz grün
7 g Heidelbeer-Muttersaft
10 g Holunderblüten-Tinktur
10 g Hamamelis-Hydrolat
27 g Belebtes Wasser
Ätherische Öle:
2 Tr. Grapefruit oder Bitterorange

2 Tr. Mandarine, rot
1 Tr. Sandelholz
1 Tr. Lavendel, fein
1 Tr. Vanille
1 Tr. Rosengeranie

Wenn wir etwas zu viel Stress haben, etwas aus der Balance kippen, dann tut uns diese Creme gut. Wenn die Haut zu viel Stress hat, reagiert sie manchmal mit Überpigmentierungen, wenn sie aus der Balance gerät, kann sein, dass sie sich nicht entscheiden kann, ob sie zu fett oder zu trocken sein will. Das ergibt das typische Phänomen der Mischhaut, dann passt YinYang.

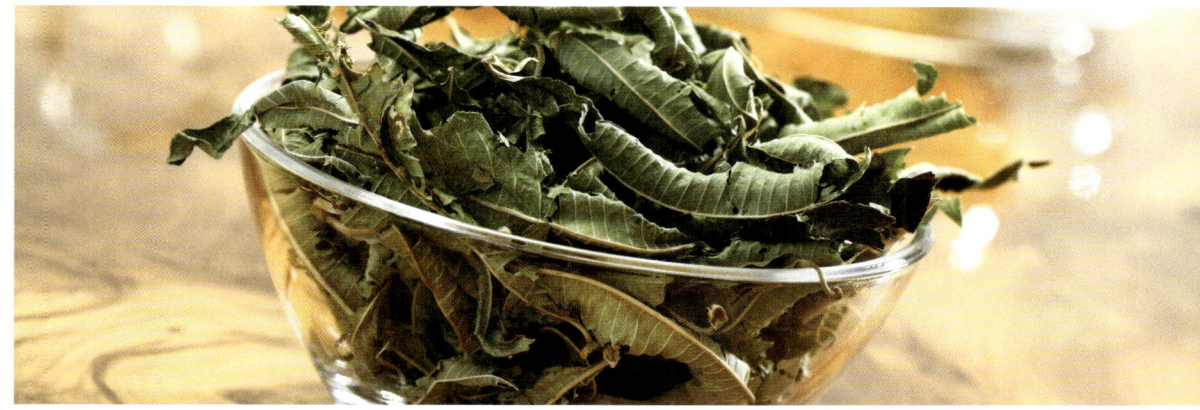

Kastanien-Gesichtscreme

5 g Bienenwachs
5 g Wollwachs (*Adeps lanae*)
30 g Rosenblüten-Olivenöl
7 g Avocadoöl
3 g Wildrosenöl
5 g Walnussöl
10 g Kastanienblätter-Tinktur
20 g Rosenblüten-Hydrolat
5 g Kastanienhonig
10 g Belebtes Quellwasser
Ätherische Öle:
5 Tr. Rosengeranie
5 Tr. Bergamotte
2 Tr. Vanille

Wenn du dich erinnern kannst, die Edelkastanie hat mit großer Ausdauer zu tun, aber auch mit Leidensbereitschaft bzw. Erschöpfung. Die Kastanien-Gesichtscreme tut dem müden Gesicht so gut wie eine Kastanientorte meiner müden Seele. Gönn dir diese liebevolle Stärkung, wenn dir danach ist. Es darf dir gut gehen, sagt die Kastanie!

Königskerzen-Honig-Creme

4 g Bienenwachs
6 g Sheabutter
2 g Wollwachs (*Adeps lanae*)
20 g Königskerzen-Jojobaöl
18 g Nachtkerzen-Jojobaöl
5 g Avocadoöl
20 g Grüner Tee
10 g Rotkleeblüten-Tinktur
10 g Aloe Vera Saft
5 g Kastanienhonig
Ätherische Öle:
5 Tr. Rosengeranie
5 Tr. Muskatellersalbei

Vielleicht erinnerst du dich mit dieser Creme wieder an die Königin in dir?!

Melissen-Kürbiskernbalsam

5 g Bienenwachs
5 g Wollwachs (*Adeps lanae*)
30 g Melissen-Olivenöl
10 g Jojobaöl
5 g Kürbiskernöl
10 g Melissen-Tinktur
20 g Melissenhydrolat
15 g Belebtes Wasser
Ätherische Öle:
3 Tr. Lavendel, fein
4 Tr. Zitrone

Ausgleichend und lustig steirisch. Der Grünton vom Kernöl macht eine unglaublich schöne Gesichtsfarbe.

Melissenbalsam

10 g Bienenwachs
4 g Kokosöl, ungehärtet
4 g Kakaobutter
2 g Wollwachs (*Adeps lanae*)
35 g Melissen-Olivenöl
13 g Lindenblüten-Jojobaöl
2 g Nachtkerzenöl
10 g Melissen-Tinktur
15 g Melissenhydrolat
5 g Belebtes Wasser
Ätherische Öle:
7 Tr. Melisse, unverdünnt
4 Tr. Weihrauch
Blütenessenz:
4 Tr. Arnica

Der Melissenbalsam entspricht ganz und gar meinem Empfinden von Balsam für Haut und Seele! Er tut uns wohl, wenn wir uns zu sehr verausgaben.

Nerolicreme

4 g Bienenwachs
4 g Kakaobutter
4 g Wollwachs (*Adeps lanae*)
20 g Mandelöl
15 g Aloe-Vera-Canolaöl
8 g Nachtkerzenöl
10 g Lindenblüten-Tinktur
10 g Orangenblütenhydrolat
25 g Belebtes Wasser
Ätherisches Öl:
7 Tr. Neroli

Neroliöl, das Orangenblütenöl, ist eines der kostbarsten ätherischen Öle überhaupt, und zwar sowohl den Preis betreffend als auch die Wirkung. Es ist das Notfallöl unter den ätherischen Ölen, so wie die Notfalltropfen bei den Bachblüten und Aconitum in der Homöopathie.

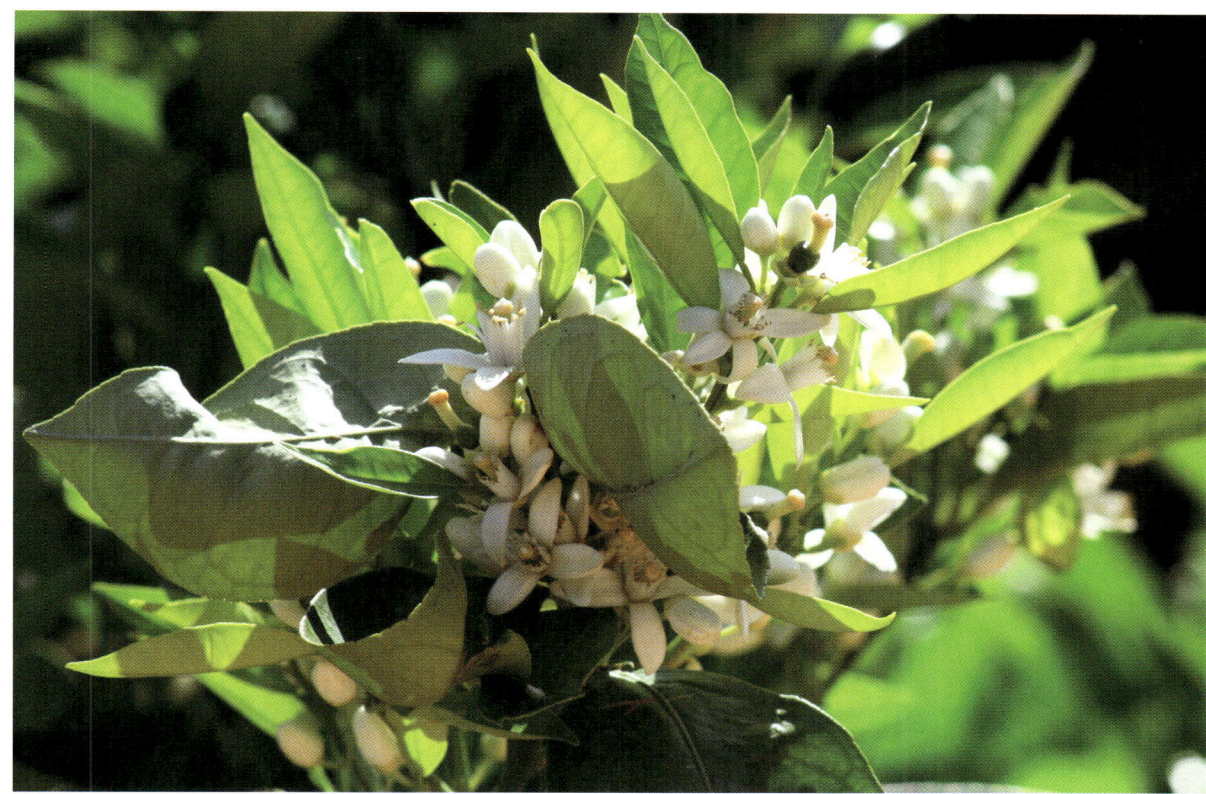

Regenerationsbalsam

4 g Bienenwachs
4 g Kakaobutter
4 g Wollwachs (*Adeps lanae*)
18 g Johanniskraut-Olivenöl
10 g Ringelblumen-Olivenöl
10 g Rosen-Olivenöl
5 g Weizenkeimöl
1 g Sanddornöl
10 g Ringelblumen-Tinktur
2 g Eisenkrautessig
32 g Belebtes Wasser
Ätherische Öle:
3 Tr. Rose, türkisch 10 %
3 Tr. Lemongrass
Blütenessenzen:
je 4 Tr. Star of Bethlehem, Oak, Walnut,
Selfheal

Als mir im Sommer 2001 dieser Balsam in den Sinn kam, hatte ich das erste Mal (zumindest seit ich erwachsen bin) ganz bewusst das Gefühl, mit dieser Rezeptur ein himmlisches Geschenk erhalten zu haben, das irgendwann so vielen Menschen wie möglich zur Verfügung stehen soll. Seine regenerativen Fähigkeiten erklären sich nicht alleine aus der Summe seiner Bestandteile, am verblüffendsten sind sie bei Verbrennungsnarben. Du kannst diesen Regenerationsbalsam immer und überall verwenden, wo die Haut massiv aus dem Gleichgewicht geraten ist und wieder lernen muss, sich neu zu strukturieren. Ich vertraue ihn dir in Liebe an.

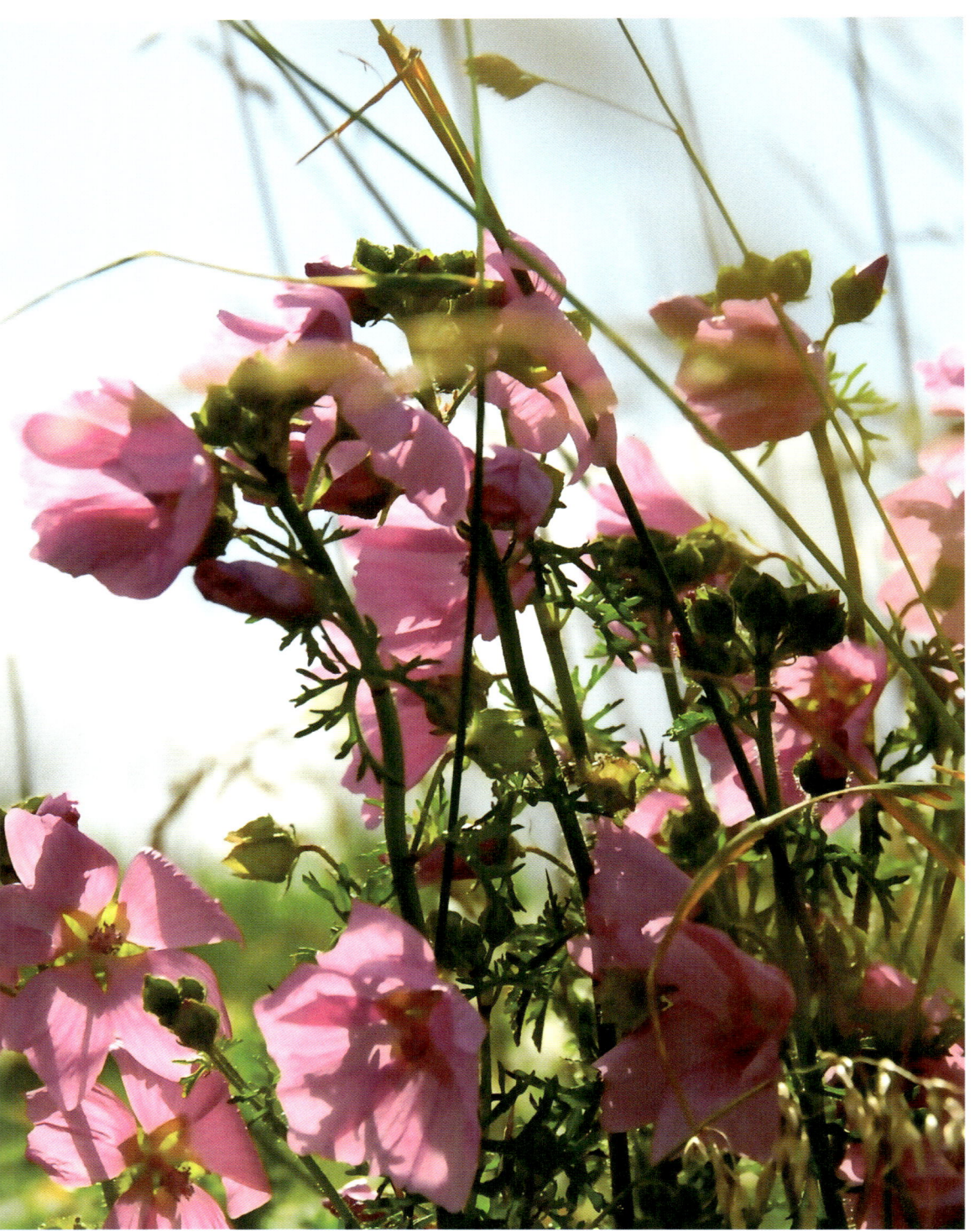

Ringelblumen-Hamamelisbalsam

10 g Bienenwachs
4 g Kakaobutter
2 g Wollwachs (*Adeps lanae*)
25 g Ringelblumen-Olivenöl
25 g Ringelblumen-Sonnenblumenöl
8 g Ringelblumen-Tinktur
20 g Hamamelishydrolat
2 g Belebtes Wasser
Ätherische Öle:
2 Tr. Niauli
2 Tr. Rosengeranie
1 Tr. Neroli

Der Ringelblumen-Hamamelisbalsam ist ein echter Freund in allen Lebenslagen, für alle Altersgruppen, ganz fein zum Beispiel als Gesichts- und Körperpflege für Babys und Kleinkinder. Er stärkt die Haut aber auch, wenn du zu Hämorrhoiden neigst oder sehr beanspruchte Hände hast.

Rosenmalven-Aufbaucreme

4 g Bienenwachs
4 g Kakaobutter
4 g Wollwachs (*Adeps lanae*)
15 g Rosenmalven-Olivenöl
8 g Rosen-Jojobaöl
8 g Nachtkerzen-Jojobaöl
8 g Macadamianussöl
2 g Nachtkerzenöl
2 g Weizenkeimöl
25 g Rosenhydrolat
7 g Rosenmalvenblüten-Tinktur
13 g Belebtes Wasser

Ätherische Öle:
5 Tr. Bergamotte
3 Tr. Benzoe Siam
3 Tr. Rosengeranie

Die beiden Rosenmalvencremes sind sozusagen die Klassiker im Sortiment. Du kannst nämlich, wenn du Lust dazu hast oder einfach daran gewöhnt bist, ganz klassisch die Rosenmalven-Feuchtigkeitscreme als Tagespflege und die Aufbaucreme für die Nacht verwenden, im Winter vielleicht eher umgekehrt.

Rosenmalven-Feuchtigkeitscreme

4 g Bienenwachs
4 g Kakaobutter
4 g Wollwachs (*Adeps lanae*)
30,5 g Rosenmalven-Olivenöl
10 g Aloe-Vera-Canolaöl
0,5 g Sanddornöl
1 g Persisches Wüstensalz
(o.a. Natursalz)
10 g Rosenhydrolat
10 g Rosenmalvenblüten-Tinktur
26 g Belebtes Wasser

Ätherische Öle:
5 Tr. Mandarine, rot
3 Tr. Benzoe Siam

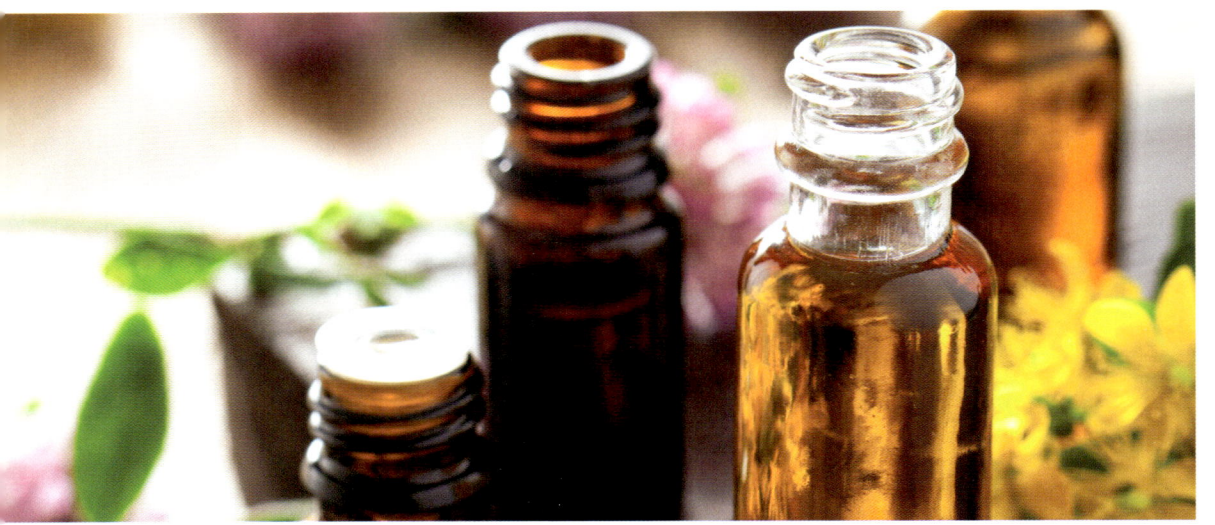

Cremes ohne Wollwachs

Möchtest du in deinen selbst gemachten Körperpflegeprodukten ganz auf tierische Bestandteile verzichten, dann sind die folgenden Cremes gute Beispiele, ebenso wie alle schon angeführten Körpermilch-Rezepturen.

Das Herstellen dieser Mischungen ist allerdings schon die hohe Schule der Naturkosmetik, es erfordert ein wenig Erfahrung und Fingerspitzengefühl, ohne jeden Emulgator, eben auch ohne die natürliche Möglichkeit von Wollwachs, eine stabile Creme zu erhalten. Versuche es zuerst lieber mit kleineren Mengen. Lass die fertigen Cremes lange abkühlen und mixe sie dabei immer wieder durch. Solltest du nach einigen Wochen noch nicht alles verbraucht haben und sich zum Beispiel durch Temperaturschwankungen die wässrigen Anteile etwas abzusetzen beginnen, dann mixe wieder durch, am besten ohne die Creme neuerlich zu erwärmen. Diese Cremes fühlen sich ganz toll an und sind sehr leicht.

Basiscreme 1	Basiscreme 2
15 g Jojobaöl	15 g Jojobaöl
10 g Olivenöl	10 g Olivenöl
10 g Sonnenblumenöl	10 g Sonnenblumenöl
5 g Bienenwachs	5 g Bienenwachs
5 g Kokosfett, ungehärtet	5 g Kokosfett, ungehärtet
5 g Sheabutter	5 g Kakaobutter
10 g Blütentinktur nach Wahl	10 g Blütentinktur nach Wahl
40 g Belebtes Wasser	40 g Belebtes Wasser

Diese beiden Varianten unterscheiden sich nur sehr geringfügig, es funktioniert beides, du kannst rein nach Sympathie entscheiden. Die Herstellung selbst geht genauso, wie ich es dir schon bei den Emulsionen grundsätzlich erklärt habe.

Augenbalsam

4 g Bienenwachs
6 g Sheabutter
10 g Rosen-Jojobaöl
10 g Mandelöl
10 g Weizenkeimöl
10 g Nachtkerzenöl
10 g Aloe-Vera-Canolaöl
10 g Rotkleeblüten-Tinktur
30 g Melissenhydrolat

Ätherische Öle:
5 Tr. Rose, türkisch 10 %
3 Tr. Neroli
2 Tr. Muskatellersalbei
1 Tr. Galbanum
1 Tr. Patchouli
Blütenessenzen:
je, 2 Tr. Chicory, Wild Rose, Lavender

Sehr fein, sehr weich, sehr angenehm –
und kriecht dir nicht in die Augen!

Balsam Orange

4 g Bienenwachs
5 g Kokosöl, ungehärtet
5 g Sheabutter
30 g Aprikosenkernöl
10 g Jojobaöl
1 g Sanddornöl
6 g Karotten-Sanddornsaft
10 g Ringelblumentinktur
10 g Orangenblüten-Hydrolat
19 g Belebtes Wasser
Ätherisches Öl:
5 Tr. Clementine
oder je 3 Tr. Orange und Mandarine, rot

Erfrischende Fröhlichkeit, heitere Sinnlichkeit vor allem wenn dir in nebeligen Zeiten beides abhanden kommen sollte. Lustigerweise sind ja auch genau dann die Mandarinen reif, was für ein Zufall!

Creme Royale

30 g Rosenmalven-Olivenöl
1 g Granatapfelsamenöl
2 g Nachtkerzenöl
1 g Wildrosenöl
1 g Sanddornöl
5 g Bienenwachs
5 g Kokosöl, ungehärtet
5 g Sheabutter
10 g Rotkleeblütentinktur
20 g Rosengeranienhydrolat
5 g Heckenrosenknospen-Mazerat
(Phytopharma)
15 g Belebtes Wasser

Ätherische Öle:
3 Tr. Rosengeranie
3 Tr. Sandelholz
5 Tr. Bergamotte
Essenzen:
Pomegranate
Königin von Dänemark
Rosenquarz

Der pure Luxus für Königinnen! (Und wenn du dich erinnerst: In uns allen steckt eine.)

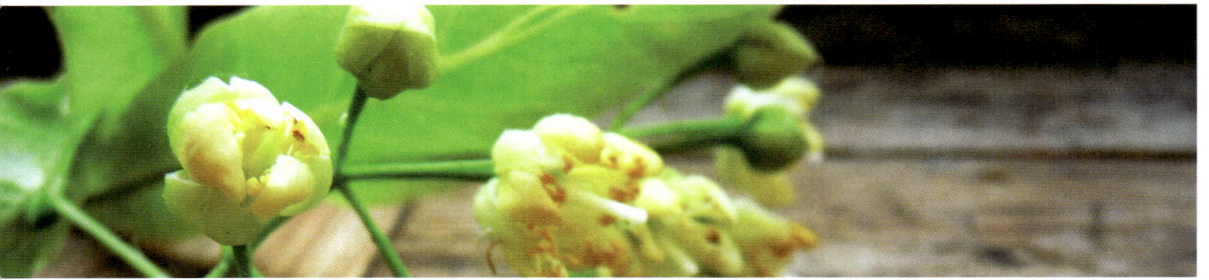

Lindenblütencreme

25 g Lindenblüten-Jojobaöl
10 g Melissen-Olivenöl
1 g Granatapfelsamenöl
5 g Kokosöl, ungehärtet
5 g Sheabutter
4 g Bienenwachs
20 g Orangenblütenhydrolat
(Primavera)
10 g Alkoh.-wässriger
Lindenblütenauszug
20 g Belebtes Wasser
Ätherische Öle:
1 Tr. Cistrosa
Blütenessenzen:
3 Tr. Zimtrose
3 Tr. Pomegranate
3 Tr. Amethyst

Wenn auf unserem Hügel die zwei riesigen alten Linden blühen, dann ist die ganze Luft von ihrem feinen, weichen Duft erfüllt. Und von lautem Bienengesumme. Das Gefühl ist fein und weich und liebevoll und genauso fühlt sich diese Creme an.

Noni-Creme

20 g Sesam-Rosenöl
12 g Lindenblüten-Jojobaöl
4 g Kameliensamenöl
5 g Kokosöl, ungehärtet
5 g Sheabutter
4 g Bienenwachs
10 g Nonisaft
15 g Orangenblütenhydrolat
(Primavera)
10 g Alkoh.-wässriger
Maulbeerblätterauszug
15 g Belebtes Wasser
Ätherische Öle:
5 Tr. Orange
3 Tr. Vanille

Kennst du das: Du bist angespannt und auch dein Gesicht fühlt sich so an, als ob du es krampfhaft in seiner Lage halten müsstest, oder wie es sich manchmal anfühlt, wenn einem ein Lächeln im Gesicht wie eingefroren stecken bleibt. Aus so einem Empfinden heraus ist diese Rezeptur entstanden.

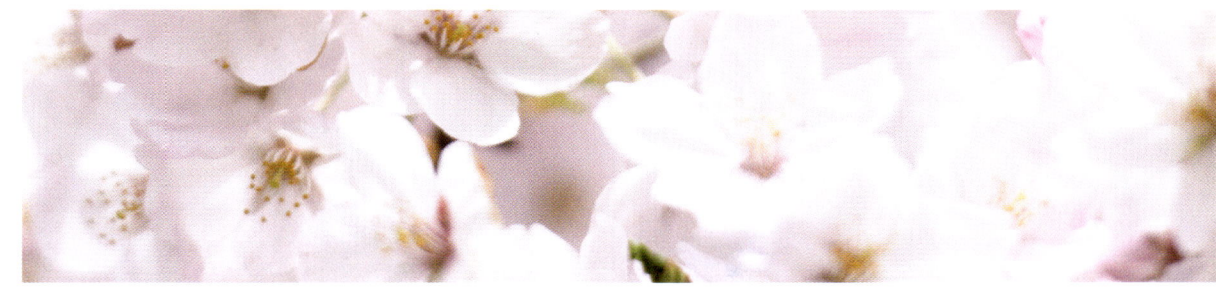

Rose Pur Creme

220 g Rosen-Olivenöl
100 g Rosen-Jojobaöl
40 g Wildrosenöl (Hagebuttenkernöl)
50 g Kokosfett, ungehärtet
50 g Sheabutter
40 g Bienenwachs
200 g Rosenhydrolat Primavera
80 g Alkoh.-wässriger Rosenblüten-
auszug
220 g Belebtes Wasser (EMX-Keramik)
Ätherische Öle:
70 Tr. Rose, türkisch 10 % in EtOH
20 Tr. Weihrauch, indisch
5 Tr. Narde

Diese Creme entspricht ganz sicher meinem grundsätzlichen Anspruch an gute Körperpflege: eincremen und „Ah…".

Weihnachtsbalsam

5 g Bienenwachs
5 g Kokosfett, ungehärtet
5 g Kakaobutter
10 g Johanniskraut-Olivenöl
15 g Königskerzen-Jojobaöl
10 g Sesam-Rosenöl
5 g Lindenblüten-Tinktur
5 g Pfirsichblüten-Tinktur
20 g Melissen-Hydrolat
20 g Belebtes Wasser
Ätherische Öle:
1 Tr. Weihrauch
1 Tr. Myrrhe
2 Tr. Benzoe Siam
2 Tr. Lavendel, fein
Essenzen:
je 1 Tr. Himmelschlüssel, Efeu, Bergkristall, Star of Bethlehem

Den Weihnachtsbalsam hatte ich als ganz persönliches Weihnachtsgeschenk für meine Familie und Freunde gedacht. Aber irgendwie hat er sich in Windeseile selbst institutionalisiert, deswegen teile ich die Rezeptur auch mit dir.

PULVERFÖRMIGE ZUBEREITUNGEN

Damit meine ich vorbereitete trockene – eben pulverförmige – Mischungen für die Zubereitung einer Maske oder Zahnputzpulver. Du kannst zum Beispiel für eine Maske Folgendes in einer Reibschale mischen:

Heilerde deiner Wahl (grün, rosa, weiß, gelb, rot)
Edelkastanienmehl (oder Haferkleie, Mandelkleie, Gerstenvollmehl …)
eventuell Spirulina-Algenpulver
oder Acerolakirschenpulver
oder Traubenkernmehl
ätherisches Öl deiner Wahl tropfenweise damit verrühren

Auf diese Art und Weise kannst du dir die Maskengrundlage in größerer Menge vorbereiten und einfach in einem Tiegel aufheben. Für die Anwendung vermischst du dann eine passende Menge des Pulvers zum Beispiel mit einer entsprechenden Menge Körpermilch, ein anderes Mal ist dir vielleicht nach Gurkensaft, dann wieder nach zerdrückten Erdbeeren oder Banane. Das Lustige an dem Pulver ist, dass du jedes Mal variieren kannst, außerdem ist es in dieser trockenen Form natürlich lange haltbar.

Für ein Zahnputzpulver mische ich zum Beispiel weiße Heilerde in der Reibschale mit etwas Natursalz, wenig EMX-Keramikpulver und tropfenweise ätherischen Ölen. Von dieser Mischung streust du einfach ein bisschen auf deine angefeuchtete Zahnbürste.

Zahnputzpulver
75 g Grüne Heilerde
5 g Wüstensalz
10 g Xylit
10 g EM-Keramikpulver
Ätherische Öle:
50 Tr. Zitrone
Essenzen:
je 4 Tr./100 g
Schwarzer Turmalin
Türkis
Crab Apple
Wild Rose
Yarrow
3-Engel-Orchidee

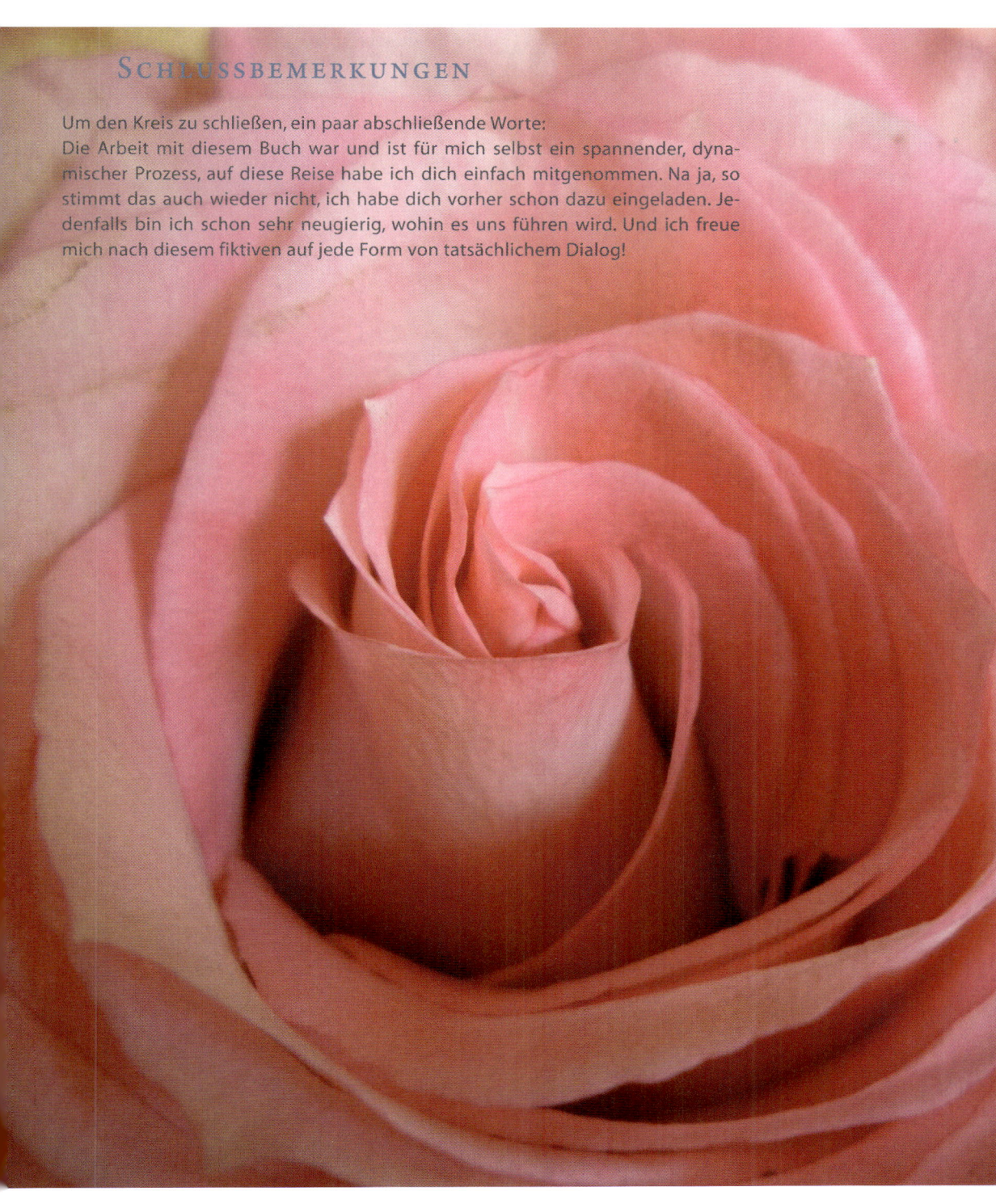

SCHLUSSBEMERKUNGEN

Um den Kreis zu schließen, ein paar abschließende Worte:
Die Arbeit mit diesem Buch war und ist für mich selbst ein spannender, dynamischer Prozess, auf diese Reise habe ich dich einfach mitgenommen. Na ja, so stimmt das auch wieder nicht, ich habe dich vorher schon dazu eingeladen. Jedenfalls bin ich schon sehr neugierig, wohin es uns führen wird. Und ich freue mich nach diesem fiktiven auf jede Form von tatsächlichem Dialog!

REGISTER

BEZUGSQUELLEN

Pflanzen und Samen:
Die Blumenschule
Augsburgerstraße 62
86956 Schongau
www.blumenschule.de

Rühlemann's Kräuter & Duftpflanzen
Auf dem Berg 2
27367 Horstedt
www.kraeuter-und-duftpflanzen.de

Salbengrundlagen, regionale Zutaten (z. B. Fichtenharz):
TEH Verein I naturwerke I akademie
Niederland 112
A-5091 Unken
www.teh.at

Lebenswerkstätten Stainz
Hauptplatz 9
A-8510 Stainz
www.lebenswerkstaetten-stainz.at

Bildnachweis
123RF: S. 24, 117 alle, 118, 123, 128, 137, 160
Colourbox: S. 12, 58
Flora Press: S. 10, 11
Fotolia: U1, U4 alle, S. 4, 5 alle, 6, 8, 9, 14, 18, 20, 23, 26 beide, 27 oben, 28 beide, 29 oben, 30 unten, 31 beide, 32 unten, 33 oben, 34 beide, 35 unten, 36 unten, 37 beide, 38 unten, 39 oben, 40 oben, 41 unten, 43 unten, 44 oben, 45 beide, 46, 47, 49 unten, 50 unten, 51 unten, 52 mitte, 52 oben, 53 oben, 53 unten, 54 oben, 54 unten, 55 beide, 56 alle, 57, 60, 61 beide, 64 beide, 65 beide, 66, 67 beide, 68 beide, 69 beide, 72, 79, 81, 82, 84, 91, 95, 109 links, 109 mitte, 110, 115, 116 beide, 119, 124, 126, 139, 142, 143, 144 beide, 145, 146, 148, 149, 153, 154, 155, 157, 158, 162, 163
Ursula Gerhold: S. 7, 36 oben, 38 oben, 43 oben, 50 oben, 63, 74, 77, 87, 93, 99 alle, 103 alle, 104 beide, 105 beide, 120 beide, 121 beide, 132 alle, 133 alle, 135 oben links, 135 oben rechts, 135 unten links, 150 alle, 151 alle, 165
iStockphoto: S. 42 oben, 49 oben, 54 mitte
Stockfood: S. 89 beide, 97, 100, 107, 113, 130 beide
Wikimedia: S. 27 unten (Aiwok), 29 unten (H. Zell), 30 oben (Malte), 32 oben (H. Zell), 33 unten (H. Zell), 35 oben (Schnahacken), 39 unten (Laitche), 40 unten (H. Zell), 41 oben (4028mdk09), 42 unten (3268zauber), 44 unten (H. Zell), 49 mitte (Bjørn Christian Tørrissen), 51 mitte (Joachim Müllerchen), 51 oben (Chmee2), 52 unten (Bogdan Giusca), 53 mitte (Linda Kenney), 109 rechts (Galia), 135 unten rechts (C T Johansson), 141 (Werner100359)
Barbara Zapfl: Klappe hinten

ISBN 978-3-86362-035-6

Gestaltung, Bildredaktion und Satz: Christine Paxmann text • konzept • grafik, München

Alle Rezepte dieses Buches wurden mit Sorgfalt zusammengestellt und überprüft.
Eine Garantie kann jedoch nicht übernommen werden.

Copyright © 2015 Verlags- und Vertriebsgesellschaft Dort- Hagenhausen Verlag- GmbH & Co. KG, München

Printed in Austria 2015

Verlagswebsite: www.d-hverlag.de

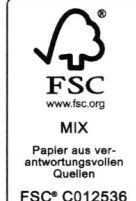

FSC
www.fsc.org
MIX
Papier aus ver-
antwortungsvollen
Quellen
FSC® C012536